H. Krebs
Praxis der Eigenbluttherapie

Harald Krebs

Praxis der Eigenbluttherapie

5. Auflage

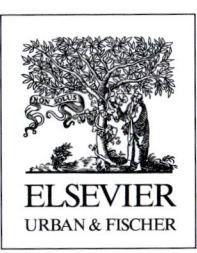

URBAN & FISCHER
München · Jena

Zuschriften und Kritik an:
Elsevier GmbH, Urban & Fischer Verlag, Karlstraße 45, 80333 München

Wichtiger Hinweis für den Benutzer
Die Erkenntnisse in der Medizin unterliegen laufendem Wandel durch Forschung und klinische Erfahrungen. Herausgeber und Autoren dieses Werkes haben große Sorgfalt darauf verwendet, dass die in diesem Werk gemachten therapeutischen Angaben dem derzeitigen Wissensstand entsprechen. Das entbindet den Nutzer dieses Werkes aber nicht von der Verpflichtung, anhand weiterer schriftlicher Informationsquellen zu überprüfen, ob die dort gemachten Angaben von denen in diesem Buch abweichen und seine Verordnung in eigener Verantwortung zu treffen.

Wie allgemein üblich wurden Warenzeichen bzw. Namen (z.B. bei Pharmapräparaten) nicht besonders gekennzeichnet.

Bibliografische Information der Deutschen Nationalbibliothek
Die Deutsche Nationalbibliothek verzeichnet diese Publikation in der Deutschen Nationalbibliografie; detaillierte bibliografische Daten sind im Internet über http://dnb.d-nb.de abrufbar.

Alle Rechte vorbehalten
5. Auflage 2008
© Elsevier GmbH, München
Der Urban & Fischer Verlag ist ein Imprint der Elsevier GmbH.

08   09   10   11   12   5   4   3   2   1

Das Werk einschließlich aller seiner Teile ist urheberrechtlich geschützt. Jede Verwertung außerhalb der engen Grenzen des Urheberrechtsgesetzes ist ohne Zustimmung des Verlages unzulässig und strafbar. Das gilt insbesondere für Vervielfältigungen, Übersetzungen, Mikroverfilmungen und die Einspeicherung und Verarbeitung in elektronischen Systemen.

Um den Textfluss nicht zu stören, wurde bei Patienten und Berufsbezeichnungen die grammatikalisch maskuline Form gewählt. Selbstverständlich sind in diesen Fällen immer Frauen und Männer gemeint.

Planung: Ingrid Puchner, München
Lektorat: Christel Hämmerle, München
Redaktion: Irmela Wedler, München
Herstellung: Antje Arnold, München
Satz: abavo GmbH, Buchloe; TnQ, Chennai
Druck und Bindung: Krips b.v., Meppel
Zeichnungen: Gerda Raichle, Ulm
Umschlaggestaltung: SPIESZDESIGN, Büro für Gestaltung, Neu-Ulm
Titelfotografie: © Photocase
Gedruckt auf 100 g Nopacoat Edition, 1,1faches Volumen

ISBN 978-3-437-55481-0

Aktuelle Informationen finden Sie im Internet unter **www.elsevier.de** und **www.elsevier.com**.

Dieses Buch ist meinen Eltern in Dankbarkeit gewidmet

Vorwort zur 5. Auflage

Die Eigenbluttherapie wurde und wird häufig in der Naturheilpraxis angewandt. Deshalb liegen zahlreiche Erfahrungsberichte und Artikel zu dieser Behandlungsart vor. Die unterschiedlichen Beobachtungen und Erkenntnisse der einzelnen Behandler wurden ausgewertet und in dem vorliegenden Buch berücksichtigt. Vor allem wurden eigene jahrelange Erfahrungen mit eingebracht. Der wachsenden Bedeutung der Behandlung mit Vitamin C, insbesondere in Kombination mit Eigenblutanwendungen, wurde durch ein eigenes Kapitel Rechnung getragen.

Die Anwendungsmöglichkeiten von Eigenblut beim kranken Menschen sind so vielfältig, dass dieses Buch niemals den Anspruch auf Vollständigkeit erheben wird, es soll vielmehr die Grundlage der Eigenblutbehandlung darstellen und dem Behandler den Einstieg in diese Behandlungsform erleichtern.

Für die hervorragende Gestaltung des Buches möchte ich der Herstellung und dem Lektorat des Elsevier, Urban & Fischer Verlags, insbesondere Frau Hämmerle, sehr herzlich danken.

Nagold, im Oktober 2007
Harald Krebs

Inhaltsverzeichnis

1	**Entwicklung der Eigenbluttherapie**	1
1.1	Erste Hinweise	2
1.2	Entwicklung im europäischen Raum	2
1.2.1	Unverändertes Eigenblut	2
1.2.2	Modifiziertes Eigenblut	3
1.2.3	Weitere Methoden der photobiologischen Eigenbluttherapie	4
2	**Grundlagen der Eigenbluttherapie**	7
2.1	Wirkungen und Wirkmechanismen	8
2.1.1	Lokale Wirkungen	8
2.1.2	Systemische Wirkungen	10
2.2	Therapeutische Wirkungen, Indikationen und Kontraindikationen	13
2.2.1	Therapeutische Wirkungen	13
2.2.2	Indikationen und Kontraindikationen	13
2.3	Nebenwirkungen und Erstverschlimmerung	14
2.3.1	Nebenwirkungen	14
2.3.2	Erstverschlimmerung	15
3	**Praktische Durchführung**	17
3.1	Punktions- und Injektionstechniken	18
3.1.1	Venenpunktion zur Blutentnahme	18
3.1.2	i.m.-Injektion	19
3.1.3	s.c.-Injektion	20
3.1.4	i.c.-Injektion	20
3.1.5	Lokale Anwendung	21
3.2	Dosierung und Behandlungsintervalle	21
3.2.1	Reaktionstage	21
3.2.2	Dosierungsrichtlinien	22
3.2.3	Behandlungsintervalle	23
3.3	Methoden der Eigenbluttherapie	24
3.3.1	Unverändertes Eigenblut	24
3.3.2	Hämolysiertes Eigenblut	24
3.3.3	Ultraviolett-bestrahltes Eigenblut und andere Methoden der photobiologischen Eigenbluttherapie	25
3.3.4	Potenziertes Eigenblut	26
3.3.5	Aktiviertes Eigenbluthämolysat nach Dr. med. K. Windstosser	27
3.3.6	Die Auto-Sanguis-Stufentherapie nach Reckeweg	29
3.3.7	Selten angewendete Formen der Eigenbluttherapie	30
4	**Praktische Therapie**	33
4.1	Erkrankungen der Nase	37
4.1.1	Akute Rhinitis	37
4.1.2	Chronische Rhinitis	38
4.1.3	Allergische Rhinitis	38
4.1.4	Vasomotorische Rhinitis	41
4.1.5	Nasenpolypen	41
4.2	Erkrankungen der Nasennebenhöhlen	42
4.2.1	Akute Sinusitis frontalis	43
4.2.2	Chronische Sinusitis frontalis	43
4.2.3	Akute Sinusitis maxillaris	44
4.2.4	Chronische Sinusitis maxillaris	45
4.2.5	Pansinusitis	45
4.3	Erkrankungen von Mund und Rachen	45
4.3.1	Mundwinkelrhagaden	45
4.3.2	Stomatitis	46
4.3.3	Mykose der Mundschleimhaut	46
4.3.4	Chronisch rezidivierende Aphthosis	48
4.3.5	Gingivitis	48
4.3.6	Allergische Glossitis	48
4.3.7	Akute Pharyngitis	49
4.3.8	Angina tonsillaris	49
4.3.9	Pfeiffer-Drüsenfieber	51

4.4	Erkrankungen des Larynx und der Trachea	52		4.11	Erkrankungen der Leber	74
4.4.1	Akute Laryngitis	52		4.11.1	Alkoholtoxische Fettleber	74
4.4.2	Krupp-Syndrom	52		4.11.2	Alkoholtoxische Fettleberhepatitis	75
4.4.3	Akute Tracheitis	53		4.11.3	Posthepatisches Syndrom	75
4.4.4	Infektanfälligkeit	53		4.12	Erkrankungen der Gallenblase und Gallenwege	76
4.5	Erkrankungen der Bronchien	54		4.12.1	Cholelithiasis	76
4.5.1	Akute Bronchitis	54		4.12.2	Chronische Cholezystitis	77
4.5.2	Chronische Bronchitis	56		4.12.3	Postcholezystektomiesyndrom	78
4.5.3	Bronchiektasen	57		4.13	Erkrankungen des Pankreas	78
4.5.4	Asthma bronchiale	57		4.13.1	Pankreasinsuffizienz	78
4.6	Erkrankungen der Lunge	59		4.13.2	Chronische Pankreatitis	78
4.6.1	Pneumonien	59		4.14	Erkrankungen des Stoffwechsels	79
4.7	Erkrankungen des Herzens	60		4.14.1	Diabetes mellitus	79
4.7.1	Koronarsklerose	60		4.14.2	Gicht oder Hyperurikämie	79
4.7.2	Infarktnachsorge	60		4.15	Erkrankungen der Nieren und ableitenden Harnwege	80
4.7.3	Nervöse Herzbeschwerden	61		4.15.1	Harnwegsinfekte	80
4.8	Gefäß- und Kreislauferkrankungen	61		4.15.2	Nierensteine	83
4.8.1	Zerebralsklerose	61		4.16	Krankheiten der Genitalorgane	83
4.8.2	Apoplexieprophylaxe	62		4.16.1	Akute Prostatitis	83
4.8.3	Apoplexienachsorge	62		4.16.2	Chronische Prostatitis	84
4.8.4	Essentielle Hypertonie	63		4.16.3	Epididymitis/Orchitis	84
4.8.5	Vegetative Regulationsstörungen	63		4.16.4	Candida-albicans-Kolpitis	85
4.8.6	Hypotonie	64		4.16.5	Chronische Adnexitis	85
4.8.7	Migräne	64		4.17	Erkrankungen des Bewegungsapparats und neurologische Erkrankungen	86
4.9	Erkrankungen der Speiseröhre und des Magens	65				
4.9.1	Akute Gastritis	65		4.17.1	Entzündliche Gelenk- und Wirbelsäulenprozesse	86
4.9.2	Chronische Gastritis	65				
4.9.3	Helicobacter-pylori-Affektionen	66		4.17.2	Degenerative Gelenk- und Wirbelsäulenerkrankungen	91
4.9.4	Dumping-Syndrom	66				
4.10	Darmerkrankungen	67		4.17.3	Weichteilrheumatismus	96
4.10.1	Colon irritabile (Reizkolon)	67		4.17.4	Neuralgien	101
4.10.2	Akute Gastroenteritis	68		4.18	Erkrankungen der Haut	102
4.10.3	Chronische Gastroenteritis	68		4.18.1	Bakterielle Hauterkrankungen	102
4.10.4	Leitsymptom: Obstipation	69		4.18.2	Virale Hauterkrankungen	107
4.10.5	Leitsymptome: Meteorismus und Flatulenz	70		4.18.3	Insektenstiche	110
				4.18.4	Zeckenbiss (Lyme-Krankheit)	111
4.10.6	Enteritis regionalis (Morbus Crohn)	71		4.18.5	Nichtinfektiöse entzündliche Hauterkrankungen	111
4.10.7	Colitis ulcerosa	71		4.18.6	Allergische Erkrankungen und atopischer Formenkreis	114
4.10.8	Analfissur	72				
4.10.9	Proktitis	73		4.18.7	Seborrhoisches Ekzem	120
4.10.10	Darmmykosen	73		4.18.8	Akneartige Hauterkrankungen	121

4.18.9	Erythemato-squamöse und hyperkeratotische Hauterkrankungen	123	5.3	Behandlungsbeispiele	150
			5.3.1	Tumorprävention	151
4.18.10	Mechanische Traumen und postoperative Zustände	125	5.3.2	Tumorbehandlung	151
			5.3.3	Aktivierung oder Stabilisierung sportlicher Leistungen	151
4.18.11	Ulcus cruris	126			
4.18.12	Dekubitusbehandlung	127	5.3.4	Gefäßerkrankungen	151
4.18.13	Mykosen der Haut und Schleimhaut	128	5.3.5	Vitamin C als Antidot bei Vergiftungen	152
4.19	Erkrankungen beim alten Menschen	131	5.3.6	Rekonvaleszenz nach bakteriellen oder viralen Infektionen	152
4.19.1	Physiologischer Alterungsprozess	131	5.3.7	Kollagenaufbau	152
4.19.2	Altersdepression	132	5.3.8	Lipidämie	152
4.19.3	Pruritus senilis (Altersjuckreiz)	133	5.3.9	Katarakt	152
4.19.4	Katarakt (grauer Star)	134	5.3.10	Glaukom	153
4.19.5	Glaukom (grüner Star)	135	5.3.11	Verätzungen der Augen	153
4.19.6	Schlafstörungen	135	5.3.12	Konjunktivitis	153
4.20	Erkrankungen im Kindesalter	136	5.3.13	Akuter Gichtanfall	153
4.20.1	Infektanfälligkeit	136	5.3.14	Alterungsprozesse	153
4.20.2	Infektionskrankheiten	137	5.3.15	Wundheilung	154
4.21	Sport und Eigenblut	139	5.3.16	Bakterielle Infektionen	154
4.22	Herderkrankungen	139	5.3.17	Virale Infektionen	154
			5.3.18	Leberschutztherapie	154
5	**Vitamin C zur Immunmodulation**	141	5.3.19	Ulcus ventriculi	154
			5.3.20	Dekubitus (Druckgeschwüre)	154
5.1	Grundlagen	142	5.3.21	Bandscheibenschäden	155
5.1.1	Physiologische Bedeutung von Vitamin C	142	5.3.22	Allergie	155
			5.3.23	Akute Pollinosis	155
5.1.2	Vitamin-C-Bedarf	145			
5.2	Vitamin-C-Behandlung	146		**Anhang**	157
5.2.1	Durchführung der Vitamin-C-Behandlung	146		Abkürzungsverzeichnis	159
				Literaturverzeichnis	159
5.2.2	Indikationen, Toxizität und Nebenwirkungen	148		Register	162

KAPITEL 1

Entwicklung der Eigenbluttherapie

1.1	Erste Hinweise	2
1.2	**Entwicklung im europäischen Raum**	2
1.2.1	Unverändertes Eigenblut	2
1.2.2	Modifiziertes Eigenblut	3
1.2.3	Weitere Methoden der photobiologischen Eigenbluttherapie	4

1.1 Erste Hinweise

Im alten chinesischen Reich galt das Blut als Symbol des Lebens, es war der Inbegriff von Lebenskraft. Bereits im 3. vorchristlichen Jahrhundert finden wir in der Neiking, einem chinesischen Arzneibuch, die ersten Hinweise über die Anwendung von Tier- und Menschenblut bei unterschiedlichen Erkrankungen. Bemerkenswert ist eine besondere, von den chinesischen Ärzten wohldurchdachte Form der Blutbehandlung, die an die heutige Form der „Umstimmungstherapie" erinnert. Sie behandelten Patienten, die an chronischen Erkrankungen litten, indem sie zahlreiche Nadelstiche beibrachten, und erzielten somit u.a. eine subkutane Blutung. Wir sehen hier unschwer die ersten Ansatzpunkte der Eigenbluttherapie im heutigen Sinne, denn die so gewonnenen Hautblutungen waren genau genommen nichts anderes als s.c.-Injektionen von kleinsten Mengen Blut. Die ebenfalls praktizierte Kneifmassage – eine sehr wirkungsvolle, aber schmerzhafte Prozedur –, die mit einer nachfolgenden Hämatombildung verbunden war, wurde insbesondere bei Pneumonien, fieberhaften Infekten, Ekzemen und Appetitlosigkeit angewendet. Dieses Verfahren hat bis heute in der chinesischen Volksheilkunde seinen Platz. Auch diese Methode ist unter dem Begriff „Umstimmungs- oder Reizkörpertherapie" einzustufen.

1.2 Entwicklung im europäischen Raum

In der europäischen Medizin kam man erst in der Neuzeit zu der Erkenntnis, dass das aus dem Organismus entnommene und sofort zurückinjizierte Blut zu einer Aktivierung der körpereigenen Abwehrkräfte führt und damit Heilungsprozesse in Gang gesetzt werden können. Mit Beginn einer exakten, auf Versuch und Ergebnis ausgerichteten naturwissenschaftlichen Medizin sträubte man sich gegen alle Methoden, die zwar einem uralten ärztlichen Erfahrungsschatz entstammten, aber zunächst ohne wissenschaftlichen Hintergrund waren.

Das Verständnis wurde erst geweckt, nachdem man Einblicke und Kenntnisse in den physiologischen Ablauf fand und erkannte, dass im Blut ungeahnte Kräfte schlummern.

1.2.1 Unverändertes Eigenblut

Erste Erfahrungen

Von den ersten Versuchen mit unverändertem Eigenblut berichtete 1876 *Schede*, der bei chirurgischer Wundversorgung Eigenblut in die Wunde gab und dadurch einen wesentlich günstigeren Heilungsverlauf beobachten konnte. Die eigentlichen Begründer der Eigenblutinjektionen waren die in Amerika lebenden, schwedischen Ärzte *Grafstrom* und *Elfstrom*. Sie injizierten im Jahr 1898 erstmals kochsalzverdünntes Eigenblut, zunächst bei Pneumonien, später auch bei Tuberkulose, und sahen sehr gute Erfolge. Sie begründeten die Wirkung mit den im Blut zirkulierenden „immunisatorischen" Stoffen.

1905 erkannte *August Bier*, dass eine Fraktur weitaus schneller heilte, wenn sich an der Bruchstelle ein Hämatom entwickelte. Bei verzögerter Heilungstendenz, vorwiegend bei Gefahr der Pseudarthrosenbildung, injizierte Bier aufgrund dieser Feststellung mit einer langen Kanüle Eigenblut zwischen die Frakturenden (> Abb. 1.1). Dabei beobachtete er im Bereich der Bruchstelle eine zunehmende Rötung und ödematöse Schwellung mit zunehmender Druckschmerzhaftigkeit, alles Symptome, die auf eine Entzündung hindeuteten. Noch Tage nach der Injektion war eine erhöhte Körpertemperatur nachzuweisen. Diese Beobachtungen führten bei *Bier* zu der Erkenntnis: „Auch das eigene Blut macht bei der Zersetzung Entzündung und, was schon lange bekannt war, Fieber, die beiden elementaren Reaktionen, die sich niemals voneinander trennen lassen."

In den folgenden Jahren wurde die von *Bier* empfohlene Eigenblutbehandlung vorwiegend zur Ausheilung der Pseudarthrosen angewandt.

Im Jahr 1910 versuchten *Linser* und *Mayer*, die schwer zu beeinflussenden Schwangerschaftsder-

1.2 Entwicklung im europäischen Raum

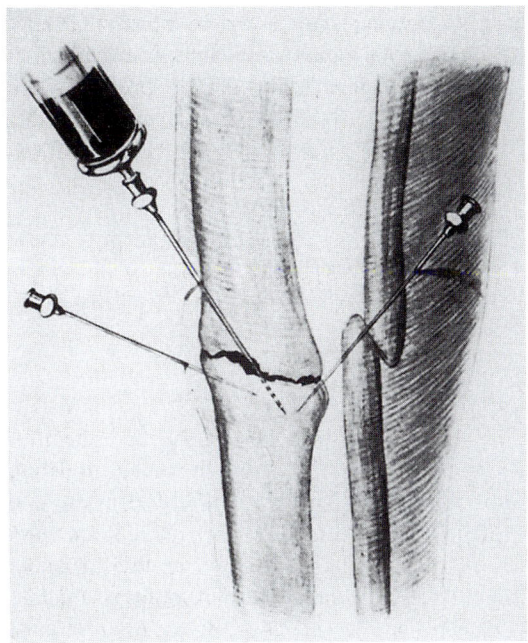

Abb. 1.1 Bluteinspritzung in eine Knochenbruchstelle [L190]

matosen durch Eigenserumtherapie zu lindern. Im Jahr 1912 empfahl *Nowotny* die Eigenblutinjektion auch zur Behandlung der verschiedenen Infektionskrankheiten, überwiegend zur Therapie des Erysipels.

Wissenschaftliche Erforschung

In der Folgezeit erschienen eine Reihe wissenschaftlicher Publikationen zu dem Thema Reizkörpertherapie. Durch die 1912 veröffentlichte Arbeit von *Schmidt* „Über Arzneimittel der unspezifischen Proteinkörpertherapie" erhielt die Eigenblutbehandlung ihre wissenschaftliche Basis. Seitdem gewann diese Therapieform immer mehr Anhänger. So war es vor allen Dingen der Dermatologe *Spiethoff*, der von 1913 an alle im dermatologischen Bereich gemachten Erfahrungen mit Eigenblutinjektionen sammelte und publizierte. Damit schuf er die Grundlagen für die Eigenblutbehandlung, die bis heute noch allgemeine Gültigkeit haben. Die eingehenden Untersuchungen von *Vorschütz* und *Tenckhoff* im Jahr 1922 zum Thema Eigenblutbehandlung bestätigten die bislang gemachten Erfahrungen und erhärteten dadurch die wissenschaftlichen Arbeiten von *Schmidt*

und *Spiethoff*. Die Eigenblutbehandlung wurde populär und zum Allgemeingut. Sie fand nunmehr auch Anwendung in anderen medizinischen Disziplinen. Auf Kongressen wurde zunehmend über die Eigenblutbehandlung referiert, so z.B. auf dem 47. Chirurgenkongress 1923. Die Therapie mit Eigenblut wurde zum Thema vieler Dissertationen. Weitere Bestätigung fand diese Therapieform durch die Veröffentlichung von *Hoff* „Unspezifische Therapie und natürliche Abwehrvorgänge" und durch das von *Koeniger* geschriebene Buch „Krankenbehandlung durch Umstimmung".

1.2.2 Modifiziertes Eigenblut

Angeregt durch die inzwischen in stattlicher Anzahl erschienenen Veröffentlichungen zum Thema „Eigenbluttherapie", wurden eine Reihe von Modifikationen in der Anwendung des Eigenblutes entwickelt, die unter dem Begriff *Photobiologische Eigenbluttherapie* in die Geschichte eingingen.

UV-Bestrahlung

Nachdem *Dziembowski* als erster den Versuch unternommen hatte, bei Tumoren mit Röntgenstrahlen bestrahltes Eigenblut zu injizieren, war es *Havlicek*, der im Jahr 1934 die Eigenblutbehandlung mit ultraviolett-bestrahltem Eigenblut durchführte. Zu diesem Zweck wurde aus der Vene 10 ml Blut entnommen und in ein steriles Reagenzglas gefüllt, in das zur UV-Bestrahlung ein Hochdruckbrenner (➤ Abb. 1.2, Bactophos-Lampe) getaucht wurde. Nach einer gewissen Bestrahlungszeit wurde das Blut i.m. reinjiziert. Die von *Havlicek* erwähnten Erfolge mit der von ihm entwickelten extrakorporalen Hämotherapie wurden später von ernst zu nehmenden Wissenschaftlern bestätigt, so z.B. von *Kulenkampff*, *Sehrt* und *Frühauf*. Sie konnten durch umfangreiche Eigenblutanwendungen den Erfolg dieser Therapiemethode bestätigen und durch zahlreiche Veröffentlichungen den Nachweis der Wirksamkeit festhalten.

In Anlehnung an das von *Havlicek* entwickelte Verfahren bestrahlte *Forster* im Jahr 1942 das Blut

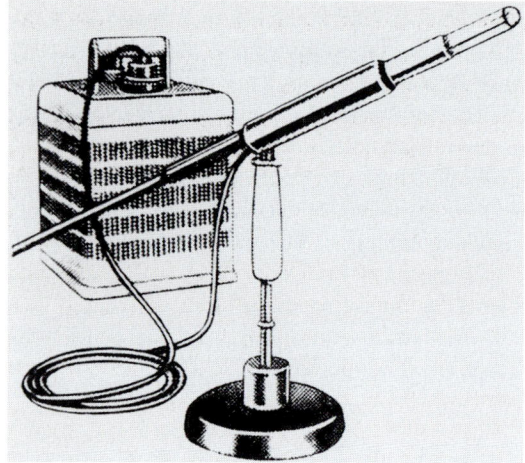

Abb. 1.2 Bactophos-Lampe zur UV-Bestrahlung des Blutes nach Havlicek [L190]

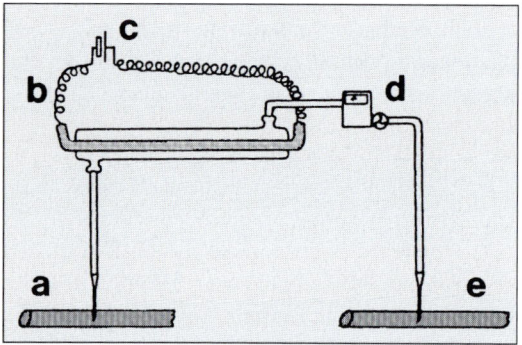

Abb. 1.3 Apparat zur UV-Bestrahlung des Blutes nach Delaville. a) Vene zur Blutentnahme b) UV-Brenner c) Strom d) Pumpe e) Vene zur Reinfusion [L190]

vor der Reinjektion mit Kurzwellen. Er behandelte damit in erster Linie Allergien und erzielte gute Ergebnisse. In den 50er Jahren entwickelte der Franzose *Delaville* ein Verfahren, bei dem aus der Vene entnommenes Blut an einem röhrenförmigen UV-Brenner entlang geführt und mittels einer Pumpe wieder in die Vene zurückgeleitet wird (➤ Abb. 1.3).

Sauerstoff-Zufuhr

Bald darauf entwickelte *Kast* eine Methode, bei der das Blut mit UV-Licht bestrahlt und gleichzeitig Sauerstoff zugeführt wird. *Wehrli* beschäftigte sich 1925–1927 gemeinsam mit *Cassagrande* erstmals mit dem Problem, die Wirkung der Eigenblutbehandlung durch eine UV-Bestrahlung in einer Quarzspritze zu verstärken. Damit legte *Wehrli* den Grundstein für die heutige Hämatogene Oxidationstherapie (HOT).

1.2.3 Weitere Methoden der photobiologischen Eigenbluttherapie

Durch UV-Licht modifiziertes Eigenblut

UVB: 1969 entwickelte der Arzt *Wiesner* in Mecklenburg ein Gerät mit einer Quarzglasküvette und nannte das Verfahren **„Ultra-Violettbestrahlung des Blutes"** (UVB). Die UVB ist ebenfalls eine i.v.-Applikation, bei der auf die Sauerstoff-Aufschäumung des Blutes verzichtet wird.

UVE: Im Laufe der Zeit entwickelte sich bei der HOT und UVB die Praxis, einen kleinen Teil des behandelten Blutes zusätzlich i.m. zu applizieren. Daraus entstand 1995 ein eigenständiges Verfahren mit der Bezeichnung **„UV-Licht-aktivierte Eigenbluttherapie"** (UVE) für das die Firma Eumatron die entsprechenden technischen Voraussetzungen geschaffen hatte. Die Durchführung der UVE erfolgt nach den Regeln der klassischen Eigenbluttherapie. Ein besonderes Verdienst um die Eigenbluttherapie gebührt dem Mainzer Arzt *Haferkamp*, der in unermüdlicher Kleinstarbeit die bis zum Jahr 1951 herausgegebenen Veröffentlichungen zum Thema „Eigenblutbehandlung" in seinem Buch „Die Eigenbluttherapie" zusammengetragen und ausgewertet hatte.

Entwicklung des Hämoaktivator-N

In der Reihe der Pioniere, die sich um die Eigenbluttherapie verdient gemacht haben, darf der Name *Viktor Höveler* nicht fehlen. Etwa 1955 begann er damit, die Behandlung mit Nativblut zu variieren. Dabei ließ sich *Höveler* von dem Gedanken leiten, dass durch speziell aufbereitetes Eigenblut eine Wirkungssteigerung zu erzielen sein müsste. Durch die bereits vorliegenden wissenschaftlich begründeten

Erkenntnisse über die Wirkung von Sauerstoff und UV-Bestrahlung auf das aus der Vene entnommene Blut kam es letztlich zur Entwicklung des Hämoaktivators N, ein Gerät zur extrakorporalen Hämotherapie. Mit der Entwicklung dieses Gerätes hat *Höveler* die Möglichkeit geschaffen, einen erheblich höheren Stimulationseffekt zu erzielen, als diese durch die Anwendung von unverändertem Eigenblut möglich ist. Leider handelt es sich bei diesem Gerät um ein offenes System, so dass auf Grund der Geräteschutzbestimmungen der weitere Vertrieb und die Benutzung des Hämoaktivators untersagt wurden.

KAPITEL 2

Grundlagen der Eigenbluttherapie

2.1	**Wirkungen und Wirkmechanismen**	8
2.1.1	Lokale Wirkungen	8
2.2.2	Systemische Wirkungen	10
2.2	**Therapeutische Wirkungen, Indikationen und Kontraindikationen**	13
2.2.1	Therapeutische Wirkungen	13
2.2.2	Indikationen und Kontraindikationen	13
2.3	**Nebenwirkungen und Erstverschlimmerung**	14
2.3.1	Nebenwirkungen	14
2.3.2	Erstverschlimmerung	15

2.1 Wirkungen und Wirkmechanismen

Viele Erkrankungen vermag der Organismus allein durch seine natürlichen Abwehrkräfte zu überwinden. Es gehört zum Wesen des lebenden menschlichen Organismus, dass er durch seine angeborene Fähigkeit zur Selbstregulation in der Lage ist, Abweichungen von dem gesunden Gleichgewicht der Kräfte zu kompensieren. Störungen in einzelnen Lebensvorgängen werden durch Umstellung bestimmter Funktionen und durch Aktivierung der natürlichen Abwehrvorgänge reguliert. Der Gedanke, dass bei Heilungsvorgängen natürliche Heilungskräfte unentbehrlich sind – bei *Hufeland* und *Bier* stand diese Annahme im Mittelpunkt ihres ärztlichen Denkens –, hat im Bewusstsein vieler Ärzte an Bedeutung verloren. Oftmals wird die ärztliche Aufgabe nur unter dem Blickwinkel der Organpathologie betrachtet: Demzufolge ist eine Erkrankung eine ausschließlich örtliche, pathologisch-anatomische Schädigung, die es medikamentös oder operativ zu behandeln gilt. Allzu oft wird die Grundsituation des Organismus übersehen und den natürlichen Abwehrsystemen des Körpers keinerlei Bedeutung beigemessen. Auf die Tatsache dass der Organismus durchaus in der Lage ist, durch Immunaktivierung zur Gesundung beizutragen, hatte bereits *Hoff* in seiner Veröffentlichung aus dem Jahr 1930 hingewiesen. In „Unspezifische Therapie und natürliche Abwehrvorgänge" stellt er immer wieder den Nutzen natürlicher Abwehrvorgänge im Organismus und die Wirkungsweise der Regulationseinrichtungen in den Vordergrund. In all seinen Veröffentlichungen verweist er auf die Bedeutung der natürlichen Heilungsvorgänge und warnt davor, bei den großen Erfolgen der spezifischen Therapie mit modernen Heilmitteln diese angeborene Abwehrregulation außer Acht zu lassen. Denn dass überhaupt die Heilung einer Krankheit möglich ist, so *Hoff*, verdanken wir den natürlichen Heilungsvorgängen des Organismus.

Zusätzlich zu den oben formulierten systemischen Wirkungen (auch ➤ Kap. 2.1.2) können bei der Eigenbluttherapie auch lokale (➤ Kap. 2.1.1), das heißt auf den Ort der Injektion beschränkte Wirkungen (➤ Kap. 2.1.1) unterschieden werden.

2.1.1 Lokale Wirkungen

Unmittelbar nach einer Eigenblutinjektion kommt es an der Injektionsstelle zu lokalen Entzündungsvorgängen, die mit den typischen Symptomen Rubor (Rötung), Calor (Erwärmung), Tumor (Schwellung) und Dolor (Schmerz) einhergehen. Diese Entzündung ist Auslöser einer Kette von zellulären und humoralen Folgereaktionen, die letztendlich die körpereigenen Abwehrkräfte mobilisieren. Diese Prozesse sind im Gegensatz zur oben beschriebenen Entzündungsreaktion nicht sichtbar.

Folgende lokale Reaktionen (➤ Abb. 2.1 und ➤ Abb. 2.2) konnten durch wissenschaftliche Untersuchungen belegt werden:
- **Veränderung der Gewebsisotonie:**
  - Im Injektionsbereich werden Oxidationsvorgänge erheblich gesteigert.
  - Durch Zerstörung von Zellmembranen bricht der Energiehaushalt dieser Zellen zusammen. Es kommt zur Anreicherung von Molekülen und damit zur Störung der Gewebsisotonie. Die biologische Relation von H^+- und OH^--Ionen geht infolge der zunehmenden Konzentration von H^+-Ionen verloren (Übersäuerung). Es tritt eine Elektrolytverschiebung durch Abwanderung des Zellkaliums in den Interzellularraum ein, während Natrium und Wasser in die Gewebselemente einströmen. Folge ist eine **zunehmende Gewebsazidose** mit einem verstärkten Plasmaeinstrom und einem lymphatischen Abtransport.
- **Steigerung der lokalen Abwehr:**
  - Durch Aktivierung der lokalen Abwehr bilden sich im Injektionsgebiet drei mikroskopisch klar zu unterscheidende Zonen aus (von innen nach außen): Resorptionszone, lympho-plasmozelluläre Zone, Faserzone.
  - Es kann davon ausgegangen werden, dass die lympho-plasmozelluläre Zone Ausgangspunkt der das Immunsystem aktivierenden Mechanismen ist.

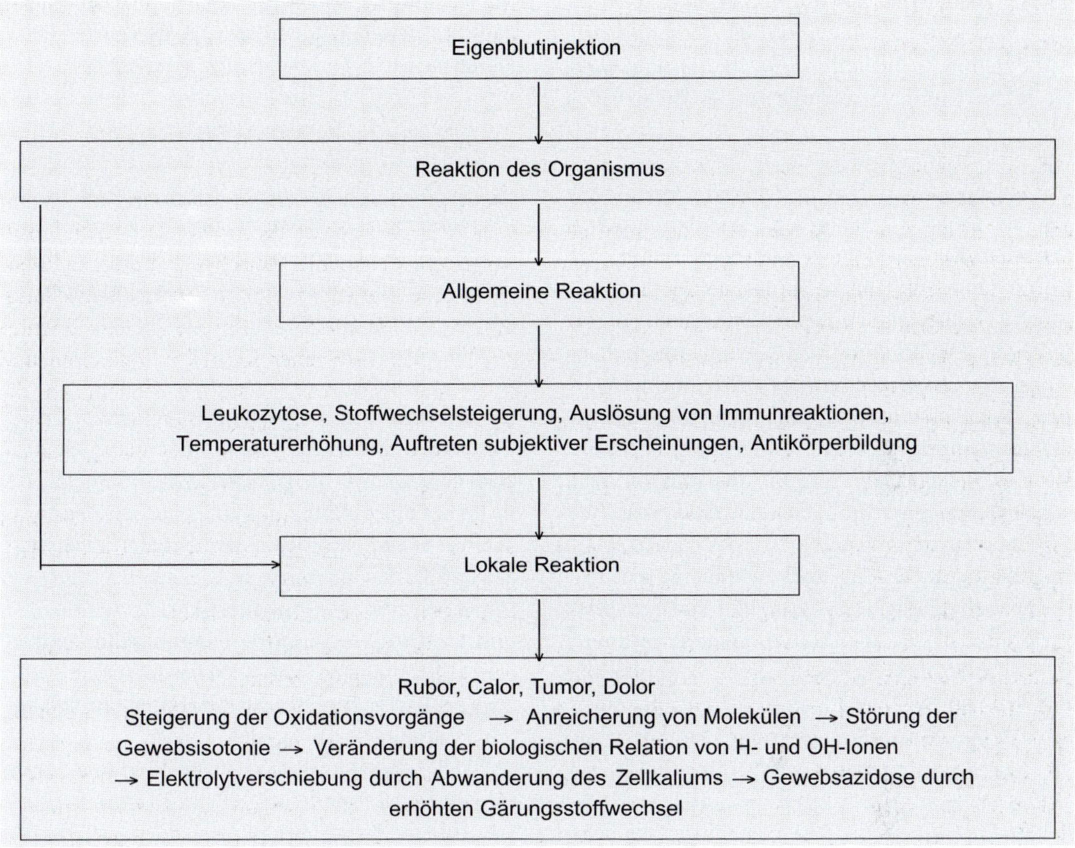

2.1 Wirkungen und Wirkmechanismen

```
┌─────────────────────────┐
│    Eigenblutinjektion   │
└────────────┬────────────┘
             ▼
┌─────────────────────────────────────────────────────────┐
│                 Reaktion des Organismus                 │
└─────────────────────────┬───────────────────────────────┘
                          ▼
             ┌─────────────────────────┐
             │    Allgemeine Reaktion  │
             └────────────┬────────────┘
                          ▼
┌─────────────────────────────────────────────────────────┐
│ Leukozytose, Stoffwechselsteigerung, Auslösung von      │
│ Immunreaktionen, Temperaturerhöhung, Auftreten          │
│ subjektiver Erscheinungen, Antikörperbildung            │
└─────────────────────────────────────────────────────────┘

             ┌─────────────────────────┐
             │     Lokale Reaktion     │
             └────────────┬────────────┘
                          ▼
```

Rubor, Calor, Tumor, Dolor
Steigerung der Oxidationsvorgänge → Anreicherung von Molekülen → Störung der Gewebsisotonie → Veränderung der biologischen Relation von H- und OH-Ionen → Elektrolytverschiebung durch Abwanderung des Zellkaliums → Gewebsazidose durch erhöhten Gärungsstoffwechsel

Abb. 2.1 Reaktionen nach injiziertem Eigenblut [L190]

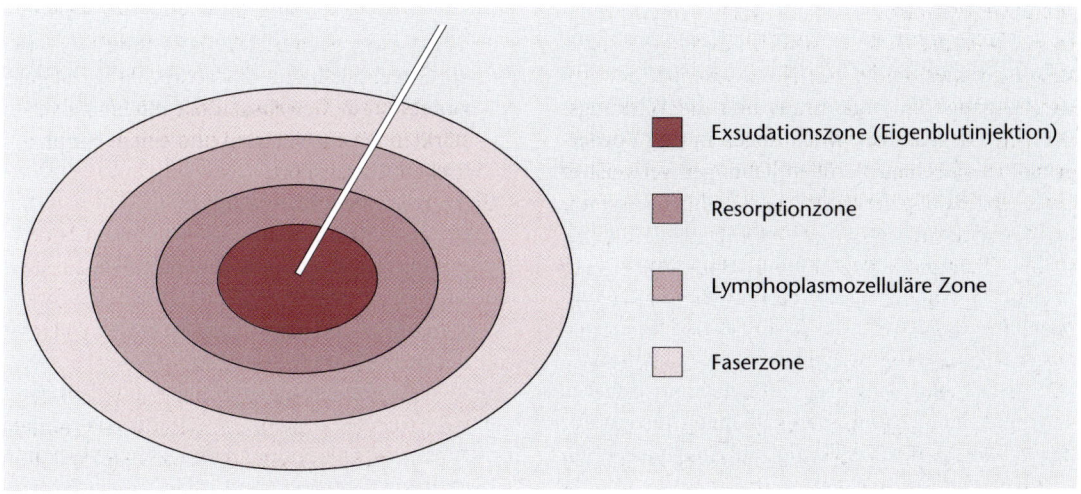

Abb. 2.2 Lokale Eigenblutreaktion [L190]

2.1.2 Systemische Wirkungen

Als systemische Therapie wirkt die Eigenbluttherapie auf das Immunsystem und auf das Vegetativum.

Wirkungen auf das Immunsystem

Die Wirkungen der Eigenbluttherapie auf immunologische Vorgänge wurden zu Beginn des 20 Jh. von *Bier* beobachtet. Der Gedanke, dass bei einer Krankheit natürliche Heilungsvorgänge unabdingbar sind und durch gezielte „Reiztherapie" Heilungsprozesse beschleunigt werden können, hatten Bier veranlasst, die Eigenbluttherapie in verschiedenen Varianten bei unterschiedlichen Krankheitszuständen anzuwenden. Bier ging bei der von ihm praktizierten Eigenblutbehandlung noch von der Vorstellung aus, dass die nach der Eigenblutinjektion freigesetzten Eiweißverbindungen als Reizstoffe im Organismus wirksam werden, dadurch eine „akute Entzündung" in Verbindung mit Temperaturerhöhung (Abwehrreaktion) auslösen und somit Heilungsprozesse in Gang setzen. Bei seinen Injektionen machte er sich die heute noch gültige Arndt-Schulz-Regel zum Grundsatz: Schwache Reize fachen die Lebenstätigkeit an, mittelstarke hemmen sie und starke heben sie auf.

Ebenso vertrat *Spiethoff* die Meinung, dass eine Eigenblutinjektion eine Reizwirkung auslöst und eine Körpersensibilisierung erfolge. *Spiethoffs* Hypothese wurde durch experimentelle Untersuchungen von *Much* und *Ravaud* bestätigt. Nicht unwesentlich ist auch die Untersuchung von *Schürer-Waldheim*, der nach Eigenblutinjektionen eine Leistungszunahme des RES beobachten konnte. Er stellte fest, dass nach einer Injektion von 40–50 ml Eigenblut die Monozytenzahl von 5 % auf 22 % anstieg und damit eine deutlich wahrnehmbare Veränderung der Reaktionslage im Organismus eintrat. Damit stellte er klar, dass bei jeder Eigenblutinjektion das RES in eine gesteigerte Aktivitätsphase gerät, was sich hauptsächlich in der Aktivierung des Mesenchyms deutlich zeigt und in einer verstärkten Bildung histiozytärer Zellen (Anstieg der Monozytenzahl) nach außen hin sichtbar wird. Auch andere Autoren weisen darauf hin, dass nach i.m.-Injektion von Eigenblut das Immungedächtnis des Organismus geweckt wird und damit Killerzellen und weitere Leukozyten vermehrt auftreten.

> Die Eigenblutinjektion führt im Organismus zu einer Veränderung der Reaktionslage, was in einer Zunahme der Immunkörper im Blut seinen Ausdruck findet. Es kommt so zu einer Resistenzsteigerung des Gesamtorganismus, zu einer Anhebung der allgemeinen Abwehrlage, was die Heilungsfähigkeit günstig beeinflusst.

Wirkungen auf das Vegetativum

Hoff bezeichnete die unspezifische Reiztherapie wirkende Eigenbluttherapie als „Stoß ins vegetative System". Der Organismus beantwortet jeden Reiz, der auf die Regulationssysteme einwirkt, mit einer allgemeinen vegetativen Reaktion. Je nach Stärke und Art des Reizes kann die Gegenreaktion des Körpers stärker oder schwächer ausfallen, wobei aber immer das Wirkungsprinzip der vegetativen Gesamtumschaltung erkennbar wird.

Durch experimentelle Untersuchungen konnte *Hoff* die ablaufenden vegetativen Reaktionen nach parenteraler Anwendung verschiedener Reizmittel festhalten:

Das zirkulierende Blut ist in erster Linie Transportmittel für zahlreiche Stoffe, wobei der Sauerstofftransport die fundamentale Funktion darstellt. Daneben ist das Blut für die Umverteilung von Nährstoffen, Elektrolyten, Vitaminen sowie für die Ausscheidung von Kohlendioxid, Stoffwechselabfallprodukten usw. zuständig. Gleichzeitig enthält das menschliche Blut eine Vielzahl individueller Informationen, z.B. über durchgemachte Erkrankungen, vorhandene Resttoxine von überstandenen Infektionen, Stoffwechselablagerungen, aber auch ganz spezifische Antikörper, mitunter auch Bakterien. Zur Erfüllung dieser vielfältigen Aufgaben darf das Blut seinen funktionellen Raum – das Gefäßsystem – nicht verlassen. Gelangen Blutbestandteile außerhalb des Gefäßsystems, treten Abwehrmaßnahmen im Sinne einer Entzündung auf; hier wird das Blut selbst zum pathogenen Reiz. Wird in diesem Zustand Blut aus dem Gefäßsystem – das neben vielen

Tab. 2.1 Vegetative Gesamtumschaltung nach F. Hoff

Allgemeines Abwehrsyndrom	Lokales Abwehrsyndrom – Entzündung
Fieber	Entzündungshyperthermie (Calor)
Allgemeine Azidose	Entzündungsazidose
Umsatzsteigerung	Lokale Stoffwechselsteigerung
Erhöhte Kreislaufleistung	Entzündungshyperämie (Rubor)
Leukozytose	Entzündliche Zellinfiltration, Abszess
Gesetzmäßige Reaktionsfolge der Leukozyten	Gesetzmäßige Reaktionsfolge der entzündlichen Zellreaktion
Gesteigerte Fibrinolyse	Proteolyse und gesteigerte Glykolyse
Freisetzung niedermolekularer Eiweißbruchstücke	Freisetzung niedermolekularer Eiweißbruchstücke
Phagozytose und Bakterizidie im Blut	Osmotische Hypertonie
	Phagozytose und Bakterizidie im Entzündungsgebiet

lebenswichtigen Bestandteilen auch Antigene, Toxine evtl. Bakterien enthält – entnommen und eine s.c.- bzw. i.m.-Injektion durchgeführt, so tritt eine Aktivierung der Abwehrstoffe ein; es kommt zur Immunstimulierung.

Das entnommene Blut wird vom Organismus nicht mehr als körpereigen angesehen und gleichsam als Fremdkörper reinjiziert. Dadurch werden Erinnerungsbilder im Körper geweckt. Das Blut wird zum Informationsträger für das Immunsystem – mit der Folge, dass die Abwehrsituation optimiert wird.

Durch die Eigenblutinjektionen werden die therapeutischen Informationen einer „erneuten Infektion" über Gewebsrezeptoren und Zellmembranen aufgenommen. Dadurch ist es durchaus möglich, einen bestehenden chronischen Krankheitsprozess in einen akuten Zustand zurückzuführen; dies zeigt sich in einer vertretbaren und für den Kranken erträglichen Erstverschlimmerung. Aufgrund dieser herbeigeführten Situation wird ein erneutes Aufleben der Abwehrkräfte mit dem Ziel erreicht, Heilungsprozesse einzuleiten.

Vegetative Gesamtumschaltung

Der Einfluss des injizierten Eigenbluts auf die vegetative Gleichgewichtslage ist gewaltig und entspricht in etwa den von Hoff zusammengefassten Phasen der vegetativen Gesamtumschaltung (➤ Tab. 2.2).

Aus der Tabelle 2.2 wird ersichtlich, dass die 1. Phase ein deutliches Übergewicht des Sympathikus zeigt, während die 2. Phase mit einem Übergewicht des Parasympathikus einhergeht. Bei genauer Betrachtung kann man feststellen, dass in der 1. Phase eine Verschiebung der Ausgangswerte verschiedener vegetativer Parameter in eine bestimmte Richtung stattfindet, während in der 2. Phase eine Verschiebung in die entgegengesetzte Richtung folgt. Letztlich werden die normalen Ausgangswerte wieder hergestellt.

Die von *Hoff* untersuchten Vorgänge der vegetativen Gesamtumschaltung machen deutlich, dass die Eigenblutinjektionen eine Veränderung der Reaktionslage im Organismus bewirken und dass die körpereigene Abwehr tiefgreifend über die Einwirkung auf das retikulohistiozytäre System und die lymphoretikuläre Abwehrzone gestärkt und trainiert wird.

Aktivierung des Protoplasmas

Bereits *Drittel* und *Freund* haben durch verschiedene Versuche nachgewiesen, dass am Zustandekommen der Eigenblutwirkung das vegetative Nervensystem beteiligt ist. *Weichardt* begründete das Fieber, den Anstieg der Leukozyten, die Antikörperbildung nach Eigenblutinjektionen damit, dass durch Aktivierung der Zellen Spaltprodukte im Organismus entstehen, die eine Umstimmung und damit verbunden eine Leistungssteigerung bewirken. Er bezeichnete diesen Vorgang als Protoplasmaaktivierung.

Tab. 2.2 Das Prinzip der vegetativen Gesamtumschaltung nach F. Hoff

1. Phase: Übergewicht des Sympathikus	2. Phase: Übergewicht des Parasympathikus
(Aktivierung der Immunmodulation)	(Heilungstendenz)
↑ Leukozyten	↓ Leukozyten
Myeloische Tendenz	Lymphatische Tendenz
↓ Eosinophile	↑ Eosinophile
↑ Retikulozyten	↓ Retikulozyten
↓ Alkalireserve (Azidose)	↑ Alkalireserve
↑ Gesamtstoffwechsel	↓ Gesamtstoffwechsel
↑ Serumeiweiß	↓ Serumeiweiß
↓ Albumin-/Globulin-Quotienten	↑ Albumin-/Globulin-Quotienten
↑ Blutzucker	↓ Blutzucker
↓ Blutfett	↑ Blutfette
↓ Blutcholesterin	↑ Blutcholesterin
↑ Blutketonkörper	↓ Blutketonkörper
↑ Serumkreatinin	↓ Serumkreatinin
↑ Stoffwechsel und Aktivität der einzelnen neutrophilen Zellen	↓ Stoffwechsel und Aktivität der einzelnen neutrophilen Zellen
↓ Kalium-/Kalzium-Quotient	↑ Kalium-/Kalzium-Quotient
↓ Properdin	↑ Properdin
↑ Fibrinolytische Aktivität	↓ Fibrinolytische Aktivität
↓ Plasmaeisen	↑ Plasmaeisen
↑ Plasmakupfer	↓ Plasmakupfer

Stimulierung der unspezifischen oder spezifischen Abwehr?

Lange Zeit wurde die Frage diskutiert, ob die Eigenbluttherapie eine Stimulierung der spezifischen oder unspezifischen Abwehr auslöst. Die von *Vorschütz* und *Löhr* durchgeführten Untersuchungen ergaben, dass spezifische und unspezifische Abwehrmaßnahmen zusammenwirken (➤ Kasten).

Vorschütz setzte sich auch mit dem Gedanken auseinander, warum eine kleine Menge entnommenen und reinjizierten Blutes in der Lage ist, das an Quantität weit überwiegende toxinhaltige Blut zu immunisieren. Er kam auf Grund seiner Beobachtungen zu der Überzeugung, dass hier die von *Löhr* zusammengetragenen Punkte der Proteinkörpertherapie ausschlaggebend seien. Damit erhielt die Eigenbluttherapie auch eine unspezifische Komponente.

Wirkungen der Eigenbluttherapie (nach Vorschütz/Löhr)

- Temperatursturz nach einem Optimum an hochmolekularen Peptonen
- Beschleunigung der Blutgerinnung und Blutsenkungszeit der Erythrozyten
- Reizung des vegetativen Nervensystems
- antiphlogistische Wirkung
- Wirkung auf die glatte Muskulatur, anfangs sedierend, später tonisierend
- Reizung des erythroblastischen und myeloischen Systems
- Vermehrung von Antikörpern als omnizellulärer Vorgang
- Vermehrung der Globuline
- Verstärkte Drüsentätigkeit
- Veränderung des Eiweißgehaltes der roten Blutzellen
- Erweiterung des von der Injektionsstelle aus zunächst erreichten Kapillarsystems
- Vermehrung der proteolytischen Fermente

2.2 Therapeutische Wirkungen, Indikationen und Kontraindikationen

2.2.1 Therapeutische Wirkungen

Besserung des Allgemeinbefindens

Die Eigenblutbehandlung übt eine sehr positive Wirkung auf das Allgemeinbefinden aus. Viele Patienten fühlen sich nach der Behandlung vital, energiegeladen und leistungsfähiger. Der Schlaf wird länger und tiefer, depressive Zustände werden deutlich gebessert. Diese Beobachtungen kann man insbesondere bei seelischen und körperlichen Missempfindungen während des Klimakteriums machen. Interessant ist auch die Feststellung, dass durch die Behandlung – hauptsächlich bei den chronisch Kranken – der Gesundungswille und der Lebensmut positiv beeinflusst werden. Eine weitere Wirkung der Eigenblutbehandlung sieht man bei Erschöpfungszuständen. Die oftmals damit verbundene Appetitlosigkeit, zunehmende Abmagerung, Durchfälle oder Obstipation, manisch-depressive Einstellung und rasche Ermüdbarkeit können außerordentlich gut beeinflusst werden. Dabei kann man immer wieder beobachten, dass die Wirkung des Eigenblutes auf das Allgemeinbefinden bei Vagotonikern und vegetativ stigmatisierten Patienten besonders überzeugend ist. Diese Aussage wurde bereits von *Litzner*, *Stahl* und *Haferkamp* getroffen und bestätigt sich in der praktischen Anwendung immer wieder.

Analgetische Wirkung

Auch die analgetische Wirksamkeit, vorwiegend bei Erkrankungen des rheumatischen Formenkreises, ist sehr eindrucksvoll. Bei chronischen Schmerzzuständen ist die Schmerzreduzierung nach Applikation von aktiviertem Eigenblut nach *Höveler* beträchtlich größer als bei der Verabreichung von Nativblut. Bei dieser inzwischen nicht mehr angewendeten Methode konnte nach einer gewissen Behandlungszeit die Einnahme stark wirkender Analgetika erheblich reduziert bzw. ganz eingestellt werden.

Verbesserung der pharmakologischen Wirkung anderer Medikamente

Auffallend ist auch das Phänomen, dass Patienten, die über einen längeren Zeitraum mit Eigenblut behandelt wurden, wesentlich besser auf Medikamente ansprechen. Das bedeutet, dass mit Nebenwirkungen verbundene Medikamente erheblich reduziert werden können und damit die negativen Auswirkungen erst gar nicht zum Tragen kommen. Bereits *Haferkamp* wies auf die Kombinationsmöglichkeit von Sulfonamiden bzw. Antibiotika mit Eigenblut hin und hob in erster Linie die Einschränkung dieser beiden Mittel in Verbindung mit Eigenblutinjektionen hervor.

2.2.2 Indikationen und Kontraindikationen

Indikationen

Indikationen der Eigenblutbehandlung sind:
- Vermindertes Allgemeinbefinden, physisch und psychisch
- Depressive Zustände, insbesondere während des Klimakteriums
- Schlafstörungen
- Reduzierter Appetit
- Allgemeine Rekonvaleszenzförderung
- Chronische Schmerzzustände (analgetische Wirkung)
- Nachlassen der Drüsentätigkeit
- Entzündungen (antiphlogistische Wirkung)
- Reduzierung stark wirkender Arzneigaben
- Auffinden von Herden

Kontraindikationen

Für Eigenblutinjektionen bestehen nur wenige Kontraindikationen:

- **Aktive tuberkulöse Prozesse:** Eigenblutinjektionen sind hier nicht angezeigt, da jede noch so geringe Reizung schädlich sein kann.
- **Schwere kachektische Zustände:** Die Injektion von Eigenblut hat eine erhebliche Kreislaufbelastung zur Folge und eine Immunmodulation kann nicht mehr bewirkt werden.
- **Thrombophlebitis:** Es besteht der begründete Verdacht, dass nach Eigenblutinjektionen das Gerinnungssystem durch Fibrinaktivierung im Sinne einer Hyperkoagulabilität beeinflusst und eine Thrombose, mit der Gefahr einer Embolie, begünstigt wird.
- **Destruktive Endstadien:** Die Belastung für den toxinüberschwemmten und kaum noch reagierenden Organismus wäre zu gewaltig. Auch ist bei irreversiblen Schäden die Anwendung sinnlos.

2.3 Nebenwirkungen und Erstverschlimmerung

In der Praxis hat es sich als zweckmäßig erwiesen, wenn der Patient vor Beginn der Eigenblutbehandlung ein Informationsblatt erhält, in dem die Wirkungsweise der Eigenbluttherapie kurz erläutert und die möglicherweise auftretenden Reaktionen dargestellt sind. Es sollte auch darauf hingewiesen werden, dass diese Abwehrreaktionen zur Wiedererlangung der Gesundheit notwendig sind.

2.3.1 Nebenwirkungen

Seit den Anfängen der Eigenblutbehandlung kamen die verschiedensten Modifikationen zur Anwendung in der Hoffnung, noch bessere Heilungserfolge erzielen zu können. Obwohl z.B. quantitativ gedacht wurde, handelte man nach quantitativen Maßstäben und reinjizierte z.B. 10, 20, 30 ml oder noch mehr Blut i.m. Dieser Stoß in das Vegetativum war jedoch so gewaltig, dass der Organismus mit einem Kreislaufzusammenbruch reagierte. Es hat Jahre gedauert, bis sich auch hier die Erkenntnis durchsetzte, dass nur der biologische Reiz für den Erfolg ausschlaggebend ist. Schon die geringste Menge Blut enthält die für den Patienten individuelle Information über seine Krankheiten, die zur Mobilisierung seiner körpereigenen Abwehr notwendig ist.

> Zu Beginn einer Eigenblutbehandlung sollten nur kleine Mengen Blut verabfolgt und 5,0 ml nicht überschritten werden. Größere Mengen reinjizierten Eigenbluts können unangenehme Allgemeinreaktionen, z.B. einen schweren Kreislaufkollaps, auslösen.

Aber auch kleinere Mengen Eigenblut können Reaktionen verursachen, die je nach Krankheitsgeschehen mehr oder weniger intensiv in Erscheinung treten:
- **Fieber** – bei Verabreichung von 2–5 ml Nativblut: klingt nach etwa 2 bis 3 Std. wieder ab (bei Berufstätigen Eigenblutbehandlung in den Abendstunden durchführen)
- **Müdigkeit**, **Schlappheit** und ein verstärktes **Krankheitsgefühl** für einige Tage
- **Leichte Lokalreaktion** an der Injektionsstelle in Form einer Rötung (unbedeutend)

Gelegentlich ist zu beobachten, dass nach einigen Eigenblutinjektionen die Patienten über Herdreaktionen klagen. Diese sind erwünscht, weil somit bislang unerkannte, „versteckte" lokalisierte Erkrankungen zum Vorschein kommen und dadurch einer Behandlung zugänglich werden. Besonders auffallend sind die Herdreaktionen im Kopfbereich. Das kann sich äußern in:
- Zahnbeschwerden infolge eines Zahnfokus, von Zysten oder Zahnfistel (Abklärung: durch Zahnarzt)
- Kopfschmerzen über dem Auge: Verdacht auf chronische Kieferhöhlen-, Siebbein- oder Stirnhöhlenentzündung (Abklärung: durch HNO-Arzt)
- Schmerzen im Bereich des Oberkiefers infolge einer Kieferhöhlenentzündung, insbesondere im Verlaufe einer Grippe (Abklärung: durch HNO-Arzt)
- Schmerzen im Hinterkopf: Verdacht auf eine Keilbeinhöhlenentzündung (Abklärung: durch HNO-Arzt)

2.3.2 Erstverschlimmerung

Bei dermatologischen Erkrankungen sowie bei Allergien ist zu Beginn der Behandlung eine „Negativphase" zu beobachten, d.h., es kommt nach den ersten Eigenblutinjektionen zu einer unter Umständen erheblichen Erstverschlimmerung. Bei richtiger Dosierung und Beachtung der Injektionsintervalle werden Erstverschlimmerungen relativ rasch behoben, d.h. die „Negativphase" geht über in eine „Positivphase".

Hin und wieder können auch eine versteckte chronische Appendizitis oder eine chronische Adnexitis kurzzeitig aufflackern und Beschwerden verursachen. Gleiches gilt für die Prostatitis. All diese Reaktionen sind Antwort des Organismus auf die beginnende Abwehrfunktion.

KAPITEL 3

Praktische Durchführung

3.1	**Punktions- und Injektionstechniken**	18
3.1.1	Venenpunktion zur Blutentnahme	18
3.1.2	i.m.-Injektion	19
3.1.3	s.c.-Injektion	20
3.1.4	i.c.-Injektion	20
3.1.5	Lokale Anwendung	21
3.2	**Dosierung und Behandlungsintervalle**	21
3.2.1	Reaktionstage	21
3.2.2	Dosierungsrichtlinien	22
3.2.3	Behandlungsintervalle	23
3.3	**Methoden der Eigenbluttherapie**	24
3.3.1	Unverändertes Eigenblut	24
3.3.2	Hämolysiertes Eigenblut	24
3.3.3	Ultraviolett-bestrahltes Eigenblut und andere Methoden der photobiologischen Eigenbluttherapie	25
3.3.4	Potenziertes Eigenblut	26
3.3.5	Aktiviertes Eigenbluthämolysat nach Dr. med. K. Windstosser	27
3.3.6	Die Auto-Sanguis-Stufentherapie nach Reckeweg	29
3.3.7	Selten angewendete Formen der Eigenbluttherapie	30

3.1 Punktions- und Injektionstechniken

PRAXISTIPP
Regeln der Eigenbluttherapie

Der Erfolg einer Eigenbluttherapie ist abhängig davon, ob die nachfolgenden Kriterien beachtet und eingehalten werden:
- Zu beachten sind alle für den Umgang mit Injektionsmaterial und Blut geltenden Hygienevorschriften. Der Therapeut sollte zum Selbstschutz grundsätzlich Handschuhe tragen.
- Die Injektionsdurchführung erfolgt „lege artis". Bei *Nichtbeachtung:* Gefahr der Abszessbildung.
- Anfangs kleinste Mengen Blut entnehmen und reinjizieren. Bei *Nichtbeachtung:* Provokation einer ausgedehnten Herdreaktion, einer Erstverschlimmerung oder eines Kreislaufkollapses.
- Die Injektion frühestens am 3. bis 5. Tag wiederholen – mit Ausnahme einiger akuter Erkrankungen. Bei *Nichtbeachtung:* Mögliche Blockierung der Abwehrregulation bzw. der Regenerationsmaßnahmen.
- Die Reaktionen müssen genau beobachtet werden, um die Reaktionslage und v.a. die Änderungen der Reaktionsbereitschaft zu registrieren. Bei *Nichtbeachtung:* Parameter zu Planung des weiteren Behandlungsverlaufs fehlen.
- Die Eigenblutkur sollte, bei kurzen Behandlungsintervallen, einen begrenzten Zeitraum nicht überschreiten. Bei *Nichtbeachtung:* Reaktionsfähigkeit des Organismus wird erschöpft.

3.1.1 Venenpunktion zur Blutentnahme

Im Prinzip können alle oberflächlich verlaufenden, gut darstellbaren Venen punktiert werden. Am besten geeignet sind die Oberflächenvenen im Bereich des Unterarms. Die Venen der Ellenbeuge (V. mediana cubiti, V. cephalica und V. basilica) sind i.d.R. relativ groß und daher problemlos zugänglich. Bei älteren Patienten sind die Venen des Handrückens oftmals sehr gut sichtbar. Diese sollten allerdings nur in Ausnahmefällen punktiert werden, da in diesem Bereich die Schmerzempfindung sehr viel größer ist.

Bei schlechten Venenverhältnissen kann zuvor ein warmes Handbad verabfolgt oder ein heißer Wickel angelegt werden. Wenn der Unterarm und die Hand in einem feuchtwarmen Umschlag gewickelt sind, lässt man den Arm anschließend einige Min. frei hängen. Auch Bewegungen, wie Öffnen und Schließen der Faust, können die Venenpunktion erleichtern.

Vorgehen bei Venenpunktion
- Vor und nach der Venenpunktion **Hände waschen.**
- Voraussetzung für eine optimale Venenpunktion ist die richtige **Lagerung** des zu punktierenden Arms. Grundsätzlich sollte sich der Patient hinlegen.
- **Palpation:** Alle in Frage kommenden Venen müssen in Ruhe inspiziert und vor der Desinfektion sorgfältig der Reihe nach palpiert werden.
- **Desinfektion:** Tupfer mit Hautdesinfektionslösung anfeuchten und im Umkreis der Vene evtl. vorhandene gröbere Verunreinigungen entfernen; zweite Desinfektion der Einstichstelle erfolgt durch kurzes Besprühen mit Hautdesinfektionslösung: 30–60 Sekunden einwirken lassen.
- **Vorbereitung Blutentnahme:** Während der Einwirkungszeit Einmalhandschuhe anziehen und Spritze durch Aufsetzen der Kanüle für die Blutentnahme vorbereiten.
- **Stauschlauch:** am Oberarm anlegen. **Cave:** Die Blutentnahme sollte unter möglichst geringer Stauung erfolgen, da ansonsten der arterielle Zufluss behindert wird. Anstelle der Staubinde kann auch eine Blutdruckmanschette verwendet werden, die bis zu einem knapp unterhalb des diastolischen Blutdrucks liegenden Wert aufgeblasen wird.
- **Venenpunktion:** Schnell durch die Haut zu gehen, bedeutet für den Patienten wenig Schmerz; danach langsam und gefühlvoll die Vene punktieren. **Cave:** Nicht die Vene durchstechen!
- **Blutabnahme:** langsam und stetig Blut ansaugen. Stauung lösen, **dann** erst Punktionskanüle zurückziehen; Kanüle schnell entfernen, Tupfer auf Einstichstelle drücken und Arm für kurze Zeit senkrecht in die Höhe halten. Erst wenn die Blutung sicher steht, wird ein Heftpflaster aufgeklebt.

3.1.2 i.m.-Injektion

Indikationen

Die i.m.-Injektion ist die häufigste Methode zur Applikation von Nativblut und aktiviertem Eigenblut. Mit Ausnahme von Vitaminsubstanzen und fettigen Injektionslösungen kann jedes i.m. zu verabreichende Medikament der Blutlösung beigefügt werden – zunächst Medikament in Spritze aufziehen und anschließend Blut hinzufügen. Nach Aufziehen des Medikaments muss zur Injektion unbedingt die Kanüle gewechselt werden.

Kontraindikationen

Kontraindiziert ist die i.m.-Injektion bei Blutungsneigung, z.B. bei Patienten unter Antikoagulationstherapie. Ferner bei entzündlichen bzw. degenerativ veränderten Muskelgebieten, wie z.B. bei Myositis oder Systematrophien sowie bei gelähmten Muskelbereichen, so z.B. beim Schlaganfall.

Vorgehen

Die Injektionsstelle so auswählen, dass Nerven und Gefäße nicht verletzt werden können. Zur Injektion am besten geeignet ist die Glutäalmuskulatur, wobei zwei verschiedene Injektionsvarianten möglich sind.
- **Injektion in den oberen äußeren Quadranten:** Im Bereich des oberen äußeren Quadranten besteht eine mäßige Gefäß- und Nervenversorgung, so dass die Gefahr von Komplikationen weitgehend ausgeschaltet wird.
- **Ventroglutäale Injektion nach v. Hochstetter:** Diese Form der Injektion ist die Methode der Wahl. Hier liegt der Injektionsort wesentlich weiter ventral und etwas höher, als bei der Injektion in den oberen äußeren Quadranten. Die Gefahr, dass wichtige Nerven oder Gefäße getroffen werden, ist bei richtiger Ausführung der Injektion ausgeschlossen. Außerdem wird das Aufliegen auf der Einstichstelle weitgehend ausgeschaltet, Schmerzen und Reibungen sind geringer. Das betreffende Muskelgebiet befindet sich zwischen drei Knochenhöckern, die meist gut ertastet werden können: die **Spina iliaca anterior superior**, die **Eminentia christae iliacae** und der **Trochanter major.** Zur Bestimmung des Injektionsortes Zeigefingerkuppe auf die Spina iliaca anterior superior legen und Mittelfinger der Hand maximal spreizen. Die Kuppe des Mittelfingers erreicht bei entsprechender Handlänge den oberen Beckenkamm. Der geeignete Injektionspunkt liegt in dem Dreieck zwischen den Grundgliedern von Zeige- und Mittelfinger. Es muss beachtet werden, dass auf der rechten Gesäßhälfte die linke Hand und auf der linken Gesäßhälfte die rechte Hand benutzt wird.

Für beide Injektionsvarianten gilt:
- Jede i.m.-Injektion am seitlich liegenden Patienten ausführen.
- Die Kanülenstärke ist abhängig von den Fettpolstern des Patienten. I.d.R. sind Kanülen der Stärke Nr. 1, Nr. 2 oder Nr. 12 zu verwenden, bei sehr beleibten Patienten die Spezial-i.m.-Kanüle 0,90 × 70 mm.
- Nach Desinfektion der Einstichstelle erfolgt genau senkrecht zur Hautoberfläche die Injektion. Die Kanüle rasch durch die Haut führen. Eine Einstichtiefe von 2 bis 3 cm ist ausreichend; bei entsprechendem Fettpolster muss tiefer injiziert werden. Wird der Darmbeinknochen getroffen, Nadel vor der Injektion ca. ½ bis 1 cm zurückziehen.
- Nach dem Aspirieren wird das Eigenblut **langsam** (!) injiziert. Evtl. Schmerzangaben des Patienten sind zu berücksichtigen. Wenn die Spritze leer ist, mit dem Tupfer Gegendruck ausüben und gleichzeitig Kanüle schnell und gerade herausziehen.
- Die anschließende Hautdesinfektion mit leichten massierenden Bewegungen dient auch dazu Eigenblut besser im Gewebe zu verteilen. Injektionsstelle mit kleinem hautfreundlichem Heftpflaster abgedeckten. Bei Frauen darauf achten, dass auf der Injektionsseite kein Hormonpflaster aufgeklebt wurde. In diesem Fall Injektion auf die andere Gesäßseite durchführen.

> Die Injektion ist, wenn man sie langsam und ohne starken Druck durchführt, fast schmerzlos.

3.1.3 s.c.-Injektion

Bei der s.c.-Injektion wird das Eigenblut unter die Haut, in das Unterhautzellgewebe injiziert. Die sicherste Methode der Eigenblutinjektion (weniger Nebenwirkungen als bei i.m.-Injektion, (➤ Kap. 2.3.1 und ➤ Kap. 3.1.2) hat außerdem den Vorteil, dass durch die Depotbildung eine verlangsamte Resorption erfolgt. Dies hat sich bei chronischen Fällen als sehr hilfreich erwiesen.

Indikationen

Insbesondere bei bestimmten chronischen Erkrankungen können Eigenblutinjektionen gleichzeitig s.c. und intraglutäal erfolgen. So hat es sich z.B. beim Herpes zoster (➤ Kap. 4.18.2) bewährt, wenn man beim ersten Auftreten von Herpesbläschen, das befallene Gebiet s.c. infiltriert. Auch bei chronischer Gastritis, Hepato- oder Pankreopathien hat sich neben der i.m.-Injektion auch die subkutane Applikation in Verbindung mit entsprechenden Ampullenpräparaten bewährt. Hierbei wird 1 Querfinger unterhalb des Xyphoid und entlang der beiden Rippenbögen injiziert.

Kontraindikationen

Keine bekannt.

Vorgehen

Zur Injektion genügen Kanülen der Größe Nr. 14 oder Nr. 18. Kanülen der Größe Nr. 20 sollten für s.c.-Eigenblutinjektionen nicht verwendet werden, da sie sehr schnell verstopfen.
- Der Patient liegt völlig ruhig und entspannt.
- Die bevorzugten Applikationsstellen sind:
  - am Oberarm die medio-laterale Seite des M. biceps brachii
  - am Oberschenkel die medio-laterale Seite des M. quadriceps femoris
  - die Umgebung des Bauchnabels.
- Entsprechende Körperpartie freilegen und das Hautfeld gut desinfizieren.
- Das leicht verschiebbare Unterhautzellgewebe vor der Injektion mit zwei Fingern anheben. Danach genau senkrecht zur Hautoberfläche einstechen. Nach der Aspiration Injektion langsam durchführen.
- Nach der Verabfolgung des Eigenblutes Tupfer leicht auf die Einstichstelle drücken und Nadel schnell herausziehen.
- Einstichstelle nochmals desinfizieren und durch leichte Massage mit dem Tupfer das injizierte Eigenblut schneller verteilen. Wunde mit einem hautfreundlichen Heftpflaster verschließen.

3.1.4 i.c.-Injektion

Indikationen

I.-c.-Injektionen kommen v.a. als zusätzliche Maßnahme bei der Behandlung von Wirbelsäulenschäden (➤ Kap. 4.17.2) zur Anwendung. Hier können zusätzlich zur intraglutäalen Injektion beidseits intrakutane, paravertebrale Injektionen mit entsprechenden Ampullenpräparaten eine Erleichterung bringen oder den Heilungsvorgang beschleunigen. i.c.-Injektionen sind zudem angezeigt als Testinjektion bei allergischen Erkrankungen, bei schweren chronischen Erkrankungen als einschleichende Therapie sowie zur Vermeidung von starken Erstverschlimmerungen.

Kontraindikationen

Keine bekannt.

Vorgehen

- Kanüle Nr. 18 oder Nr. 20 verwenden. Da bei der i.c.-Injektion nur geringe Mengen Blut injiziert werden, ist die Gefahr des Verstopfens nicht so groß, wie z.B. bei der s.c.-Injektion.
- Vorbereitung und Desinfektion der Hautbezirke (➤ Kap. 3.1)
- Spritze zur Injektion fast horizontal halten und Kanüle unmittelbar (nur wenige Millimeter) unter die Hornschicht der Oberhaut eingeführt. Bereits bei der Injektion von 0,1 ml muss eine deutliche Quaddel sichtbar werden.

3.1.5 Lokale Anwendung

Indikationen

Zur Wundbehandlung, hauptsächlich bei Ulcus cruris (➤ Kap. 4.18.11) und Dekubitalgeschwüren (➤ Kap. 4.18.12), hat sich die zusätzliche Applikation von Nativblut (➤ Kap. 3.3.1) in die vorliegende Wunde besonders gut bewährt, denn die durch die Eigenblutbehandlung forcierte Bildung des Granulationsgewebe unterstützt den Wundheilungsvorgang.

Voraussetzung der lokalen Therapie ist die gründliche Wundreinigung **vor** Therapiebeginn. Ansonsten besteht erhöhte Gefahr von Sekundärinfektionen!

Vorgehen

Nach der i.m.-Injektion von Nativblut oder aktiviertem Eigenblut 1–3 ml – je nach Tiefe und Ausmaß der Wunde – direkt in die Wundöffnung träufeln. Wunde mit einer nicht festklebenden Auflage verbinden. Nach zwei Tagen Verband wechseln und örtliche Eigenblutgabe wiederholen. Sobald die Granulation in Gang gebracht ist, kann die Lokalbehandlung entfallen.

3.2 Dosierung und Behandlungsintervalle

Wesentlich für eine erfolgreiche Eigenblutbehandlung sind die richtige Dosierung und das angemessene Behandlungsintervall. Wird die Dosis zu groß oder die Intervalle zu kurz gewählt, besteht die Gefahr, dass die Funktion des Abwehrsystems nicht gesteigert, sondern erheblich blockiert wird und sich eine Therapieblockade entwickelt. Bestimmte Erkrankungen erfordern allerdings hohe Dosen und kurze Behandlungsintervalle, um überhaupt eine Reaktion des Organismus zu erzielen.

> Falsch gewählte Dosierungen und zu kurze oder zu lange Injektionsintervalle sind oftmals die Ursachen dafür, dass manche Therapeuten keine oder nur ungenügende Erfolge bei der Eigenbluttherapie haben.

Drei grundsätzliche Überlegungen zur Dosierung und zu den Behandlungsintervallen sollten vor Therapiebeginn angestellt werden.
- Handelt es sich um eine akute oder chronische Erkrankung?
- Wie ist die konstitutionelle Veranlagung des Patienten und die Reaktion nach der ersten Eigenblutinjektion?
- Wie entwickelt sich die Reaktionslage des Patienten?

3.2.1 Reaktionstage

Königer hat immer wieder darauf hingewiesen, dass durch eine Umstimmungsbehandlung die Erregbarkeit des Patienten verändert wird: Der Anstieg und Abfall dieser Schwankungen (Reaktionstage) sollte deshalb aufmerksam registriert werden, um den richtigen Zeitpunkt für die Fortführung der Behandlung zu bestimmen.

Auch wir können auf Grund eingehender Untersuchungen unserer Patienten nach erfolgter Eigenblutinjektionen diese Reaktionstage ausmachen: Sie treten mit der Präzision eines Uhrwerks auf und sind hauptsächlich bei chronischen Erkrankungen in aller Deutlichkeit wahrnehmbar.

> **PRAXISTIPP**
> **Reaktionstage**
> Bei chronischen Erkrankungen treten nach der ersten i.m.-Injektion in bestimmter Zeitfolge Erstverschlimmerungen auf:
> - 6 bis 8 Std. später
> - am 2. Tag in derselben Stunde
> - am 4., 6. und 9. Tag (im Sinne einer Erstverschlimmerung)
>
> An diesen Tagen werden keine Wiederholungsinjektionen durchgeführt!

Weitere Reaktionstage, man spricht von Nachschwankungen, können nach der ersten Eigenblutinjektion bei chronischen Erkrankungen am 11., 13., 17., 18., 23., 24., ja in manchen chronischen Fällen noch am 27., 28. und 30. Tag nach einer einzigen Injektion von Nativblut auftreten. Diese Nachschwankungen lassen sich bevorzugt bei Allergikern, Patienten mit vornehmlich allergischen Dermatosen und bei Patienten mit chronischer Polyarthritis beobachten. Bei hyperergischer Reaktionslage sollte zunächst eine i.c.-Injektion mit Eigenblut, die zuvor mit physiologischer Kochsalzlösung verdünnt (Verdünnung 1:10) wurde, durchgeführt werden. Dadurch wird jede Komplikation unterbunden. Ferner üben kleine unspezifische Reize eine therapeutisch günstige Herdreaktion aus, während stärkere Reize mit der Gefahr einer provokatorischen Erstverschlimmerung des Krankheitszustandes verbunden sein können.

3.2.2 Dosierungsrichtlinien

Für die Praxis hat sich die von *Haferkamp* (➤ Tab. 3.1) empfohlene Dosierungsrichtlinie als sehr praktikabel erwiesen:

- Man beginnt mit 0,1 ml Blut i.c. Treten dabei keine nennenswerten Reaktionen auf, steigert man die Menge etwa jeden 2. bzw. 3. Tag um 0,1 ml, bis man bei 0,5 ml angelangt ist.
- Die weiteren Injektionen, die etwa jeden 3. Tag um 0,1 ml vermehrt werden, erfolgen s.c., so lange bis man 1,0 ml erreicht hat.
- Nun wird jeweils um 1,0 ml gesteigert und je nach Befinden des Patienten alle 5 Tage i.m. injiziert. Dabei soll eine Einzeldosis von 5,0 ml Nativblut nicht überschritten werden.

Die modifizierte Therapie (➤ Tab. 3.2) hat sich bei allergischen Dermatosen bestens bewährt.

Grundsätzlich kann man bei der Injektion von Eigenblut davon ausgehen, dass nur kleine Mengen Blut notwendig sind, um dem Organismus die erforderliche Information zu übermitteln und den biologischen Reiz auszulösen. Die Praxis zeigt immer wieder, dass 0,5 ml bis 2,0 ml Blut zur Injektion im Allgemeinen ausreichen. Die Menge von 5,0 ml Eigenblut soll nicht überschritten werden.

Tab. 3.1 Empfohlene Eigenblutinjektionen nach Haferkamp (konventionelle Methode). Die weiteren Injektionen (nach 46. Tag) erfolgen im Abstand von 10 Tagen bis eine Einzeldosis von 5,0 ml erreicht ist.

Injektionstage	Injektionsmenge	Injektionsart
1. Tag	0,1 ml Nativblut	i.c.
5. Tag	0,2 ml Nativblut	i.c.
11. Tag	0,3 ml Nativblut	i.c.
16. Tag	0,4 ml Nativblut	i.c.
21. Tag	0,5 ml Nativblut	s.c.
26. Tag	0,6 ml Nativblut	s.c.
31. Tag	0,7 ml Nativblut	s.c.
36. Tag	0,8 ml Nativblut	s.c.
41. Tag	0,9 ml Nativblut	s.c.
46. Tag	1,0 ml Nativblut	i.m.

Tab. 3.2 Modifizierte Eigenblutbehandlung nach H. Krebs (erweiterte Methode). Die nachfolgenden Injektionen (nach dem 46. Tag) erfolgen im Abstand von 8–10 Tagen und werden in rückläufiger Dosierung, d.h. von 5,0 ml bis zum Ausgangswert von 0,5 ml Nativblut verabreicht.

Injektionstage	Injektionsmenge	Injektionsart
1. Tag	0,5 ml Nativblut	i.m.
5. Tag	0,5 ml Nativblut	i.m.
11. Tag	1,0 ml Nativblut	i.m.
16. Tag	1,0 ml Nativblut	i.m.
21. Tag	1,5 ml Nativblut	i.m.
26. Tag	2,0 ml Nativblut	i.m.
31. Tag	2,5 ml Nativblut	i.m.
36. Tag	3,0 ml Nativblut	i.m.
41. Tag	4,0 ml Nativblut	i.m.
46. Tag	5,0 ml Nativblut	i.m.

3.2.3 Behandlungsintervalle

Die Intervalle, so schreibt Haferkamp, bilden einen integrierten Bestandteil der Therapie. Von der Größe des Intervalls wird nicht nur die Stärke der Wirkung einer bestimmten Dosis, sondern auch die Art der Wirkung oft entscheidend bestimmt. So erfordern z.B. akute Infektionen eine kontinuierliche polytrope Umstimmung. Hier kann man durch schnell aufeinander folgende ansteigende Dosen den Organismus nachhaltig günstig beeinflussen. Bei den mehr chronisch verlaufenden Erkrankungen hat sich die Anwendung im großen Intervall und kleinsten Dosen am besten bewährt. Hier werden wöchentlich zunächst zwei, später eine Injektion verabfolgt. Auf längere Sicht gesehen wird 14-tägig oder 3 ×/Wo. je eine Injektion appliziert. Bei den ausgesprochen chronisch verlaufenden Krankheitszuständen hat man den besten Erfolg, wenn ein Intervall von zunächst fünf Tagen, später 8–10 oder 14 Tagen gewählt wird.

> Für die Behandlungsintervalle gilt die Regel: Je akuter der Zustand, desto öfter, je chronischer der Zustand, desto seltener soll die Behandlung erfolgen.

Interessant ist die Beobachtung, dass bei Eigenblutinjektionen, die in größeren Intervallen durchgeführt werden, eine hohe Empfindlichkeit der Patienten gegenüber kleinsten Mengen Eigenblut besteht. Diese Erfahrung haben bereits *Zimmer* und *Prinz* bei der Behandlung von rheumatischen Erkrankungen sammeln können; sie haben ihre Patienten in großen Intervallen von 14 Tagen oder 3 Wo. mit kleinsten Mengen (0,3–0,5 ml) Nativblut behandelt.

Für die Applikation weiterer Eigenblutinjektionen muss immer sehr sorgfältig das jeweils zweckmäßige Behandlungsintervall ausgewählt und die Menge des zu injizierenden Eigenblutes dem veränderten Erregbarkeitszustand und damit der veränderten Immunsituation angepasst werden. Das setzt voraus, dass jede veränderte Reaktion vom Patienten registriert und dem Behandler auch mitgeteilt wird.

> Die Intervalle bilden einen integrierten Bestandteil der Therapie; von der Größe des Intervalls wird nicht nur die Stärke der Wirkung einer bestimmten Dosis, sondern auch die Art der Wirkung entscheidend bestimmt. Die Intervalldistanz und die richtig gewählte Dosis sind maßgebend für den Erfolg einer Eigenbluttherapie.

3.3 Methoden der Eigenbluttherapie

Während ursprünglich das Blut so zur Anwendung gelangte, wie es dem Körper entnommen wurde (> Kap. 3.3.1, unverändertes Eigenblut), schuf man im Laufe der Jahre eine ganze Reihe von Modifikationen mit dem Ziel, noch bessere Heilerfolge zu erzielen:
- Hämolysiertes Eigenblut (> Kap. 3.3.2)
- Defibriniertes Eigenblut (> Kap. 3.3.3)
- Eigenserumtherapie (> Kap. 3.3.4)
- Kurzwellen-bestrahltes Eigenblut (> Kap. 3.3.5)
- Ultraviolett-bestrahltes Eigenblut (> Kap. 3.3.6)
- Potenziertes Eigenblut (> Kap. 3.3.7)
- Aktiviertes Eigenbluthämolysat nach K. Windstosser (> Kap. 3.3.8)
- Auto-Sanguis-Stufentherapie nach Reckeweg (> Kap. 3.3.9)

3.3.1 Unverändertes Eigenblut

Die Anwendung von unverändertem Eigenblut (Nativblut) ist heute die häufigste Form der Eigenbluttherapie. Geeignet zur Behandlung akuter und chronischer Krankheitsprozesse kann sie zudem jederzeit und ohne viel Aufwand durchgeführt werden. Vor der ersten Injektion ist die zu injizierende Eigenblutmenge, orientierend am Krankheitsbild des Patienten, sorgfältig auszuwählen, die Injektionsintervalle müssen sich an der Reaktion des Kranken ausrichten.

In den meisten Fällen erfolgt die Behandlung zunächst mit 0,5 bis 1,0 ml Eigenblut, in entsprechenden Intervallen werden letztendlich 2,0 bis 3,0 ml Nativblut appliziert. Je nach Krankheitsbild können geeignete Ampullenpräparate hinzugefügt werden, wobei keine Ampullen verschiedener Firmen zugemischt werden sollen, weil in Verbindung mit dem hinzugefügten Eigenblut z.B. Ausfällungen nicht festgestellt werden können. Durch solche unkontrollierbaren Maßnahmen kann es zu einem anaphylaktischen Schock kommen, der dann fälschlicherweise der Eigenbluttherapie angelastet wird.

ACHTUNG
- Eine Eigenblutinjektion ohne Fremdzusätze kann niemals zu einem anaphylaktischen Schock führen.
- Bei unsachgemäßer Durchführung, z.B. Nativblutinjektionen von mehr als 5 ml, kann allerdings ein Kreislaufkollaps auftreten. Vermutet wird, dass die große Menge von injiziertem Eigenblut zu einer zu starken Stimulation des Vegetativums führt („Stoß ins Vegetativum").

3.3.2 Hämolysiertes Eigenblut

Obwohl diese Form der modifizierten Eigenblutbehandlung hauptsächlich bei dermatologischen Erkrankungen gute bis sehr gute Erfolge zeigt, hat die hämolysierte Eigenblutbehandlung nur wenig Anerkennung und Verbreitung gefunden.

Koschade und *Haferkamp* haben vorwiegend bei Allergikern neben der Injektion von hämolysiertem Eigenblut auch den Versuch unternommen, das von dem Patienten entnommene Blut nach den homöopathischen Regeln zu potenzieren. Bei akuten Zuständen wurden „Verdünnungen" von D1–D2 i.m. injiziert, bei chronischen D3–D4. Zur Verdünnung wurde Aqua bidestillata (Ampuwa®) verwendet.

Herstellung

Hergestellt wird eine Mischung von 1,5 ml Nativblut mit 0,5 ml sterilem Aqua destillata (Ampuwa® Amp.). Diese Mischung anschließend ca. 1 Min. schütteln. Diese Regel muss sehr gewissenhaft eingehalten werden. Bei richtiger Durchmischung wird die Blutlösung ganz dunkel, fast schwarz – das typische Kriterium einer deutlichen Hämolyse.

Applikation

Das hämolysierte Eigenblut wird i.m. reinjiziert. Akute Hauterkrankungen erfordern eine geringere Menge an Eigenblut (> Tab. 3.3) sowie zu Beginn häufigere Injektionen, chronische Hauterkrankungen eine höhere Dosierung und weniger häufige Injektionen (> Tab. 3.4).

Tab. 3.3 Basistherapie bei akuten Hauterkrankungen mit hämolysiertem Eigenblut

Injektionstage	Injektionsmenge	Häufigkeit der Injektion
1. Wo.	1,5 ml Nativblut + 1,0 ml Ampuwa®	3 ×/Wo. i.m.
2.–3. Wo.	1,5 ml Nativblut + 1,0 ml Ampuwa®	2 ×/Wo. i.m.
4.–6. Wo.	1,5 ml Nativblut + 1,0 ml Ampuwa®	1 ×/Wo. i.m.
ab 7. Wo.	1,5 ml Nativblut + 1,0 ml Ampuwa®	1 × 14-tägig i.m.

Tab. 3.4 Basistherapie bei chronischen Hauterkrankungen mit haemolysiertem Eigenblut

Injektionstage	Injektionsmenge	Häufigkeit der Injektion
1. Wo.	2,0 ml Nativblut + 1,0 ml Ampuwa®	2 ×/Wo. i.m.
2.–3. Wo.	2,0 ml Nativblut + 1,0 ml Ampuwa®	1 ×/Wo. i.m.
4.–6. Wo.	2,0 ml Nativblut + 1,0 ml Ampuwa®	1 × i.m.
ab 7. Wo.	2,0 ml Nativblut + 1,0 ml Ampuwa®	1 × 3- bzw. 4-wöchentlich i.m.

Bewertung

Die Wirksamkeit der hämolysierten Eigenbluttherapie dürfte in der Freisetzung von Ingredienzen aus den Erythrozyten zu sehen sein. Die durch die Hämolyse freigesetzten Substanzen, z.B. Enzyme, haben nicht nur eine außerordentlich starke Wirkung auf die Bildungsstätten der Erythrozyten, sondern bewirken bei den unterschiedlichen dermatologischen Erkrankungen gute bis sehr gute Besserungen des Krankheitsbilds. Besonders eindrucksvoll sind die Erfolge mit hämolysiertem Eigenblut bei Furunkulose, Akne vulgaris, Schweißdrüsenabszessen, Pyodermien, Prurigo, Pruritus und versuchsweise bei Sklerodermie. In vielen auswegslosen Fällen ist die Behandlung mit hämolysiertem Eigenblut ein letzter Therapieversuch, der nicht selten Erfolg zeigt.

3.3.3 Ultraviolett-bestrahltes Eigenblut und andere Methoden der photobiologischen Eigenbluttherapie

Seit 1928 ist die Reinjektion ultraviolett-bestrahlten Eigenbluts als Behandlungsmethode am Menschen bekannt. So konstruierte zunächst *Havlicek* eine UV-Lampe, die unter Rührbewegungen für einige Min. in das entnommene Eigenblut eingetaucht wurde. Er stellte bei den behandelten Patienten hinsichtlich der Abwehrsteigerung und Umstimmung eine wesentlich stärkere Wirkung fest. Nach *Havlicek* weisen v.a. *Haferkamp, Frühauf, Kulenkampff* und *Sehrt* auf die Bedeutung dieser Methode hin. In den USA stieß die Möglichkeit der Therapie mit bestrahltem Eigenblut auf sehr große Resonanz, auch unter dem Aspekt, dass an „Septicemia" erkrankten Hunden sehr gute Resultate erzielt wurden.

Weitere Methoden der photobiologischen Eigenbluttherapie sind die Hämatogene Oxidationstherapie (HOT), die Ultra-Violettbestrahlung des Bluts (UVB) und die UV-Licht-aktivierte Eigenbluttherapie (UVE).

- **Hämatogene Oxidationstherapie (HOT):** In Europa stieß die Anwendung ultraviolett-bestrahlten Eigenbluts erst auf größeres Interesse, nachdem *Wehrli* ein modifiziertes Verfahren der UV-bestrahlten Hämotherapie publizierte. Das therapeutische Wirkprinzip beruhte hier auf der zusätzlichen Sauerstoffsättigung des venösen Blutes. 1957 entwickelte Wehrli das erste für die Praxis brauchbare Gerät zur Hämatogenen Oxidationstherapie.
- **Ultra-Violettbestrahlung des Bluts (UVB):** 1969 entwickelte der Arzt *Wiesner* in Mecklenburg ein Gerät mit einer Quarzglasküvette. Diese als „Ultra-Violettbestrahlung des Bluts" (UVB) bezeichnete Form der Eigenbluttherapie ist ebenfalls eine i.v.-Applikation, bei der auf die Sauerstoff-Aufschäumung des Bluts verzichtet wird.
- **UV-Licht-aktivierte Eigenbluttherapie (UVE):** Im Laufe der Zeit wurden bei der HOT und UVB

kleine Mengen des behandelten Bluts zusätzlich i.m. appliziert. Aus dieser Praxis entwickelt sich 1995 ein eigenständiges Verfahren, die UV-Lichtaktivierte Eigenbluttherapie" (UVE), nachdem von der Firma Eumatron dafür die entsprechenden technischen Voraussetzungen geschaffen wurden. Die Durchführung der UVE erfolgt nach den Regeln der klassischen Eigenbluttherapie.

Bewertung

Die Wirksamkeit des UV-bestrahlten Eigenbluts in seinen verschiedenen Modifikationen wurde inzwischen vielfach bestätigt. Neben *Albers*, *Kollath* und *Wennig* haben insbesondere *Pischinger*, *Perger* und *Lutz* Untersuchungen von weittragender Bedeutung durchgeführt.

3.3.4 Potenziertes Eigenblut

Die potenzierte Eigenbluttherapie wurde von der Kinderärztin *Imhäuser* wieder in Erinnerung gebracht und hat sich vorzugsweise in der Kinderheilkunde außerordentlich bewährt. Nach dem Prinzip „Ähnliches mit Ähnlichem" zu behandeln, sieht *Imhäuser* im menschlichen Blut eine Arznei, die bei entsprechender Potenzierung bei einigen Erkrankungen eine schnelle, sichere und komplikationsfreie Heilung bewirkt oder einen Heilungsprozess einleitet. Nach *Reckeweg* enthält das Blut, als das große „Transportband des Organismus", auch zahlreiche Homotoxine, die durch eine entsprechende Verdünnung ihre „Gift"-Wirkung verlieren, aber therapeutisch hochaktiv werden und somit „Gegengift"-spezifische Heilreaktionen auslösen.

Herstellung

Benötigt werden mehrere 10-ml-Fläschchen mit Ausguss und 25–30%iger Alkohol. Es ist wichtig, die Fläschchen von 1 bis 10 zu kennzeichnen.

- **1. Schritt:** In jedes Fläschchen werden 100 Tr. Alkohol abgezählt.
- **2. Schritt:** In das Fläschchen Nr. 1 einen Tr. Patientenblut geben, 15 × gut durchschütteln. Das erhaltene potenzierte Eigenblut entspricht der Eigenblutnosode C1.
- **3. Schritt:** Zur weiteren Potenzierung aus dem Fläschchen Nr. 1 einen Tr. in das Fläschchen Nr. 2 geben, ebenfalls 15 × gut durchschütteln. Wir erhalten die Eigenblutnosode C2.
- **4. Schritt:** Nach den o. g. Beispielen wird weiterverfahren, solange bis die gewünschte Potenz erreicht ist.

Die Eigenblutnosode ist mehrere Monate haltbar.

> **PRAXISTIPP**
> **Blutentnahme**
> - So möglich soll der Bluttropfen mit einer 18er-Kanüle aus der Vene entnommen werden, denn im venösen Blut ist der Anteil der Reizstoffe und damit die Informationen für den Organismus wesentlich höher als z.B. im Kapillarblut.
> - Bei schlechten Venenverhältnissen oder sehr unruhigen Kindern wird das Blut mittels einer Blutlanzette aus dem Ohrläppchen gewonnen.

Applikation

Wöchentlich 1 × 5 Tr. unverdünnt auf die Zunge geben (> Tab. 3.5) – von einigen Sonderfällen (> Tab. 3.6) abgesehen. Die Einnahme sollte stets am gleichen Wochentag erfolgen, damit die Kontinuität der Einnahme gewahrt bleibt.

Die Behandlung beginnt, von wenigen Ausnahmen abgesehen, entweder mit einer C5 oder C7. Bei manchen Erkrankungen muss nach geraumer Zeit, in der Regel nach sechs Wo., die Eigenblutnosode

Tab. 3.5 Einnahmeschema (I), z.B. bei infektanfälligen Kindern. Die Tropfen werden auf die Zunge geträufelt.

Einnahmezeitraum	Menge	Häufigkeit
1.–6. Wo.	5 Tr.	1 ×/Wo. z.B. C5
7.–13. Wo.	5 Tr.	1 ×/Wo. z.B. C7
14.–20. Wo.	5 Tr.	1 ×/Wo. z.B. C9
21.–27. Wo.	5 Tr.	1 ×/Wo. z.B. C12
28.–34. Wo.	5 Tr.	1 ×/Wo. z.B. C15

Tab. 3.6 Einnahmeschema (II) über zwei Wochen, z.B. bei Windpocken mit starkem Juckreiz der Haut. Die Tropfen werden auf die Zunge geträufelt.

Einnahmezeitraum	Menge	Häufigkeit
Tag 1	2 Tr.	2 stündlich eine Gabe C7
Tag 2	5 Tr.	1 Gabe C7
Tag 3	5 Tr.	1 Gabe C7
Tag 6, Tag 9, Tag 12	5 Tr.	jeweils 1 Gabe C7

höher potenziert werden. In diesem Fall muss eine erneute Blutentnahme, erfolgen, denn das zuerst abgenommene Blut ist durch die inzwischen durchgeführte Behandlung nicht mehr adäquat. Die Änderung der Potenz wird notwendig, weil ein Organismus, der für längere Zeit einer bestimmten Reizwirkung ausgesetzt wurde, nicht mehr ausreichend reagiert. Wird dann zu einer höheren Potenz übergegangen, setzt die alte Reaktionsbereitschaft des Körpers wieder ein.

> **PRAXISTIPP**
> **Behandlungsintervalle und Reaktionen**
> - Die vorgegebenen Einnahmeintervalle müssen eingehalten werden, sonst können v.a. bei dermatologischen Erkrankungen und allergischer Dispositionen sehr starke Erstverschlimmerungen auftreten.
> - Bei akuten Erkrankungen erfolgt die Reaktion auf die Therapie meist schnell, d.h. die Einnahmeintervalle sind kurz zu wählen.
> - Bei chronischen Erkrankungen ist der Ablauf der Reaktion dagegen langsam, daher sind die Einnahmeintervalle länger.

Bewertung

Die Domäne der potenzierten Eigenbluttherapie sind subakute und chronische Erkrankungen. Sie bietet eine Möglichkeit, chronische Erkrankungen durchgreifend zu beeinflussen. Dabei ist die Einfachheit des Verfahrens faszinierend.

Da bei erwachsenen Patienten die Therapie nur minimale Wirkungen hat, wird sie nur bei wenigen Erkrankungen eingesetzt. Der kindliche Organismus hingegen ist noch in der Lag, auf Reizstoffe deutlich sensibler zu reagieren.

3.3.5 Aktiviertes Eigenbluthämolysat nach Dr. med. K. Windstosser

In den 50er-Jahren des 20 Jh. wurde von *K. Windstosser* eine Modifikation der Eigenblutbehandlung entwickelt. Er fügte dem Nativblut einen Serumaktivator – nach Dr. *Theurer* – hinzu und hatte dadurch eine besonders wirksame Zubereitung von verändertem Eigenblut zu Verfügung: Der Serumaktivator ist ein komplexes Aluminiumhydroxyd, das Antikörper und Abwehrfermente im Eigenblut zu Vollantigenen komplettiert und dadurch spezifische Gegenregulationen im sensibilisierten Organismus auslöst. Gleichzeitig hat es konservierende Eigenschaften.

Herstellung

- Benötigt werden vier sterile 20 ml Durchstechflaschen. Im ersten Fläschchen befinden sich 4 ml Aqua bidest. (Ampuwa®), versehen mit einer 0,5 %igen Natrium-citr.-Lösung. Die übrigen drei Flaschen enthalten jeweils 8 ml isotonische Kochsalzlösung.
- In das erste Fläschchen mit Natrium citr. 0,5 % 1 bis 2 ml Patientenblut und 1 ml Serumaktivator nach Dr. *Theurer* geben und sofort kräftig schütteln. Es tritt innerhalb kurzer Zeit eine völlige Hämolyse ein.
- Die zubereitete Lösung 24 Std. kühl stellen.
- Danach 1 ml der überstehenden klaren Flüssigkeit in das nächste Fläschchen mit isotonischer Kochsalzlösung geben, umschütteln, davon wieder 1 ml in das nächste Fläschchen usw.
- Von dem so zubereiteten Inhalt des letzten, vierten Fläschchens erhält der Patient seine ersten Injektionen.

Applikation

- *Windstosser* empfahl, die Therapie grundsätzlich mit 0,1 ml aktiviertem Eigenbluthämolysat i.c. zu beginnen, um möglichen Erstreaktionen besser begegnen zu können. Entsteht um die hirsekorngroße Hauptquaddel innerhalb von 24 bis 48 Std. kein größerer entzündlicher Hof als von ca. 1 cm Durchmesser, kann die nächste Injektion am zweiten oder dritten Tag erfolgen.
- Falls eine stärkere örtliche oder Allgemeinreaktion – leichte Temperaturerhöhungen bis etwa 38°C sind als normale Reaktion zu betrachten – auftritt, erfolgt die nächste Injektion am fünften oder sechsten Tag.
- Die zweite und dritte Injektion wird ebenfalls i.c., jeweils in doppelter Dosis, also 0,2 ml und 0,4 ml aktiviertes Eigenbluthämolysat, appliziert. Je nach Reaktionslage des Patienten betragen die Injektionsintervalle dann 3 bis 4 Tage. (➤ Abb. 3.1)

Die Stammlösung aus dem Fläschchen Nr. 1 wird im Allgemeinen nicht injiziert. Erfahrungsgemäß ist die Injektionstherapie nach dieser Injektionsserie abgeschlossen. Sollte eine Fortsetzung der Injektionsserie erforderlich sein, muss eine neue Verdünnungsreihe hergestellt werden, die nach dem angeführten Muster injiziert werden sollte.

In besonders schwierigen Fällen oder bei chronischen Erkrankungen empfahl *Windstosser* zur Herstellung der Stammlösung 5,0 ml Aqua bidest. (Ampuwa®), 0,5 ml Eigenblut und 2,0 ml Serumaktivator nach Dr. *Theurer*. Dadurch war es möglich, die jeweils letzte Injektionsdosis zu erhöhen unter Berücksichtigung eines verlängerten Injektionsintervalls von fünf bis sieben Tagen gegenüber der vorletzten Injektion.

Bewertung

Windstosser konnte durch diese Kombinationsmöglichkeiten eine gesteigerte Wirkung insbesondere bei arteriosklerotischen Hypertonikern, rheumatisch-arthritischen Veränderungen, Blutbildungsstörungen sowie bei unterschiedlichen Dermatosen beobachten. Auffallend war auch der positive Einfluss bei Leukozytose, Leukopenie und Lymphopenie.

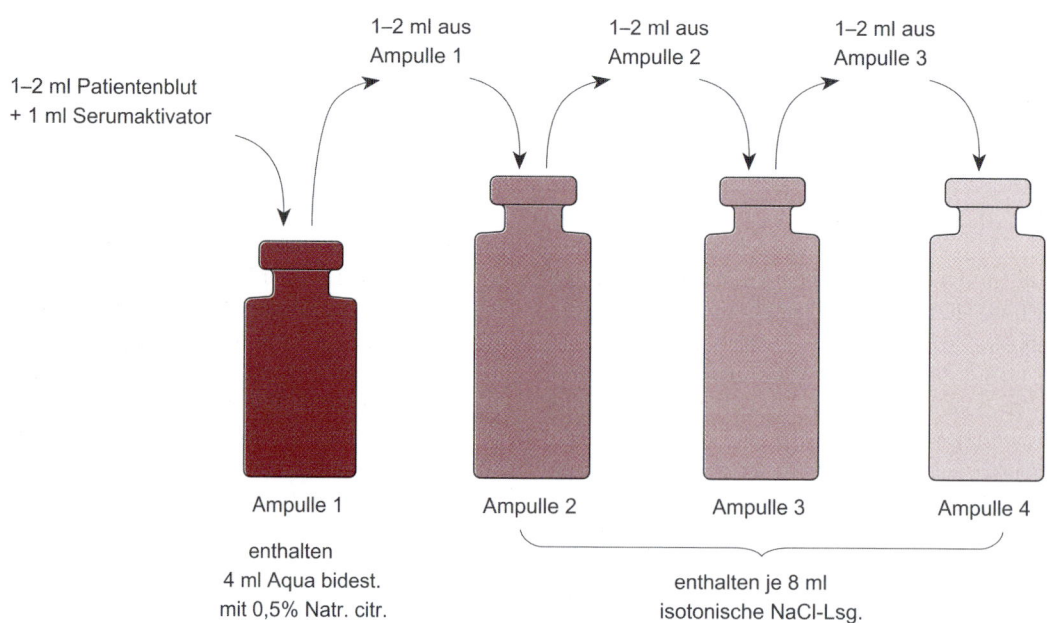

Abb. 3.1 Herstellung von aktiviertem Eigenbluthämolysat nach Dr. med. K. Windstosser

Tab. 3.7 Injektionsschema für aktiviertes Eigenbluthämolysat. Zwischen den Injektionen liegen jeweils 3–4 Tage.

Injektionsintervalle und Verdünnungsstufen	Injektionsmenge	Injektionsart
Fläschchen Nr. 4		
1. Injektion (Testinjektion)	0,1 ml Eigenbluthämolysat	i.c.
2. Injektion	0,2 ml Eigenbluthämolysat	i.c.
3. Injektion	0,4 ml Eigenbluthämolysat	s.c.
4. Injektion	0,5 ml Eigenbluthämolysat	s.c.
5. Injektion	1,0 ml Eigenbluthämolysat	i.m.
6. Injektion	2,0 ml Eigenbluthämolysat	i.m.
Fläschchen Nr. 3		
7. Injektion	0,5 ml Eigenbluthämolysat	s.c.
8. Injektion	1,0 ml Eigenbluthämolysat	i.m.
9. Injektion	2,0 ml Eigenbluthämolysat	i.m.
Fläschchen Nr. 2		
10. Injektion	0,5 ml Eigenbluthämolysat	i.m.
11. Injektion	1,0 ml Eigenbluthämolysat	i.m.
12. Injektion	2,0 ml Eigenbluthämolysat	i.m.

Ferner ließen sich sehr gute Ergebnisse bei dentalen Herdgeschehen erzielen.

Da im Therapieverlauf die Blutsenkungswerte infolge der Eiweißresorption erheblich nach oben ansteigen können, sollte eine Bewertung der Blutsenkung frühestens 4 Wo. nach Abschluss der Behandlung erfolgen.

3.3.6 Die Auto-Sanguis-Stufentherapie nach Reckeweg

Hans Heinrich Reckeweg entwickelte eine sehr zeitaufwändige Form der Eigenbluttherapie, die Auto-Sanguis-Stufentherapie: Die Bezeichnung „Stufentherapie" weist darauf hin, dass ein Tropfen Patientenblut in der Spritze mit einem Komplexmittel der antihomotoxischen Medizin verschüttelt und im Sinne Hahnemanns potenziert wird und in mehreren Stufen pro Sitzung verabreicht wird.

Das dafür ausgesuchte Komplexmittel wirkt gezielt auf die Symptome der Schleimhäute und soll den Entzündungsprozess auf natürliche Weise beruhigen. Zudem wird die Mischung nicht nur i.m., sondern zur Wirkungsverstärkung an bestimmte Akupunkturpunkte reinjiziert. Ziel ist es, nicht nur Entzündungsreaktionen, sondern auch direkt das Immunsystem und bestimmte innere Organe, die ursächlich an der Erkrankung beteiligt sind, zu behandeln.

Herstellung und Applikation

- **Stufe 1:**
  - Aus der Vene einen Tr. Blut entnehmen (bei schlechten Venenverhältnissen genügt ein Bluttropfen aus der Fingerbeere oder aus dem Ohrläppchen), in die gleiche Spritze ein Suis-Organpräparat, Injeel- oder Compositum-Präparat aufziehen. Nicht mehr als drei Ampullenpräparate aufziehen.
  - Anschließend ca. 15 × den Spritzeninhalt kräftig durchschütteln und das potenzierte Mittel s.c. oder i.m. injizieren.
- **Stufe 2:**
  - Die gleiche Spritze so gut wie möglich ausspritzen, so dass sich im Konus nur noch Spuren der Injektionsflüssigkeit der ersten Stufe befinden. 1 bis 2 Amp. an indizierten Präparaten,

Tab. 3.8 Injektionsschema bei chronischen Dermatosen

Injektionstage	Injektionsmenge	Injektionsart
1. Wo.: Mo. und Fr.	Stufe 1–4	i.m. oder s.c.
2. Wo.: Fr.	Stufe 1–4	i.m., s.c. oder i.c. (z.B. Akupunkturpunkte)
3. Wo.: Fr.	Stufe 1–4	i.m., s.c. oder i.c. (z.B. Akupunkturpunkte)
4. Wo. Fr.	Stufe 1–4	i.m., s.c. oder i.c. (z.B. Akupunkturpunkte)
nachfolgende Injektionen 14-tägig	Stufe 1–4	i.m., s.c. oder i.c. (z.B. Akupunkturpunkte)

z.B.: Composita oder Injeele, aufziehen (evtl. höhere Potenzen verwenden).
– Ebenfalls 15 × kräftig verschütteln und das potenzierte Mittel s.c. oder i.m. injizieren. Falls erforderlich kann auch segmental oder i.c. in Akupunkturpunkte injiziert werden.
- **Stufe 3:** Die gleiche Spritze wird wieder so gut wie möglich ausgespritzt. Wieder geeignete Präparate aufziehen und Spritzeninhalt 15 × kräftig schütteln. Die anschließende Injektion kann i.m., s.c. oder i.c. erfolgen.
- **Stufe 4:** Die 4. Stufe wird gleichermaßen mit weiteren geeigneten Amp. zubereitet und nach dem bereits bekannten Schema appliziert.

Die Injektionsintervalle sollten mindestens 4–5 Tage betragen (➤ Tab. 3.8), um dem Körper eine Reaktionsmöglichkeit zu geben. Später werden die Wiederholungsinjektionen in noch größeren Zeitabständen durchgeführt. Ausschlaggebend ist auch hier das Krankheitsbild und die Reaktionslage des Patienten.

Bewertung

Diese Methode zeigt bei genauer Durchführung und Indikation hervorragende Ergebnisse und bewährt sich hauptsächlich bei Autoaggressionskrankheiten. Die richtige und gezielte Anwendung dieser Eigenbluttherapie bewirkt eine intensive Anregung der Körperentgiftung, eine Stabilisierung der Zellmembran und zeigt einen regenerativen und antiphlogistischen Effekt.

3.3.7 Selten angewendete Formen der Eigenbluttherapie

Defibriniertes Eigenblut

- **Herstellung:** 10 ml venöses Blut wird in ein steriles Glasgefäß gegeben und mit einem sterilen Quirl so lange gerührt, bis sich alle Faserstoffe an dem Quirl niedergeschlagen haben.
- **Applikation:** 2–3 ml des defibrinierten Blutes werden entweder sofort oder erst nach Std. am liegenden Patienten langsam i.v. injiziert.
- **Bewertung:** Auch wenn die Wirkung dieser Methode bei vielen Erkrankungen recht überzeugend war, so ist sie wegen der vielen Komplikationen bzw. Nebenwirkungen wie Kopfschmerzen, Ohrensausen, Schwindel, Kollaps oder Schockzustände abzulehnen.

Eigenserumtherapie

- **Herstellung:** 40–50 ml entnommenes Venenblut werden in einem sterilen Glasgefäß kühl und möglichst dunkel aufbewahrt. Nach einigen Std. hat sich das Serum vom Blut abgesetzt und das Serum kann vorsichtig in ein steriles Reagenzglas abgegossen werden.
- **Applikation:** 0,2–0,3 ml i.v., i.m. oder s.c.
- **Bewertung:** Auch diese Methode muss heute als überholt angesehen werden, denn die massiven Erstverschlimmerungen bzw. bedrohlichen Komplikationen stehen in keinem Verhältnis zum Erfolg.

Kurzwellen-bestrahltes Eigenblut

Diese Methode wurde von *Forster* entwickelt und von *Haferkamp* vielfach angewandt.
- **Herstellung:** 8 ml Blut wurden mit 2 ml Natriumcitrat 3,8 % vermischt und anschließend 15 Min. in einem 6-m-Kurzwellenfeld bei einem Elektrodenabstand von ca. 3 cm bestrahlt.
- **Applikation:** Nach Abkühlung des Blutes erfolgte die i.m.-Injektion.
- **Bewertung:** Ein Verfahren, das heute ohne Bedeutung ist.

KAPITEL 4
Praktische Therapie

4.1	**Erkrankungen der Nase**	37
4.1.1	Akute Rhinitis	37
4.1.2	Chronische Rhinitis	38
4.1.3	Allergische Rhinitis	38
4.1.4	Vasomotorische Rhinitis	41
4.1.5	Nasenpolypen	41
4.2	**Erkrankungen der Nasennebenhöhlen**	42
4.2.1	Akute Sinusitis frontalis	43
4.2.2	Chronische Sinusitis frontalis	43
4.2.3	Akute Sinusitis maxillaris	44
4.2.4	Chronische Sinusitis maxillaris	45
4.2.5	Pansinusitis	45
4.3	**Erkrankungen von Mund und Rachen**	45
4.3.1	Mundwinkelrhagaden	45
4.3.2	Stomatitis	46
4.3.3	Mykose der Mundschleimhaut	46
4.3.4	Chronisch rezidivierende Aphthosis	48
4.3.5	Gingivitis	48
4.3.6	Allergische Glossitis	48
4.3.7	Akute Pharyngitis	49
4.3.8	Angina tonsillaris	49
4.3.9	Pfeiffer-Drüsenfieber	51
4.4	**Erkrankungen des Larynx und der Trachea**	52
4.4.1	Akute Laryngitis	52
4.4.2	Krupp-Syndrom	52
4.4.3	Akute Tracheitis	53
4.4.4	Infektanfälligkeit	53
4.5	**Erkrankungen der Bronchien**	54
4.5.1	Akute Bronchitis	54
4.5.2	Chronische Bronchitis	56
4.5.3	Bronchiektasen	57
4.5.4	Asthma bronchiale	57

4.6	Erkrankungen der Lunge	59
4.6.1	Pneumonien	59

4.7	Erkrankungen des Herzens	60
4.7.1	Koronarsklerose	60
4.7.2	Infarktnachsorge	60
4.7.3	Nervöse Herzbeschwerden	61

4.8	Gefäß- und Kreislauferkrankungen	61
4.8.1	Zerebralsklerose	61
4.8.2	Apoplexieprophylaxe	62
4.8.3	Apoplexienachsorge	62
4.8.4	Essentielle Hypertonie	63
4.8.5	Vegetative Regulationsstörungen	63
4.8.6	Hypotonie	64
4.8.7	Migräne	64

4.9	Erkrankungen der Speiseröhre und des Magens	65
4.9.1	Akute Gastritis	65
4.9.2	Chronische Gastritis	65
4.9.3	Helicobacter-pylori-Affektionen	66
4.9.4	Dumping-Syndrom	66

4.10	Darmerkrankungen	67
4.10.1	Colon irritabile (Reizkolon)	67
4.10.2	Akute Gastroenteritis	68
4.10.3	Chronische Gastroenteritis	68
4.10.4	Leitsymptom: Obstipation	69
4.10.5	Leitsymptom: Meteorismus und Flatulenz	70
4.10.6	Enteritis regionalis (Morbus Crohn)	71
4.10.7	Colitis ulcerosa	71
4.10.8	Analfissur	72
4.10.9	Proktitis	73
4.10.10	Darmmykosen	73

4.11	Erkrankungen der Leber	74
4.11.1	Alkoholtoxische Fettleber	74
4.11.2	Alkoholtoxische Fettleberhepatitis	75
4.11.3	Posthepatisches Syndrom	75

4.12	Erkrankungen der Gallenblase und Gallenwege	76
4.12.1	Cholelithiasis	76
4.12.2	Chronische Cholezystitis	77
4.12.3	Postcholezystektomiesyndrom	78

4.13	**Erkrankungen des Pankreas**	78
4.13.1	Pankreasinsuffizienz	78
4.13.2	Chronische Pankreatitis	78

4.14	**Erkrankungen des Stoffwechsels**	79
4.14.1	Diabetes mellitus	79
4.14.2	Gicht oder Hyperurikämie	79

4.15	**Erkrankungen der Nieren und ableitenden Harnwege**	80
4.15.1	Harnwegsinfekte	80
4.15.2	Nierensteine	83

4.16	**Krankheiten der Genitalorgane**	83
4.16.1	Akute Prostatitis	83
4.16.2	Chronische Prostatitis	84
4.16.3	Epididymitis/Orchitis	84
4.16.4	Candida-albicans-Kolpitis	85
4.16.5	Chronische Adnexitis	85

4.17	**Erkrankungen des Bewegungsapparats und neurologische Erkrankungen**	86
4.17.1	Entzündliche Gelenk- und Wirbelsäulenprozesse	86
4.17.2	Degenerative Gelenk- und Wirbelsäulenerkrankungen	91
4.17.3	Weichteilrheumatismus	96
4.17.4	Neuralgien	101

4.18	**Erkrankungen der Haut**	102
4.18.1	Bakterielle Hauterkrankungen	102
4.18.2	Virale Hauterkrankungen	107
4.18.3	Insektenstiche	110
4.18.4	Zeckenbiss (Lyme-Krankheit)	111
4.18.5	Nichtinfektiöse entzündliche Hauterkrankungen	111
4.18.6	Allergische Erkrankungen und atopischer Formenkreis	114
4.18.7	Seborrhoisches Ekzem	120
4.18.8	Akneartige Hauterkrankungen	121
4.18.9	Erythemato-squamöse und hyperkeratotische Hauterkrankungen	123
4.18.10	Mechanische Traumen und postoperative Zustände	125
4.18.11	Ulcus cruris	126
4.18.12	Dekubitusbehandlung	127
4.18.13	Mykosen der Haut und Schleimhaut	128

4.19	**Erkrankungen beim alten Menschen**	131
4.19.1	Physiologischer Alterungsprozess	131
4.19.2	Altersdepression	132
4.19.3	Pruritus senilis (Altersjuckreiz)	133
4.19.4	Katarakt (grauer Star)	134

| 4.19.5 | Glaukom (grüner Star) | 135 |
| 4.19.6 | Schlafstörungen | 135 |

4.20	**Erkrankungen im Kindesalter**	136
4.20.1	Infektanfälligkeit	136
4.20.2	Infektionskrankheiten	137

| **4.21** | **Sport und Eigenblut** | 139 |

| **4.22** | **Herderkrankungen** | 139 |

Bei manchen Erkrankungen ist die Eigenbluttherapie als Monotherapie ausreichend, um den Heilungsprozess in Gang zu setzen, während sie bei anderen Erkrankungen unterstützend oder als roborierende Maßnahme zur Anwendung kommt. Sachgerecht durchgeführt kann zudem die Dosierung bisher verordneter Arzneimittel reduziert, in manchen Fällen können Arzneimittel sogar abgesetzt werden. Denn durch die umstimmend wirkende Eigenblutbehandlung reagiert der Organismus insgesamt empfänglicher und beantwortet medikamentöse Reize effektiver.

Viele chronische Krankheiten lassen sich durch die Eigenbluttherapie günstig beeinflussen, oftmals wird eine deutliche Besserung oder sogar eine Heilung erzielt.

4.1 Erkrankungen der Nase

4.1.1 Akute Rhinitis

Katarrhalische Entzündung der Nasenschleimhaut mit abnorm gesteigerter Absonderung von Nasensekret, zudem besteht ein kitzelndes, kratzendes Gefühl in Nase und Rachen mit Niesreiz. Das Allgemeinbefinden ist beeinträchtigt, evtl. treten Abgeschlagenheit, Gliederschmerzen und Appetitlosigkeit auf.

Bei beginnender Erkältung kann die Eigenblutbehandlung unbedenklich eingeleitet werden. Im Anfangsstadium gelingt es in den meisten Fällen mit einer einzigen Eigenblutinjektion den grippalen Infekt zu kupieren. Sehr häufig erfolgt eine schlagartige Besserung. Medikamentenzusätze können die Wirksamkeit wesentlich erhöhen, v.a. wenn der Erkrankungsbeginn nur wenige Stunden zurückliegt. Treten in einer Familie mehrfach grippale Infekte auf, sollten nicht erkrankte Familienangehörigen prophylaktisch eine Eigenblutinjektion erhalten.

Potenziertes Eigenblut für Kinder

Akute Infektionen lassen sich bei Kindern durch potenziertes Eigenblut recht gut beeinflussen. Diese milde Behandlungsform ist besondere bei geschwächten Kindern angezeigt oder wenn evtl. Komplikationen zu erwarten sind. Bei bereits fortgeschrittener Erkrankung sollen Medikamente zugemischt werden.

Basistherapie
Verabreicht werden jeweils 3–5 Tr. auf die Zunge.
- 1. und 2. Tag: C5 Potenz
- 3. bis 20. Tag: C7 Potenz

Zusatztherapie
- **Medikamentöse Therapie:**
  – *Quentakehl® D5:* morgens und mittags je 5 bis 8 Tr. v.d. Essen
  – *Vitamin C:* in jedes Saftgetränk 1 Msp. Ascorbinsäurepulver oder mehrfach am Tag jeweils 1 Tbl. Vitamin C 100 Pascoe im Mund zergehen lassen
  – Bei Neigung zur Bronchitis: Rp. *Cerivikehl®*, *Relivora® Komplex* aa 30.0 M.D.S. 4 × tgl. 10 Tr.
- **Äußere Anwendungen:**
  – Rektale Applikation: *Quentakehl® D3:* v.d. Schlafengehen 1 Supp. einführen
  – Inhalationen: auf 1 l kochendes Wasser 1–2 Tr. eines der folgenden ätherischen Öle geben: Basilikumöl, Zypressenöl, Eukalyptusöl, Rosmarinöl. Im Zimmer verdampfen lassen.

Eigenblutinjektion: Basistherapie

Weisen Sie den Patienten darauf hin, dass kurzfristig die Körpertemperatur ansteigen und eine verstärkte Müdigkeit eintreten kann.
- **Anfangsstadium** (alternativ):
  – i.m.-Inj.: 3,0–5,0 ml Nativblut (nach Kräftelage und Alter des Patienten), bei Bedarf nach 24 Std. wiederholen
  – i.m.-Inj.: 2,0 ml Nativblut + 1–2 Amp. *Quentakehl® D5*, bei Bedarf nach 24 Std. wiederholen
- **Fortgeschrittenes Stadium** (alternativ):
  – i.m.-Inj.: 0,5 ml Nativblut + *Traumeel® S, Engystol® N, Gripp-Heel®*
  – i.m.-Inj.: 0,5 ml Nativblut + *Pascoleucyn-Injektopas®, Infekt-1-Injektopas® N, Lymphdiaral-Injektopas® L*

Bei Bedarf nach 24 beziehungsweise 48 Std. wiederholen.

Zusatztherapie

- **Medikamentöse Therapie:**
  - *Pascoleucyn® N*: 4 × tgl. 30–50 Tr. mit etwas Flüssigkeit verdünnt, später Einnahmemodus reduzieren
  - Species diaphoretica (alternativ): Rezeptur (Einzeldroge): z.B. Tiliae flos oder Sambuci flos (1 TL auf 1 Tasse als Aufguss) Rezeptur (Kombination): Rp. Sambuci flos, Tiliae flos, Matricariae flos aa ad 100.0 M. f. spec. M.D.S. 1 TL auf 1 Tasse als Aufguss
  - *Vitamin C*: in jedes Saftgetränk eine Msp. Ascorbinsäure Plv.
- **Äußere Anwendung – Einreibung** (alternativ):
  - *Teddi-med Salbe A*, mehrfach tgl. auf Brust und Rücken richtig einmassieren
  - Rezeptur (Kombination): Rp. Thymi aetherol. (2.5), Eucalypti aetherol. (2.5), Pini pumilion. aetherol (2.5), Camphorae olei ad 30,0. M.D.S. 2 × tgl. 10 Tr. auf Brust und Rücken

4.1.2 Chronische Rhinitis

Chronische Irritation oder Entzündung der Nasenschleimhaut mit zunehmender irreversibler Schädigung der Mukosa infolge rezidivierender akuter Entzündungen, chronischer Reize (z.B. Chemikalien, Staub oder Tabakrauch) oder endokriner Störungen (z.B. Diabetes mellitus oder Schilddrüsenerkrankungen). Symptome: zähes, schleimiges und farbloses Sekret, bisweilen Kopfdruck und Kopfschmerzen. In schweren Fällen sind Konzentration und Leistungsvermögen herabgesetzt.

Eigenblutinjektion: Basistherapie

- 1.–4. Wo. (2 ×/Wo.) i.m.-Inj.: 2,0 ml Nativblut + 1 Amp. *Mucosa compositum* + 1 Amp. *Lymphomyosot®*
- Mehrere Wo. (1 ×/Wo.) i.m.-Inj.: 2,0 ml Nativblut + 1 Amp. *Mucosa compositum* + 1 Amp. *Lymphomyosot®*
- Darauffolgend 14-tägig i.m.-Inj.: 2,0 ml Nativblut + 1 Amp. *Mucosa compositum* + 1 Amp. *Lymphomyosot®*
- Danach 1 ×/Mo. i.m.-Inj.: 2,0 ml Nativblut + 1 Amp. *Mucosa compositum* + 1 Amp. *Lymphomyosot®*

Zusatztherapie

- *Euphorbium compositum SN*: mehrfach täglich in die Nase sprühen
- *Utilin®*: Mo. 1 Kps. (nüchtern) und 3 Std. nüchtern bleiben; *Recarcin®*: Fr. 1 Kps. (nüchtern) und 3 Std. nüchtern bleiben
- *Vitamin C*: Ascorbinsäure Plv. 3 × tgl. 1 TL über den Tag verteilt in Saft einnehmen
- Bei trockenen Nasenschleimhäuten (Rezeptur): Rp. Hypericum D3 20.0, Sticta pulmonaria D2, Nux moschata D3, Kalium carbonicum D3 (aa 10.0). M.D.S. 3 × tgl. 15 Tr. 1Std. n.d. Essen auf die Zunge geben, über einen Zeitraum von 8 Wo.

4.1.3 Allergische Rhinitis

Die häufigste Form der allergischen Rhinitis und häufigste allergische Erkrankungen ist die Pollinose – eine durch Pflanzenpollen ausgelöste Inhalationsallergie.

Pollinose (Heuschnupfen)

Aufgrund familiärer Häufung wird eine genetische Disposition als begünstigend angesehen. Das Erkrankungsalter liegt zwischen dem 15. und 25. Lebensjahr. Zunächst besteht leichter Juckreiz der Binde- und Nasenschleimhaut, oft auch Juckreiz, Brennen oder Kratzen im Rachen. Langsame Entwicklung des Vollbilds mit starker Rötung, z.T. glasiger Schwellung der Bindehaut, intensiver Tränensekretion und vielfach Lichtempfindlichkeit, häufigen Niesanfällen und reichlich wässrigem Sekret.

Da die Entwicklung der Erkrankung i.d.R. eine mehrjährige Pollenexposition zur Sensibilisierung voraussetzt, treten klinische Erscheinungen selten vor dem 5. Lebensjahr auf. In schweren Fällen entwickelt sich eine spastische Bronchitis oder Asthma bronchiale. Nicht selten treten Konzentrationsstörungen, Unruhe und starke Reizbarkeit auf. Die Leistungsfähigkeit ist erheblich reduziert. Selten sind subfebrile Temperaturen zu beobachten.

Zeitliches Auftreten: Die Pollinose verschlimmert sich vor allem bei trockenem, sonnigem und windigem Wetter (Pollenflug), während Regen und kühles Wetter vorübergehend die Beschwerden bessern. Das Pollenjahr beginnt im Februar mit der Haselnuss und endet mit der Goldrute im September. In der Pollensaison zwischen den Frühjahrs- und Sommermonaten enthält 1 Kubikmeter Luft etwa 3000 Pollen. Der Wind kann die Pollen bis zu 100 km weit tragen.

Komplikationen: Durch die starke Beanspruchung der Nasenschleimhaut erhöht sich die Infektionsanfälligkeit für hartnäckige, bakterielle Nebenhöhlenentzündungen. Außerdem wird das Auftreten von Polypen begünstigt. Zudem können echte Migräneanfälle, Gelenkschmerzen, Magen-Darm-Störungen oder eine Dermatitis auftreten.

Potenziertes Eigenblut für Kinder

Bei den ersten Anzeichen des Heuschnupfens hat sich folgendes Schema bewährt.

Basistherapie
Verabreicht werden jeweils 5 Tr. auf die Zunge. Wiederholung nach einem Jahr möglich.
- 1 ×/Wo. über 6 Wo.: C7 Potenz
- 1 ×/Wo. über 6 Wo.: C9 Potenz
- 14-tägig über 12 Wo.: C12 Potenz

Nach der ersten Gabe der Eigenblutnosode in C7 kann sich durchaus eine starke Reaktion als ausgeprägter Fließschnupfen bemerkbar machen. Bereits nach der 2. und 3. Gabe der C7 ist eine deutliche Besserung zu verzeichnen.

Für alle Pollinose-Patienten gilt, für mindestens acht Wochen Kuhmilch, Kuhmilchprodukte, Eier und Eierprodukte zu meiden. Jeder Allergiker sollte sich an den Ernährungsrichtlinien von *Konrad Werthmann* orientieren: Denn jedes Gramm tierisches Eiweiß, das erneut in den menschlichen Organismus über den Verdauungsweg eingeschleust wird, führt zum erneuten Anstieg des IgE-Spiegels und damit zur Verschlimmerung der Allergie. Auch der Süßigkeitenverzehr sollte eingeschränkt werden, um das Immunsystem nicht in seiner Aktivität zu bremsen.

Zusatztherapie
- *Sankombi® D5*: v.d. Frühstück 8–10 Tr. auf die Zunge geben, *Ruberkehl® D5*: v.d. Schlafengehen 8–10 Tr. auf die Zunge geben
- *Synerga®*: 3 × tgl. 1 TL
- *Vitamin C*:
  - Kinder mit Heuschnupfen erhalten zusätzlich täglich höhere Dosen Ascorbinsäure. Im Histaminstoffwechsel spielt Vitamin C eine nicht unbedeutende Rolle. Es wurde beobachtet, dass Ascorbinsäure in den Abbau und die Ausscheidung von Histamin eingreift; denn sobald der Vitamin-C-Gehalt im Organismus herabgesetzt ist, werden erhöhte Plasmaspiegel an Histamin gefunden.
  - Der akut erkrankte Patient sollte zu Hause an 2 oder 3 aufeinander folgenden Tagen ein Vollbad mit Ascorbinsäure nehmen.

> **PRAXISTIPP**
> **Vitamin-C-Vollbad**
> - Auf ein Vollbad 3 gehäufte EL Ascorbinsäure Plv. geben. Badedauer: 20 Min., Badetemperatur: 35°C. Nach dem Bad 20–30 Min. nachruhen.
> - Bei Kindern tritt nach dem Vitamin-C-Vollbad manchmal trockene Haut auf. In diesen Fällen am Tag danach folgende Salbe auftragen. Rp: Eucerin cum aqua (75,0), Ungt. cereum (ad 125,0). M.D.S. Hautcreme 1–2 × tgl. den ganzen Körper einreiben.

Eigenblutinjektion

Bei Pollinose sollte die Umstimmungstherapie sehr frühzeitig beginnen, das heißt bereits im Oktober.

Basistherapie
Beginnt die **Behandlung** im **Oktober,** erfolgen die Inj. bis zur 4. Inj. im Abstand von 14 Tagen, die 5. Inj. wird 4 Wo. nach der 4. Inj. verabfolgt:
- 1. i.m.-Inj.: 1,0 ml Nativblut + 0,2 ml *Allergie-Injektopas®*

- 2. i.m.-Inj.: 1,0 ml Nativblut + 0,5 ml *Allergie-Injektopas*®
- 3. i.m.-Inj.: 2,0 ml Nativblut + 0,5 ml *Allergie-Injektopas*®
- 4. i.m.-Inj.: 1,0 ml Nativblut + 2,0 ml *Allergie-Injektopas*®
- 5. i.m.-Inj.: 1,0 ml Nativblut + 2,0 ml *Allergie-Injektopas*®

4-wöchentliche Wiederholungsinjekt. bis Mai/Juni.

Beginnt die **Behandlung** im **Januar** – viele Pollinose-Patienten kommen erst im Januar in die Praxis, zu einer Zeit, in der bereits die ersten Heuschnupfenanfälle auftreten – ist folgendes Therapieschema zu empfehlen.

Die Inj. erfolgen im Abstand von 14 Tagen.
- 1. i.m.-Inj.: 1,0 ml Nativblut + 1 Amp. *Allergie-Injektopas*®
- 2. i.m.-Inj.: 1,5 ml Nativblut + 1 Amp. *Allergie-Injektopas*®
- 3. und 4. i.m.-Inj.: 2,0 ml Nativblut + 1 Amp. *Allergie-Injektopas*®
- 5. und 6 i.m.-Inj.: 3,0 ml Nativblut + 1 Amp. *Allergie-Injektopas*®

Im Anschluss daran 4-wöchentliche Wiederholungsinj. von 3,0 ml Nativblut + 1 Amp. *Allergie-Injektopas*®. Wiederholungsinj. bis Juli/August.

In Kombination mit der Eigenbluttherapie wird eine Vitamin C-Infusionstherapie (➤ Kap. 5.2.1) durchgeführt.

Zusatztherapie
- **Medikamentöse Therapie:** *Ruberkehl*® D5: v.d. Schlafengehen 10 Tr. auf die Zunge geben, *Synerga*®: 2–3 × tgl. 1 TL v.d. Essen in etwas Flüssigkeit
- **Injektionstherapie** (i.m.-Inj.): 1 Amp. *Citrokehl*® + 1 Amp. *Ruberkehl*® D5

Allergische Rhinitis anderer Ursache

Eine allergische Rhinitis wird durch Inhalationsallergene, z.B. Tierhaare, Hausstaub, Schimmelpilze, berufsbedingte Stäube oder Zimmerpflanzen, ausgelöst. Aber auch Nahrungsmittelallergene, bakterielle Allergene und Parasiten können eine Rhinitis allergica zur Folge haben.

Potenziertes Eigenblut für Kinder

Basistherapie
Verabreicht werden jeweils 5 Tr. auf die Zunge. Wiederholung nach einem Jahr möglich.
- 1 ×/Wo. über 6 Wo.: C7 Potenz
- 1 ×/Wo. über 6 Wo.: C9 Potenz

14-tägig über 12 Wo.: C12 Potenz

Nach der ersten Gabe der C7 kann als Reaktion Fließschnupfen auftreten, der sich jedoch nach der 2. und 3. Gabe von C7 deutlich bessert.

Zusatztherapie (Bakterienpräparate)
- *Fortakehl*® D5: 1 × tgl. 1 Tbl. v.d. Schlafengehen im Mund zergehen lassen
- *Utilin*® *S, Latensin*®, *Recarcin*®: im 3-tägigen Wechsel 1 Kps. (nüchtern) und 3 Std. nüchtern bleiben

Eigenblutinjektion

Eigenblutinj. – zunächst in kurzen und später in größeren Intervallen appliziert – können die Symptome deutlich bessern und auch ein Sistieren der Symptomatik bewirken.

Basistherapie
- 1. und 2. Wo. (2 ×/Wo.) i.m.-Inj.: 0,5 ml Nativblut + *Mucokehl*® D6 + *Nigersan*® D6
- 3. und 4. Wo. (1 ×/Wo.) i.m.-Inj.: 0,5 ml Nativblut + *Mucokehl*® D6 + *Nigersan*® D6

Bei deutlicher Zustandsbesserung werden die Injektionsintervalle vergrößert, z.B. als monatliche Auffrischungsinj.

> Nach der Blutentnahme aus der Vene werden anschließend jeweils 7,5 g Vitamin C, in 100 ml NaCl 0,9% gelöst, infundiert.

Zusatztherapie
Sind die provozierenden Allergene bekannt, kann versuchsweise, z.B. aus Hausstaub, Tierhaar oder sonstigen Substanzen, nach den Vorschriften des Homöopathischen Arzneibuchs eine Arznei in der 4. Dezimalpotenz gestellt werden.

Herstellung (nach Dr. med. *V. Höveler*):
- Bei Verdacht auf bestehende Tierhaarallergie lässt man sich vom Patienten einen kleinen Büschel Tierhaare mitbringen. Tierhaare in eine weithalsige Flasche von 100 ml geben und mit 60%igem Alkohol bis zu einem Überstand von 3 cm übergießen. Mischung 24 Std. stehen lassen und während dieser Zeit häufig von Hand verschütteln.
- Nach 24 Std. 1 ml dieser Substanz entnehmen und mit physiologischer Kochsalzlösung auf 10 ml auffüllen. Diese Menge 15 × von Hand verschütteln. Wir haben jetzt die D1 unserer Arznei. Diesen Prozess noch 3 × wiederholen, bis eine Lösung in D4 fertig gestellt ist. Von dieser Arznei 2 × tgl. 8 Tr. perlingual.

4.1.4 Vasomotorische Rhinitis

Die durch Ungleichgewicht des Sympathikus und des Parasympathikus bestehende vegetative Störung der Gefäße der Nasenschleimhaut wird durch thermische, mechanische oder chemische Reize ausgelöst. Zudem können hormonelle und psychische Reizzustände oder Erwartungsneurosen den „nervösen Fließschnupfen" bewirken.

Infusionstherapie: Basistherapie
- Über 4 Wo (1 ×/Wo.) 250 ml NaCl 0,9% + 3 Amp. *neurotropan®*
- Die Kur sollte bis 1 ×/Monat fortgesetzt werden.

Zusatztherapie
- *Vitamin C:* 500 mg 3 × tgl. 1 Kps, Coencym Q 10 Kps. 2 × tgl. 1 Kps.
- *Lobelia Similiaplex:* 3 × tgl. 10 Tr.

4.1.5 Nasenpolypen

Die gutartigen, gestielten oder breitbasig aufsitzenden Wucherungen der Nasenschleimhaut oder Nasennebenhöhlen entwickeln sich meist infolge häufiger Schleimhautallergien oder chronischer Entzündungen (Rhinitis, Sinusitis). Symptome: trockene Nasenschleimhaut und aufgrund der mechanische Verlegung der Nasenatmung Schnarchen, Kopfdruck und zunehmende Verschleimung des Rachens.

Bei Kindern sind nicht selten Entwicklungsstörungen zu beobachten. Vielfach besteht folgende Trias: Aspirinallergie, Polyposis nasi und Asthma bronchiale.

Potenziertes Eigenblut für Kinder

Bei rezidivierender Polyposis in der Nase ist die Begleittherapie durch potenziertes Eigenblut bei Kindern sehr hilfreich.

Basistherapie
Verabreicht werden jeweils 5 Tr. auf die Zunge. Therapie nach 6 Monaten wiederholen.
- 1 ×/Wo. über 6 Wo.: C7 Potenz
- 1 ×/Wo. über 6 Wo.: C9 Potenz
- 14-tägig über 12 Wo.: C12 Potenz

Zusatztherapie
- **Medikamentöse Therapie:**
  - *Phönix Aufbautherapie für Kinder:* Mercurius solubilis Phcp, Dulcamara S Phcp und Acidum nitricum S Phcp; die Einnahme erfolgt in wechselnder Medikation im 3-tägigen Rhythmus mit jeweils 3 × tgl. 5/10/15 Globuli je nach Alter
  - *Sankombi® D5:* morgens und mittags je 5 Tr. auf die Zunge geben
  - *Biosanum Polyposum:* 4 × tgl. 5/10/15 Tr. je nach Alter
  - Bei hartnäckigem Verlauf: *Bovisan D5*; die Einnahme erfolgt 1 ×/Wo. v.d. Schlafengehen, später 14-tägig für die Dauer von 6 Monaten
- **Äußere Anwendungen:**
  - Rezeptur nach Dr. med. Zoubek: 1 EL Eichenrinde mit ½ l Wasser 1 Std. bei kleiner Hitze kochen, nach Abkühlung morgens und abends je 2 Tr. mit einer Pipette in jedes Nasenloch einträufeln
  - Rektale Applikation: *Rebas® D4*: v.d. Schlafengehen 1 Supp. einführen

Eigenblutinjektion

Eigenblutinj. mit geeigneten Medikamentenzusätzen können erheblich zur Rezidivprophylaxe beitragen. Die Kur sollte 15 Inj. umfassen.

Basistherapie
- 1. und 2. Wo. (2 ×/Wo.) i.m.-Inj.: 0,5 ml Nativblut + *Mucokehl®* D5 + *Nigersan®* D6
- 3.–5. Wo. (2 ×/Wo.) i.m.-Inj.: 1,0 ml Nativblut + *Mucokehl®* D5 + *Nigersan®* D6
- Weitere Inj. zunächst 14-tägig, danach 3-wöchentlich. Ggf. Eigenblutbehandlung nach ½ Jahr wiederholen.

Zusatztherapie
- **Medikamentöse Therapie:**
  - *Utilin®*: Mo. 1 Kps. (nüchtern) und 3 Std. nüchtern bleiben, *Recarcin®*: Fr. 1 Kps. (nüchtern) und 3 Std. nüchtern bleiben, *Rebas®* D4: 3 × tgl. 1 Kps. v.d. Essen
  - *Vitamin C*: 3 × tgl. 1 TL Ascorbinsäure Plv. über den Tag verteilt mit Saft einnehmen
  - Bei trockenen Nasenschleimhäuten: Rp. Hypericum D3 (20.0), Sticta pulmonaria D2, Nux moschata D3, Kalium carbonicum D3 (aa 10.0), M.D.S. 3 × tgl. 15 Tr. 1 Std. n.d. Essen auf die Zunge geben über einen Zeitraum von 8 Wo.
- **Äußere Anwendung:** *Euphorbium compositum SN*: mehrfach täglich in die Nase sprühen

Prä- und postoperative Therapie

Patienten, die zu Rezidiven neigen oder bereits zum wiederholten Male einer Operation entgegensehen, können v.a., wenn aus Zeitgründen eine Eigenblutbehandlung nicht mehr möglich ist, prä- und postoperativ folgende Inj. erhalten.

Basistherapie
- Anfang der Wo. i.m.-Inj.: 1 Amp. *Utilin®*
- Ende der Wo. i.m.-Inj.: 1 Amp. *Mucosa compositum* + 1 Amp. *Calcium carbonicum-Injeel* + 1 Amp. *Hormeel®* SNT + 1 Amp. *Calcium jodatum-Injeel* + 1 Amp. *Thuja-Injeel* + 1 Amp. *Lemna minor-Injeel* + 1 Amp. *Marum verum-Injeel*

Diese Inj. können postoperativ weitergeführt werden. Sofern eine Eigenblutbehandlung durchgeführt werden soll, entfallen die Inj.

Zusatztherapie
- *Rebas®* D4: 3 × tgl. 1 Kps. v.d. Essen
- *Marum verum D2*: 3 × tgl. 1 Tbl. im Mund zergehen lassen
- Homöopathische Rezeptur: Rp. Kattwiga Synergon Dil. (20.0), Teucrium scorod. D2 (Dil. 10.0), Lemna minor D3 Dil. (10.0), Sanguinaria D2 Dil. (20.0). M.D.S. 3 × tgl. 20 Tr. n.d. Essen
- *Vitamin C*: 2 TL Ascorbinsäure Plv. über den Tag verteilt mit Saft einnehmen

4.2 Erkrankungen der Nasennebenhöhlen

Entzündungen der Nasennebenhöhlen sind ein häufiges Erscheinungsbild in der Praxis. Man schätzt, dass in Europa etwa 6–7% der Bevölkerung an einer chronischen Sinusitis leidet. Während beim Erwachsenen am häufigsten die Kieferhöhle betroffen ist, finden wir bei Kindern oftmals einen Befall des Siebbeins.

> **PRAXISTIPP**
> **Hinweis auf Herdreaktionen**
>
> Bei Sinusitiden kann eine Eigenblutbehandlung kurzfristig Herdreaktionen auslösen, die auf bestimmte Erkrankungen im Nebenhöhlenbereich hinweisen:
> - Kopfschmerzen über dem Auge → Verdacht auf Kieferhöhlen-, Siebbein- oder Stirnhöhlenentzündung
> - Schmerzen im Bereich der Oberkiefergegend → Verdacht auf Kieferhöhlenentzündung, vorwiegend im Verlaufe einer Grippe
> - Schmerzen im Hinterkopf oder in der Schläfenregion → Verdacht auf Keilbeinhöhlenentzündung
> - Die Eigenblut-Injektionen werden nach folgendem Schema durchgeführt, insgesamt sollten 12–15 Injektionen verabfolgt werden.

4.2.1 Akute Sinusitis frontalis

Entzündung der Nasennebenhöhlen mit Sekretbildung, die durch eine Verlegung der Ausführungsgänge der Nasennebenhöhlen z.B. infolge Nasenpolypen oder Septumverformungen oder durch Infekte begünstigt wird. Symptome: zunehmende Druckschmerzen im Kopfbereich v.a. beim Bücken oder Heben, Abgeschlagenheit, zunehmende Konzentrationsstörungen und sehr oft auftretender einseitiger Schnupfen.

Ebenso können gechlortes Wasser (Schwimmbad) oder erkrankte Zahnwurzeln eine Sinusitis verursachen.

Potenziertes Eigenblut für Kinder

Die akute Nebenhöhlenentzündung lässt sich bei Kindern durch potenziertes Eigenblut gut beeinflussen. Schon nach wenigen Gaben stellt sich eine deutliche Besserung ein.

Verabreicht werden jeweils 3 × 5–10 Tr. (je nach Alter). Dauer der Therapie: 10 Tage.
- 1 ×/Tag: C7 Potenz
- 1 ×/Tag: C9 Potenz
- 1 ×/Tag: C12 Potenz

Nach dem 2. oder 3.Tag tritt verstärkter Schnupfen auf, das Sekret kann farblos und von wechselnder Viskosität sein, jedoch ist es meist eitrig, gelb oder auch grünlich gefärbt. Der Abfluss erfolgt nicht nur aus der Nase, sondern auch rachenwärts (Schleimhautstraße im hinteren Rachenraum).

Eigenblutinjektion

Die Verabreichung von 2,0 ml Nativblut i.m. kann kurzfristig Herdreaktionen auslösen (➤ oben).

Basistherapie
- 1. und 2. Wo. (3 ×/Wo.): i.m.-Inj.: 0,5 ml Nativblut + 3 Amp. *Notakehl*® D5
- 3. Wo. (3 ×/Wo.): i.m.-Inj.: 0,5 ml Nativblut + 2 Amp. *Notakehl*® D5

Zusatztherapie
- **Medikamentöse Therapie**
  - *Quentakehl*® D4. 3 × tgl. 1 Kps. v.d. Essen
  - Entzündungstropfen: *Sinupas N* (2 stdl. 20 Tr.), *Pascoleucyn*® *N* (3 × tgl. 30 Tr.), *Lymphdiaral aktiv* (5 × tgl. 1 Tbl. im Mund zergehen lassen)
  - *Vitamin C*: 2 TL Ascorbinsäure Plv. über den Tag verteilt mit Saft einnehmen
- **Äußere Anwendungen:**
  - Nasentropfen zur Schleimhautabschwellung, z.B. *Euphorbium compositum SN*, mehrfach tgl. in die Nase sprühen
  - Inhalationen (alternativ): M. f. spec. Menthae piperitae fol., Salviae fol., Violae odoratae flos, Basilici herb. (aa 30.0.). D. S. 1 EL auf 1 l Wasser kurz aufkochen und 3 Min. ziehen lassen, 2–3 × tgl. für 10 Min. inhalieren. Eukalyptusöl 10.0, Kiefernöl 0.5, Thymianöl 0.3, Lavendelöl 0.2, M.D.S. einige Tr. dieser Mischung in eine Schüssel mit kochendem Wasser geben und 2 × tgl. 20 Min. inhalieren.

4.2.2 Chronische Sinusitis frontalis

Jede chronische Sinusitis kann sich aus einer akuten Sinusitis entwickeln; begünstigende Faktoren sind anatomische Besonderheiten, allergische Reaktionen, Immunschwäche. Symptome: zeitweise auftretende Kopfschmerzen oder Druckgefühl im Stirnbereich, chronischer Schnupfen oder Neigung zur Schlaflosigkeit.

Bei Verdacht fachärztlich untersuchen lassen.

Potenziertes Eigenblut für Kinder

Gemäß dem Grundsatz „im akuten Stadium öfters geben und im chronischen Stadium seltener verabreichen" wird die potenzierte Eigenbluttherapie durchgeführt.

Basistherapie
Verabreicht werden jeweils 5 Tr. auf die Zunge. Dauer der Therapie: jeweils 6 Wo.
- 1 ×/Wo.: C7 Potenz
- 1 ×/Wo.: C9 Potenz
- 1 ×/Wo.: C12 Potenz
- 1 ×/Wo.: C15 Potenz

Zusatztherapie
- **Medikamentöse Therapie:**
  - *Utilin® S*: Kapselinhalt Mo. und Fr. nüchtern in den Rachenraum streuen und 3 Std. nüchtern bleiben. Die Einnahme erfolgt für die Dauer von 8 Wo.
  - *Rebas® D4*: v.d. Schlafengehen 1 Supp. einführen
  - *Vitamin C*: 2 TL Ascorbinsäure Plv. über den Tag verteilt mit Saft einnehmen
- **Äußere Anwendungen:**
  - Nasentropfen: *Pefrakehl® D5, Notakehl® D5*; im tgl. Wechsel 2 Tr. in jede Nasenöffnung geben; nach 4 Wo. *Mucokehl® D5* und *Nigersan® D5* im tgl. Wechsel 2 Tr. in jede Nasenöffnung geben
  - Inhalationen: M. f. spec. Menthae piperitae fol., Salviae fol., Violae odoratae flos, Basilici herb. (aa 30.0). D. S. 1 EL auf 1 l Wasser kurz aufkochen und 3 Min. ziehen lassen. 2 × tgl. für 10 Min. inhalieren
  - Spülungen: 1 gestrichener TL *Emser Salz®* in ¼ l lauwarmen Wasser auflösen und die Flüssigkeit mehrfach tgl. in die Nase hochziehen oder mit einer Pipette mehrfach tgl. 5–10 Tr. in jedes Nasenloch geben. Hilfreich ist auch die *Emser® Nasendusche*, deren Anwendung unkompliziert ist.

Eigenblutinjektion

Die Verabreichung von 2,0 ml Nativblut i.m. kann kurzfristig Herdreaktionen auslösen (➤ Kap. 4.2). Die Inj. werden nach folgendem Schema durchgeführt, insgesamt sollten 12–15 Inj. verabfolgt werden.
- 1. und 2. Wo. (2 ×/Wo.): i.m.-Inj.: 2,0 ml Nativblut + 1 Amp. *Quentakehl® D5* (bei Blutentnahme 1 Amp. *Quentakehl® D5* i.v. injizieren)
- 3. und 4. Wo. (1 ×/Wo.): i.m.-Inj.: 2,0 ml Nativblut + 1 Amp. *Quentakehl® D5* (bei Blutentnahme 1 Amp. *Quentakehl® D5* i.v. injizieren)

Inj. 14-tägig fortführen.

Zahlreiche Patienten die unter einer chronischen Sinusitis leiden, haben ein erhebliches Vitamin-C-Defizit. Es ist daher, wie bei allen chronischen Erkrankungen im HNO-Bereich, sehr nützlich, dem Patienten neben der Eigenbluttherapie 30 g Vitamin C in entsprechender Verdünnung zu infundieren. 5 Infusionen sind ausreichend (Durchführung der Vitamin-C-Infusionen ➤ Kap. 5.2.1).

4.2.3 Akute Sinusitis maxillaris

Im Vordergrund stehen die Schmerzen im mittleren Gesichtsbereich. Die betroffene Kieferhöhle ist klopfempfindlich über der Wange, bisweilen ist die Gesichtshälfte stärker gerötet.

Potenziertes Eigenblut für Kinder

Die akute Nebenhöhlenentzündung lässt sich bei Kindern durch potenziertes Eigenblut gut beeinflussen. Schon nach wenigen Gaben stellt sich eine deutliche Besserung ein.

Verabreicht werden jeweils 3 × 5–10 Tr. (je nach Alter). Dauer der Therapie: 10 Tage.
- 1 ×/Tag: C7 Potenz
- 1 ×/Tag: C9 Potenz
- 1 ×/Tag: C12 Potenz

Nach dem 2. oder 3. Tag tritt verstärkter Schnupfen auf, das Sekret kann farblos und von wechselnder Viskosität sein, jedoch ist es meist eitrig, gelb oder auch grünlich gefärbt. Der Abfluss erfolgt nicht nur aus der Nase, sondern auch rachenwärts (Schleimhautstraße im hinteren Rachenraum).

Eigenblutinjektion

Basistherapie
- 1. und 2. Wo. (3 ×/Wo.): i.m.-Inj.: 0,5 ml Nativblut + 3 Amp. *Notakehl® D5*
- 3. Wo. (3 ×/Wo.): i.m.-Inj.: 0,5 ml Nativblut + 2 Amp. *Notakehl® D5*

Zusatztherapie
- *Notakehl® D4*: 3 × tgl. 1 Kps. v.d. Essen
- *Vitamin C*: 2 TL Ascorbinsäure Plv. über den Tag verteilt mit Saft einnehmen
- Entzündungstropfen: Rp. *Sinupas N, Lymphdiaral Basistropfen N* (aa 50.0). M.D.S. 5 × tgl. 30 Tr.

4.2.4 Chronische Sinusitis maxillaris

Meist wird eine chronische Sinusitis maxillaris aufgrund der geringen Schmerzen zufällig diagnostiziert. Es bestehen Symptome einer chronischen Rhinitis, die überwiegend als allergisches Geschehen betrachtet und behandelt wird.

Potenziertes Eigenblut für Kinder

Gemäß dem Grundsatz „im akuten Stadium öfters geben und im chronischen Stadium seltener verabreichen", wird die potenzierte Eigenbluttherapie durchgeführt.
Verabreicht werden jeweils 5 Tr. auf die Zunge. Dauer der Therapie: jeweils 6 Wo.
- 1 ×/Wo.: C7 Potenz
- 1 ×/Wo.: C9 Potenz
- 1 ×/Wo.: C12 Potenz
- 1 ×/Wo.: C15 Potenz

Eigenblutinjektion

Die Verabreichung von 2,0 ml Nativblut i.m. kann kurzfristig Herdreaktionen auslösen (➤ Kap. 4.2). Die Inj. werden nach folgendem Schema durchgeführt, insgesamt sollten 12–15 Inj. verabfolgt werden.
- 1. und 2. Wo. (2 ×/Wo.) i.m.-Inj.: 2,0 ml Nativblut + 2 Amp. *Notakehl*® D5
- 3. und 4. Wo. (1 ×/Wo.) i.m.-Inj.: 2,0 ml Nativblut +2 Amp. *Notakehl*® D5

Inj. 14-tägig fortführen.
Zahlreiche Patienten, die unter chronischer Sinusitis leiden, haben ein erhebliches Vitamin-C-Defizit. Es ist daher, wie bei allen chronischen Erkrankungen im HNO-Bereich, sehr nützlich, dem Patienten neben der Eigenbluttherapie 30 g Vitamin C in entsprechender Verdünnung zu infundieren. 5 Infusionen sind ausreichend (Durchführung der Vitamin-C-Infusionen ➤ Kap. 5.2.1).

4.2.5 Pansinusitis

Erkrankung aller Nebenhöhlen. Sie kann ein- oder beidseitig auftreten.

Hämolysiertes Eigenblut: Basistherapie

- 1.–4. Wo. (2 ×/Wo.): 1,5 ml Nativblut + 1,0 ml *Ampuwa*®.
- Nach der Blutentnahme Mischung ca. 1 Min. durchmischen, erst danach injizieren.
- Machen Sie den Patienten darauf aufmerksam, dass eine starke Schleimproduktion auftreten kann und evtl. starker Fließschnupfen einsetzt.
- Bei diesen Patienten sollten unbedingt die Serumwerte von Zink und Vitamin C bestimmt werden. Da beide Werte erfahrungsgemäß häufig weit unter der Norm liegen, muss eine Substitution erfolgen.

Hämolysiertes Eigenblut: Zusatztherapie

- *Notakehl*® D4: 3 × tgl. 1 Kps. v.d. Essen, 1 Kps. v.d. Schlafengehen, *Utilin*® S: Mo. 1 Kps. (nüchtern) und 3 Std. nüchtern bleiben, *Recarcin*®: Fr. 1 Kps. (nüchtern) und 3 Std. nüchtern bleiben
- *Vitamin C*: 2 TL Ascorbinsäure Plv. über den Tag verteilt mit Saft einnehmen

4.3 Erkrankungen von Mund und Rachen

Mund- und Rachenerkrankungen lassen sich durch die unterschiedlichen Eigenblutverfahren gut beeinflussen. V.a. bei chronischen Erkrankungen wirken sich die stoffwechselaktivierende Eigenschaften und die Wiederbelebung der Immunmodulation mit Aktivierung des Abwehrsystems günstig auf die Abheilung der Symptome aus.

4.3.1 Mundwinkelrhagaden

Die winzigen Einrisse im Bereich der Mundwinkel verursachen Schmerzen und leichte Blutungen beim Mundöffnen. Verursacht z.B. durch Candida-Infektionen, schlecht sitzende Zahnprothesen, Diabetes mellitus, Eisenmangelanämie, fehlen von Vitamin-B-

Verbindungen, banale Infektion oder schlechte Abwehrlage.

Eigenblutinjektion: Basistherapie

1.–4. Wo. (3 ×/Wo.): i.m.-Inj.: 2,0 ml Nativblut + 1 Amp. *Thymoject®*

Eigenblutinjektion: Zusatztherapie

- **Medikamentöse Therapie:**
  - *Ultra Preventive III* (Douglas Labor): 3 × tgl. 1 Kps. n.d. Essen
  - *Vitamin C:* 2 TL Ascorbinsäure Plv. über den Tag verteilt mit Saft einnehmen
- **Äußere Anwendung:** *Condurango Urtinktur* 3 × tgl. auf die betroffenen Stellen auftragen

4.3.2 Stomatitis

Die Stomatitis hat als selbstständige Erkrankung oft eine bakterielle, mykotische oder virale Genese und geht oft von einer Gingivitis aus. Als Begleitkrankheit tritt sie z.B. bei Haut-, Stoffwechsel-, Blut-, zyklischen Infektionskrankheiten auf sowie infolge einer Metallvergiftung sowie als Nebenwirkung einer Zytostatikatherapie.

Stomatitis diffusa und Stomatitis aphthosa

Stomatitis diffusa: zahlreiche kleine, sehr schmerzhafte Knötchen und Bläschen der Mundschleimhaut mit oberflächlichen Epitheldefekten und Blutungen. Symptome sind Brennen und Kratzen im Rachen, Geschmacksstörungen und verstärkter Speichelfluss.

Stomatitis aphthosa: flache Erosionen mit rotem Hof mit kleinen, gelblichen, fibrinösen Belägen der Wangenschleimhaut und auf den Lippen. Sie sind äußerst schmerzhaft und heilen nur langsam ab.

Eigenblutinjektion: Basistherapie

Vor Therapiebeginn steht die Ursachenklärung. Meist ist eine Infektion mit Candidaerregern die auslösende Ursache. In diesen Fällen ist die nachfolgende Therapie angezeigt.

- 1.–4. Wo. (3 ×/Wo.): i.m.-Inj.: 0,5 ml Nativblut + 1 Amp. *Albicansan®* D5, gleichzeitig i.v.-Inj.: 1 Amp. *Albicansan®* D5
- Bei Verdacht einer Virusinfektion werden die *Albicansan®* D5 Amp. durch *Quentakehl®* D5 Amp. ersetzt.

Zusatztherapie

- **Medikamentöse Therapie:**
  - *Albicansan®* D4: 1 Kps. v.d. Frühstück und 1 Kps. v.d. Schlafengehen; bei V.a. Virusinfektion wird *Quentakehl®* D4 verabreicht
  - *Mercurius sublimatus corrosivus* D4: 3 × tgl. 1 Tbl. im Mund zergehen lassen
  - *Pro Biotic* (Dr. Sass): 2 × tgl. 1 Kps.
  - *Vitamin C:* 2 TL Ascorbinsäure Plv. über den Tag verteilt mit Saft einnehmen; im fortgeschrittenen Stadium zunächst für 2 Tage Vitamin C infundieren, pro Infusion 15 g Vitamin C (5.2.1)
- **Äußere Anwendungen (Mundspülungen):**
  - *Arnika* D2 Dil., 20 Tr. in ¼ l abgekochtes warmes Wasser geben, tgl. mehrfach gurgeln und dann trinken
  - *Tormentillatinktur, Arnikatinktur* (aa 20.0). M.D.S. 1 TL auf 1 Glas Wasser geben und mehrmals tgl. den Mund spülen
  - Rezeptur: Rp. Myrtilli frcut., Tormentillae rhiz. aa 50.0, M.f.spec. D.S. 3 EL mit ½ l Wasser 5 Min. kochen, abkühlen lassen und den Mund mehrmals tgl. spülen. Die adstringierenden Eigenschaften wirken schmerzlindernd und leiten den Heilungsprozess ein.

4.3.3 Mykose der Mundschleimhaut

Durch Pilze verursachte Veränderung der Mundschleimhaut. Die membranartigen, weißlichen und nur wenig fest haftenden Beläge der Mundhöhle lösen beim Versuch des Abwischens leicht Blutungen aus. Sehr oft sind Mundwinkel(Rhagaden) und Zunge mit betroffen.

Pilzinfektionen (Candidiasis) in der Mundhöhle treten vorwiegend bei abwehrgeschwächten, pflegebedürftigen Kranken nach Antibiotikatherapie auf, ebenso nach Einnahme von Kortikosteroiden oder Zytostatika und nach Strahlentherapie.

Injektionstherapie ohne Eigenblut

Bei ausgeprägtem Pilzbefall der Mundschleimhaut aber auch des Verdauungsapparats hat sich die nachfolgende Basistherapie eindrucksvoll bewährt.

Basistherapie
Die 2. Inj. erfolgt 3–4 Tage nach der 1. Inj., die 3. Inj. wird 2–3 Wo. nach der 2. Inj. verabfolgt. Nach der 2. und 3. Inj. kann die Injektionsstelle für 1–2 Tage gerötet und leicht schmerzhaft sein. Diese Reaktionen klingen danach wieder ab.
- 1. i.m.-Inj.: 1 Amp. *Mucokehl® D5* + 1 Amp. *Utilin® D6* + 1 Amp. *Ubichinon compositum*
- 2. i.m.-Inj.: 1 Amp. *Utilin® D4* + 1 Amp. *Recarcin®* + 1 Amp. *Ubichinon compositum*
- 3. i.m.-Inj.: 1 Amp. *Utilin® stark* + 1 Amp. *Recarcin® stark* + 1 Amp. *Ubichinon compositum*

Zusatztherapie
- **Medikamentöse Therapie:** *Fortakehl® D5*: 3 Tage nach der ersten Injektion für 14 Tage 2 × tgl. 1 Tbl. 1 Std. n.d. Essen im Mund zergehen lassen; 2 Wo. später *Fortakehl® D5* absetzen und stattdessen *Pefrakehl® D5*: 1 × tgl. 10 Tr. für die Dauer von 8 Wo. verabreichen
- **Äußere Anwendungen (Mundspülungen):**
  - Tormentillae tinct., Arnika tinct. (aa 20.0). M.D.S. 1 TL auf 1 Glas Wasser geben und mehrmals tgl. den Mund spülen
  - Phönix Kalantol-A: D. S. 2 TL auf ein Glas abgekochtes Wasser geben und mehrmals tgl. den Mund spülen
  - Salviae tinct., Tormentillae tinct. (aa 50.0). M.D.S. 1 TL auf ein Glas abgekochtes Wasser geben und mehrmals tgl. den Mund spülen

Eigenblutinjektion

Zur Regeneration und Stabilisierung des Immunsystems sollte sich eine Eigenbluttherapie anschließen:

1.–5. Wo. (2 ×/Wo.): i.m.-Inj.: 0,5 ml Nativblut + 2 Amp. *Rebas® D4*

Soor bei Kindern

Durch Soorpilz (Candida) hervorgerufene Candidamykose der Mundhöhle bei lokaler Vorschädigung oder Abwehrschwäche, insbesondere bei jungen Säuglingen. Symptome: schneeweiße, spritzerartige, konfluierende Beläge, die nach Abschaben leicht blutende Erosionen hinterlassen. Cave: Nicht mit Milchresten verwechseln.

Eine begleitende Eigenblutbehandlung mit potenziertem Eigenblut ist sehr wichtig, v.a., wenn bereits mehrfach Soorinfektionen aufgetreten sind.

Potenziertes Eigenblut für Kinder: Basistherapie

Gemäß dem Grundsatz „im akuten Stadium öfters geben und im chronischen Stadium seltener verabreichen" wird die potenzierte Eigenbluttherapie durchgeführt.

Verabreicht werden jeweils 5 Tr. auf die Zunge. Wiederholung nach 6–8 Monaten möglich.
- 1 ×/Tag über 2 Wo.: C7 Potenz
- 1 ×/Tag über 2 Wo.: C9 Potenz
- 1 ×/Tag über 4 Wo.: C12 Potenz
- 1 ×/Tag über 4 Wo.: C15 Potenz

Zusatztherapie

- **Schulkinder:** *Fortakehl® D5* 2 × tgl. 1 Tbl. 1 Std. n.d. Essen im Mund zergehen lassen; nach 10 Tagen *Pefrakehl® D5* 1 × tgl. 8–10 Tr. in den Mund geben
- **Kleinkinder:** *Fortakehl® D5 Tr.* 1 × tgl. 6–8 Tr. in den Mund geben; nach 10 Tagen *Pefrakehl® D5* 1 × tgl. 6–8 Tr. in den Mund geben

- **Säuglinge:** *Fortakehl®* D5 Tr. 1 × tgl. 3–5 Tr. in den Mund geben; nach 10 Tagen *Pefrakehl®* D5 1 × tgl. 3–5 Tr. in den Mund geben

4.3.4 Chronisch rezidivierende Aphthosis

Häufigste nichtinfektiöse, entzündliche Erkrankung der Mundschleimhaut. Symptome: schmerzhafte, linsengroße Erosionen auf erhabenem hochrotem Grund mit gelblich-grauweißem Rand. Vorkommen solitär oder in Gruppen bis zu sechs Aphthen insbesondere an Lippen, Wangenschleimhaut und Zunge.

In den meisten Fällen liegt ein sehr niedriger Vitamin-C-Spiegel vor: Die Folgen dieses Mangels sind eine verzögerte Makrophagenaktivität, eine reduzierte Stimulierung der Immunglobulin-Synthese und des Komplement-Systems sowie eine verminderte Stimulierung der Interferon-Synthese.

Vitamin-C-Infusion: Basistherapie

Eine Infusionstherapie mit Vitamin C (➤ Kap. 5.2.1) garantiert eine schnelle Substitution des erniedrigten Vitamin-C-Spiegels.

2.–4. Wo. (2 ×/Wo.): 500 ml NaCl 0,9% + 30 g *Pascorbin®* + 1200 mg reduziertes Glutathion

Zusatztherapie

- *Albicansan®* D4: 1 Kps. v.d. Frühstück und 1 Kps. v.d. Schlafengehen; bei V.a. Virusinfektion *Quentakehl®* D4
- Ultra Preventive III (Douglas Labor): 3 × tgl. 1 Kps. n.d. Essen
- Vitamin C: 2 TL Ascorbinsäure Plv. über den Tag verteilt mit Saft einnehmen

4.3.5 Gingivitis

Die oberflächliche Entzündungen des Zahnfleischsaums mit Zahnfleischbluten und Schmerzen bei Nahrungszerkleinerung wird häufig ausgelöst durch Zahnstein, mangelnde Mundhygiene, schlecht sitzende Zahnprothesen, bakterielle Infekte.

Eine Gingivits kann auch als Lokalreaktion bei Blut- und Stoffwechselerkrankungen oder infolge von Nikotinabusus und toxischer Belastungen durch Schwermetalle auftreten.

Zunächst sollte der Patient 2 ×/Wo. eine Infusionstherapie mit 15 g Vitamin C über einen Zeitraum von 4 Wo erhalten (➤ Kap. 5.2.1). Im Anschluss daran erfolgt eine Eigenblutbehandlung.

Eigenblutinjektion: Basistherapie

1.–5. Wo. (2 ×/Wo.): i.m.-Inj.: 0,5 ml Nativblut + 1 Amp. *Pascoleucyn-Injektopas®*

Eigenblutinjektion: Zusatztherapie

- **Medikamentöse Therapie:**
  - *Utilin®*: Mo. 1 Kps. (nüchtern) und 3 Std. nüchtern bleiben, *Recarcin®*: Fr. 1 Kps. (nüchtern) und 3 Std. nüchtern bleiben
  - Vitamin C: 2 TL Ascorbinsäure Plv. über den Tag verteilt mit Saft einnehmen; anstelle von Ascorbinsäure Plv. kann auch die nachfolgende Rezeptur verwendet werden: Rp. Acidum ascorbicum (100.0), Natrium bicarbonicum Plv. (48.0), Sorbitol Lösung 70% (200.0), Aqua purificata ad (600.0). M.D.S. tgl. 2 TL mit Flüssigkeit verdünnt
- **Äußere Anwendung** (Einreibung): 2 × tgl. das Zahnfleisch mit 3–5 Tr. *Notakehl®* D5 im tgl. Wechsel mit *Pefrakehl®* D5 einreiben

> **PRAXISTIPP**
> **Zahnpflege**
> Patienten auf die richtige und mehrmals täglich durchzuführende Zahnpflege hinweisen und zusätzlich auf eine ausgewogene und gesunde Ernährung aufmerksam machen.

4.3.6 Allergische Glossitis

Durch Medikamente oder Nahrungsmittel ausgelöste allergische Reaktion an der Zungenschleimhaut mit Zungenbrennen, v.a. an Zungenspitze und Zungenrändern, plötzlich einsetzender Rötung, Schwellung und zunehmenden Spannungsschmerz.

Im Extremfall kann es zur Ausbildung eines Quincke-Ödems kommen.

Hämolysiertes Eigenblut

- Nativblut und *Ampuwa*® ca. 1 Min. lang durchmischen, erst danach erfolgt die Inj.
- 1.–4. Wo. (2 ×/Wo.): i.m.-Inj.: 1,5 ml Nativblut + 1,0 ml *Ampuwa*®

Eigenblutinjektion

Basistherapie
1.–5. Wo. (2 ×/Wo.): i.m.-Inj.: 0,5 ml Nativblut + 1 Amp. *Acirufan*®

Zusatztherapie
Synerga® oder *Colibiogen*® *oral:* 3 × tgl. 1 TL voll mit etwas Flüssigkeit verdünnt v.d. Essen

4.3.7 Akute Pharyngitis

Meist viral, weniger bakteriell bedingte Entzündung mit Rötung und Schwellung der Rachenschleimhaut mit eitrigem, oft zähem Schleim. Brennen und Kratzen im Hals und oftmals heftige Schluckbeschwerden, die bis in die Ohren ausstrahlen können. Schüttelfrost und Temperaturanstieg können hinzukommen. Das Allgemeinbefinden ist mehr oder minder stark beeinträchtigt.

Eigenblutinjektion: Basistherapie

Bei akuter Erkrankung – i.m.-Inj.: 2,0 ml Nativblut + 1 Amp. *Quentakehl*® D5
- i.v.-Inj.: 1 Amp. *Quentakehl*® D5
- Wiederholung nach 24–48 Std.

Bei fortgeschrittenem Stadium: Vor 1. Inj. Infusion von 15 g *Pascorbin*®, Wiederholung nach 24–48 Std.

Eigenblutinjektion: Zusatztherapie

- *Phosphor Ho Heel*: 2 stdl. 20 Tr., später 4 × tgl. 20 Tr.
- *Pascoleucyn*: 3 × tgl. 50 Tr. auf ein Glas Wasser, schluckweise austrinken

4.3.8 Angina tonsillaris

Von Anginen sind insbesondere Kinder und Jugendliche betroffen. Bei unzureichender Widerstandskraft in der kalten Jahreszeit, kann es durch die Einwirkung von Kälte und Nässe zur Entzündung der Gaumenmandeln kommen. Vereinzelt treten Anginen in der heißen Jahreszeit auf.

Die unterschiedlichen Anginaformen sind ein wichtiges Indikationsgebiet für die Eigenblutbehandlung. Nicht selten tritt unmittelbar nach der ersten Eigenblutinjektion eine merkliche Besserung ein: die Halsschmerzen gehen zurück, die Temperatur hält noch kurzzeitig an, um dann langsam abzufallen. Zudem kann nach Eigenblutinj. die zeitliche Dauer der bestehenden Angina um ein Wesentliches verkürzt werden.

Angina catarrhalis

Einfache katarrhalische Entzündung der Rachenorgane mit mehr oder weniger starker Rötung der Schleimhaut sowie deutlich wahrnehmbaren Schwellung der Gaumenbögen und des Zäpfchens. Starke Schluckbeschwerden, jedoch keine Beläge auf den Tonsillen. Die regionären Lymphknoten zeigen meist nur eine geringe Anschwellung.

Potenziertes Eigenblut für Kinder

Basistherapie
Verabreicht werden 1 × tgl. 3 Tr. auf die Zunge. Dauer der Therapie: ab 3. Gabe alle 3 Tage bis zur völligen Genesung.
- 1. und 2. Tag: C5 Potenz
- ab 3. Tag: C7 Potenz

Zusatztherapie
- **Medikamentöse Therapie:** *Mucedokehl*® D4 v.d. Frühstück 2 Kps. und v.d. Schlafengehen 1 Kps.
- **Äußere Anwendungen:**
  - Rektale Applikation: *Mucedokehl*® D3 morgens und abends je 1 Supp. einführen
  - Mundspülung: ½ TL *Emser Salz*®, 20 Tr. *Salviathymol*® *N*, 20 Tr. *Symbioflor*® *1* in ein Glas abgekochtes Wasser, anschließend 3 × tgl. den

Mund spülen; über einen Zeitraum von 6 Wo. Durchführen

> Infolge einer Infektion im Rachenraum verändert sich das Rachenmilieu, was wiederum die Entwicklung rezidivierender Infekte im Nasen-Rachen-Raum begünstigt. Es hat sich daher als sinnvoll erwiesen, nach überstandener Infektion die Rachenflora wieder aufzubauen.

Eigenblutinjektion

Basistherapie
- i.m.-Inj. von 5,0 ml Nativblut ohne Medikamentenzusatz
- Wiederholung der Inj. nach 24–48 Std.

Zusatztherapie
Nach Ausheilung einer Angina tonsillaris und zur Vermeidung von Nacherkrankungen:
- *Utilin®*: Mo. 1 Kps. (nüchtern) und 3 Std. nüchtern bleiben
- *Recarcin®*: Fr. 1 Kps. (nüchtern) und 3 Std. nüchtern bleiben
- *Vitamin C*: 2 × tgl. 1 TL Ascorbinsäure Plv. mit Saft einnehmen.

Angina lacunaris

Die v.a. durch β-hämolysierende Streptokokken, seltener Staphylokokken, Pneumokokken ausgelöste Entzündung geht einher mit einer deutlichen Schwellung und Rötung der Tonsillen, die zudem von stippchenförmigen, grau-weißlichen Belägen bedeckt sind. Zudem bestehen ein ausgeprägtes Krankheitsgefühl, Fieber, Kopfschmerzen und Abgeschlagenheit und Schwellung der regionären Lymphknoten.

Potenziertes Eigenblut für Kinder

Basistherapie
Verabreicht werden 1 × tgl. 3 Tr. auf die Zunge. Dauer der Therapie: ab 3. Gabe alle 3 Tage bis zur völligen Genesung.
- 1. und 2. Tag: C5 Potenz
- Ab 3. Tag: C7 Potenz

Zusatztherapie
- **Medikamentöse Therapie:**
  - *Notakehl®* D4: 3 × tgl. 1 Kps. v.d. Essen. Eine sehr wirkungsvolle Methode ist das Öffnen der Kapsel und das Streuen des Kapselinhaltes in den Rachenraum.
  - *Arnika-Heel®*: stdl. 10 Tr. mit etwas Flüssigkeit verdünnt
  - *Mercurius Heel® S:* stdl. 1 Tbl. im Mund zergehen lassen
- **Äußere Anwendung** (zum Gurgeln): Foeniculi frct. (5.0), Menthae piperit. fol., Chamomillae flos, Salviae fol. (aa 15.0): M. f. spec. D. S. 1 TL auf 1 Tasse als Aufguss, 5 Min. ziehen lassen, mehrmals tgl. gurgeln

Eigenblutinjektion

Die Eigenblutbehandlung hat sich bei den unterschiedlichen Formen der Angina sehr gut bewährt. So machten *Nourney* und *Thun* die Feststellung, dass nach Eigenblutinj. ein sehr rasches Abklingen der Temperatur und der subjektiven Beschwerden eintraten. In fast allen Fällen konnte am Tag nach der Eigenblutinjektion ein Abfall der Temperatur von 39–40°C auf 37°C verzeichnet werden. Mit dem Abfall der Temperatur besserten sich auch Allgemeinbefinden und Appetit.

Basistherapie
Die beiden Therapieschemata sind alternativ einzusetzen.
- 1., 2., 5. und 9. Tag – i.m.-Inj.: 5,0 ml Nativblut. Weitere Inj. 2 ×/Wo. bis zur vollständigen Ausheilung
- 1.–3. Tag – i.v.-Inj.: 0,5 ml Nativblut +2–3 Amp. *Notakehl®* D5, zusätzlich i.m.-Inj.: 0,5 ml Nativblut + 1 Amp. *Notakehl®* D5. Weitere Inj. abhängig vom Genesungsprozess des Patienten.

Zusatztherapie
- **Medikamentöse Therapie:** nach Ausheilung und zur Vermeidung von Folgeerkrankungen sind über einen Zeitraum von 2 Monaten folgende Medikamente angezeigt:

- *Utilin*®: Mo. 1 Kps. (nüchtern) und 3 Std. nüchtern bleiben, *Recarcin*®: Fr. 1 Kps. (nüchtern) und 3 Std. nüchtern bleiben
- *Vitamin C*: 2 × tgl. 1–2 TL Ascorbinsäure Plv. mit Saft über den Tag verteilt einnehmen
- **Äußere Anwendung** (Mundspülung): ½ TL *Emser Salz*®, 20 Tr. *Salviathymol*® N, 20 Tr. *Symbioflor*® 1 in ein Glas abgekochtes Wasser, anschließend 3 × tgl. den Mund spülen. Diese Maßnahme sollte über einen Zeitraum von 6 Wo. durchgeführt werden

Infolge einer Infektion im Rachenraum verändert sich das Rachenmilieu, was wiederum die Entwicklung rezidivierender Infekte im Nasen-Rachen-Raum begünstigt. Es hat sich daher als sehr sinnvoll erwiesen, nach überstandener Infektion die Rachenflora wieder aufzubauen.

4.3.9 Pfeiffer-Drüsenfieber

Die akute, fieberhafte Systemerkrankung des lymphatischen Gewebes durch das Epstein-Barr-Virus betrifft bevorzugt Kinder und Jugendliche. Die Ansteckung erfolgt v.a. durch Tröpfchen- und Kontaktinfektion. Symptome: starke Lymphknotenschwellung an Kieferwinkeln und Hals, später generalisiert. Beginnt häufig mit Angina (Monozytenangina) mit pseudomembranösen Belägen, zudem Leber- und Milzschwellung, evtl. flüchtiges Exanthem und starkes Krankheitsgefühl.

ACHTUNG
Bei schwerem Krankheitsverlauf oder bei Komplikationen ist die Einweisung in ein Krankenhaus erforderlich.

Potenziertes Eigenblut für Kinder

Verabreicht werden jeweils 3 Tr. auf die Zunge. Dauer der Therapie: 4 Wo.
- jeden 2. Tag: C7 Potenz
- jeden 2. Tag: C9 Potenz
- jeden 2. Tag: C12 Potenz
- jeden 2. Tag: C15 Potenz

Eigenblutinjektion

Basistherapie
- 1. und 3. Tag – i.v.-Inj.: 3 Amp. *Quentakehl*® D5, anschließend i.m.-Inj.: 0,5 ml Nativblut + 1 Amp. *Quentakehl*® D5
- 2. und 5. Tag – i.v.-Inj.: 3 Amp. *Pinikehl*® D5, anschließend i.m.-Inj.: 0,5 ml Nativblut + 1 Amp. *Pinikehl*® D5

Weitere Inj. abhängig vom Verlauf des Krankheitsbildes.

Zusatztherapie
- **Im akuten Stadium:**
  - *Quentakehl*® D4 Kps. im tgl. Wechsel mit *Pinikehl*® D4 zu Beginn der Erkrankung 3 × tgl. 2 Kps. v.d. Essen, nach einigen Tagen morgens 2 Kps. nüchtern und v.d. Schlafengehen 1 Kps.
  - *Vitamin C*: 2 TL Ascorbinsäure Plv. über den Tag verteilt mit Saft einnehmen
- **Bei Schleimhautmykose (zusätzlich):**
  - Rektale Applikation: morgens und abends 1 *Exmykehl*® D3 einführen
  - Mundspülung: auf 1 Glas abgekochtes Wasser 2 TL *Sanuvis*® geben und anschließend den Mund tgl. mehrfach spülen; 3–4 Wo. durchführen

Zusatztherapie bis zur Ausheilung
Nach Beendigung des akuten Krankheitsverlaufs muss eine konsequente Nachbehandlung erfolgen, weil die Patienten später über zeitweilig auftretendes Fieber, Infektanfälligkeit oder erhebliche vegetative Störungen klagen. Einzunehmen sind folgende Präparate:
- *Utilin*®: Mo. 1 Kps. (nüchtern) und 3 Std. nüchtern bleiben
- *Latensin*® schwach: Mi. 2 Kps. (nüchtern) und 3 Std. nüchtern bleiben
- *Recarcin*®: Fr. 1 Kps. (nüchtern) und 3 Std. nüchtern bleiben.

4.4 Erkrankungen des Larynx und der Trachea

Entzündliche Erkrankungen von Larynx und Trachea werden meist durch eine behinderte Nasenatmung, durch Sinusitiden und Tonsillitiden, zudem durch chemische Reize und die Inhalation von Staub oder Gasen sowie unterschiedliche allergische Noxen verursacht. Es bestehen beim Patienten meist Heiserkeit, Reizhusten, Schmerzen und Temperaturerhöhung.

4.4.1 Akute Laryngitis

Symptome: Heiserkeit, teilweise Aphonie. Der Hustenreiz bewirkt Schmerzen im Kehlkopfbereich.

Eigenblutinjektion: Basistherapie

Therapieschema 1:
- 1.–3. Tag – i.m.-Inj.: 0,5 ml Nativblut + 1 Amp. *Arnika-Injeel* 1 Amp. *Phosphor-Homaccord®* + 1 Amp. *Aurum triphyllum-Injeel*
- Weitere Inj. nur bei langsamer Besserung erforderlich

Ergänzend können folgende Rezepturen (alternativ) verabreicht werden:
- *Arnika-Heel®, Phosphor-Homaccord®* (aa 50.0). M.D.S. stdl. 10 Tr. mit etwas Flüssigkeit verdünnt, später 4 × tgl. 20 Tr. bis zur endgültigen Behebung der Beschwerden
- *Tussilago Komplex, Kreosotum Komplex, Eupatorium Komplex* (aa 50.0). M.D.S. stdl. 20 Tr. mit etwas Flüssigkeit verdünnt, später 4 × tgl. 20 Tr. bis zur endgültigen Besserung der Beschwerden

Therapieschema 2:
- 1. und 2. Tag – i.v.-Inj.: 1 Amp. *Quentakehl®* D5, zusätzlich i.m.-Inj.: 0,5 ml Nativblut + 1 Amp. *Quentakehl®* D5
- Zusätzlich auf die andere Gesäßseite 1 Amp. *Pascoleucyn-Injektopas®*

Ergänzend können folgende Rezepturen (alternativ) verabreicht werden:
- *Cerivikehl®, Relivora® Komplex* (aa 30.0). M.D.S. 4 × tgl. 30 Tr. mit etwas Wasser
- *Notakehl® D4*: 2 Kps. morgens v.d. Frühstück und v.d. Schlafengehen

Zusatztherapie für Therapieschema 1 und 2

- **Äußere Anwendungen:**
  - Kalte Halswickel mit *Enelbin®-Paste N* oder Quark
  - Feuchtkalte Umschläge mit Wasser
  - Dampfinhalation mit Wacholderöl
    Eine alte Kaffee- oder Teekanne mit 1 l kochendem Wasser füllen. In das kochende Wasser 10–15 Tr. Wacholderöl geben. Auf die Kannenöffnung wird ein Trichter so aufgestellt, dass der verlängerte Teil des Trichters in den Mund genommen und somit der Dampf mit dem ätherischen Öl inhaliert werden kann. Alternativ Inhalation von Kamillendämpfen.
- **Rauchverbot**
- Ausreichende Flüssigkeitszufuhr

4.4.2 Krupp-Syndrom

Die entzündliche Kehlkopfenge wird hervorgerufen durch (Virus-)Infektion (Infektkrupp) oder unspezifische Faktoren (spasmodischer Krupp), „Umweltfaktoren" spielen eine kleine, aber nachweisbare Rolle. Bei rezidivierendem Krupp besteht wahrscheinlich eine lokale Disposition. Der Erkrankung geht meist eine Erkältung mit Schnupfen und trockenem Husten voraus. Gegen Mitternacht wacht das Kind plötzlich mit bellendem Husten auf, der mit zunehmender Atemnot einhergeht. Durch eine plötzlich auftretende Schleimhautschwellung der absteigenden Atemwege tritt inspiratorischer Stridor auf.

Betroffen sind vorwiegend Kinder zwischen dem zweiten und vierten Lebensjahr.

Potenziertes Eigenblut für Kinder

Kinder, die zu Pseudokruppanfällen neigen und eine Allergiebereitschaft aufweisen, müssen eine umfassende Therapie erfahren:
Verabreicht werden jeweils 5 Tr. auf die Zunge. Dauer der Therapie: 6 Wo.
- 1 ×/Wo.: C7 Potenz
- 1 ×/Wo.: C9 Potenz
- 1 ×/Wo.: C12 Potenz
- 1 ×/Wo.: C15 Potenz

ACHTUNG
Notfallmaßnahmen
- Im akuten Anfall 5 Tr. *Aconit D30* Dil. in den Mund geben.
- Entwickelt sich der Anfall langsam, dann 1 Tbl. *Spongia D3* im Mund zergehen lassen.
- Für den Notfall sollte ein Cortisonpräparat (*Rectodelt®* Supp.) oder Kortikoidspray verfügbar sein

4.4.3 Akute Tracheitis

Die akute Tracheitis tritt meist als Begleiterkrankung einer Laryngitis oder Bronchitis auf. Symptome sind Husten, der hinter dem Sternum Schmerzen auslöst sowie vermehrter, evtl. eitriger Auswurf.

Eigenblutinjektion: Therapieschema 1
Basistherapie
- 1.–3. Tag – i.m.-Inj.: 0,5 ml Nativblut + 1 Amp. Arnika Injeel + 1 Amp. *Phosphor-Homaccord®* + 1 Amp. *Aurum triphyllum-Injeel*
- Weitere Inj. nur bei langsamer Besserung des akuten Zustands

Zusatztherapie
- *Arnika-Heel®*, *Phosphor-Homaccord®* (aa 50.0). M.D.S. stdl. 10 Tr. mit etwas Flüssigkeit verdünnt, später 4 × tgl. 20 Tr. bis zur endgültigen Behebung der Beschwerden
- Homöopathische Komplexmittel: *Tussilago Komplex*, *Kreosotum Komplex*, *Eupatorium Komplex* (aa 50.0). M.D.S. stdl. 20 Tr. mit etwas Flüssigkeit verdünnt, später 4 × tgl. 20 Tr. bis zur endgültigen Behebung der Beschwerden

Eigenblutinjektion: Therapieschema 2
Basistherapie
- 1. und 2. Tag – i.v.-Inj.: 1 Amp. *Quentakehl® D5*, zusätzlich i.m.-Inj.: 0,5 ml Nativblut + 1 Amp. *Quentakehl® D5*
- Auf die andere Gesäßseite i.m.-Inj.: 1 Amp. *Pascoleucyn-Injektopas®*

Zusatztherapie
- *Notakehl® D4*: 2 Kps. morgens v.d. Frühstück und v.d. Schlafengehen
- Tropfenmischung: *Cerivikehl®*, *Relivora® Komplex* (aa 30.0). M.D.S. 4 × tgl. 30 Tr. mit etwas Wasser

4.4.4 Infektanfälligkeit

Hartnäckige und immer wiederkehrende Infekte sind eine Domäne der Eigenbluttherapie, insbesondere, wenn sich diese infolge eines altersbedingten Nachlassens körpereigener Abwehrkräfte entwickeln oder die Erholungsphase nach einer akuten Episode nur zögernd eintritt. Die erste therapeutische Maßnahme besteht darin, zu prüfen, ob evtl. vorhandene Störfelder den Therapieverlauf und damit die Heilungstendenz stören.
Zu den wichtigsten Störfaktoren gehören:
- Zahnherde (➤ Kap. 4.22)
- Dysbiosen (➤ Kap. 4.22)
- chronische Appendizitis und chronische Nebenhöhlenentzündungen (➤ Kap. 4.22 und Kap. 4.2)

Durch Behebung der Störzonen, die sich ja oft durch Eigenblutinj. erstmals bemerkbar machen, tritt in den meisten Fällen eine Lösung der Regulationsstarre ein und schon allein dadurch bessert sich manche chronische Infektion. Die Stärkung des Immunsystems erfolgt durch eine konsequent durchgeführte Eigenbluttherapie.

Eigenblutinjektion

Gemäß dem Grundsatz der Arndt-Schulz-Regel werden die Eigenblutinj. umso seltener verabfolgt, je chronischer der Zustand ist: Das heißt bei chronischen Infekten werden eine Woche lang i.m.-Inj. vorgenommen, die Behandlung wird danach in Abständen von 14 Tagen fortgeführt (etwa auch 7 ×).

Basistherapie – Beispiel
Im 7-tägigen Abstand:
- 1. i.m.-Inj.: 0,2 ml Nativblut + 1 Amp. *Pascoleucyn-Injektopas®*
- 2. i.m.-Inj.: 0,3 ml Nativblut + 1 Amp. *Pascoleucyn-Injektopas®*
- 3. i.m.-Inj.: 0,4 ml Nativblut + 1 Amp. *Pascoleucyn-Injektopas®*
- 4. i.m.-Inj.: 0,5 ml Nativblut + 1 Amp. *Pascoleucyn-Injektopas®*
- 5. i.m.-Inj.: 0,6 ml Nativblut + 1 Amp. *Pascoleucyn-Injektopas®*
- 6. i.m.-Inj.: 0,7 ml Nativblut + 1 Amp. *Pascoleucyn-Injektopas®*
- 7. i.m.-Inj.: 0,8 ml Nativblut + 1 Amp. *Pascoleucyn-Injektopas®*

Im 14-tägigen Abstand:
- 1. i.m.-Inj.: 1,0 ml Nativblut + 1 Amp. *Pascoleucyn-Injektopas®*
- 2. i.m.-Inj.: 1,5 ml Nativblut + 1 Amp. *Pascoleucyn-Injektopas®*
- 3. i.m.-Inj.: 2,0 ml Nativblut + 1 Amp. *Pascoleucyn-Injektopas®*
- 4. i.m.-Inj.: 2,5 ml Nativblut + 1 Amp. *Pascoleucyn-Injektopas®*
- 5. i.m.-Inj.: 3,0 ml Nativblut + 1 Amp. *Pascoleucyn-Injektopas®*
- 6. i.m.-Inj.: 3,5 ml Nativblut + 1 Amp *Pascoleucyn-Injektopas®*
- 7. i.m.-Inj.: 4,0 ml Nativblut + 1 Amp. *Pascoleucyn-Injektopas®*

Bei Bedarf kann einmal monatlich 4,0 ml Nativblut zur „Auffrischung" injiziert werden. Diese Langzeitbehandlung führt zu einer Veränderung der Abwehrpotenz gegen Fremd- und Schadstoffe. Mit jeder Inj. wird die Abwehrleistung des Organismus erneut gesteigert, das immunkompetente Gewebe trainiert und somit die ungünstige Ausgangslage des Patienten behoben.

Zusatztherapie
- **Nährstoffpräparate:** *Vitamin C*: 1–2 TL Ascorbinsäure Plv. über den Tag verteilt mit Saft einnehmen, *Thohelur® II*: 3 × tgl. 1–2 Pressstücke in Flüssigkeit gelöst
- **Phönix-Entgiftungstherapie:**
  – *Phönix Sylibum spag.* 3 Tage 3 × 60 Tr. n.d. Essen anschließend
  – *Phönix Solidago spag.* 3 Tage 3 × 60 Tr. n.d. Essen anschließend
  – *Phönix Urtica-Arsenicum* spag. 3 Tage 3 × 20 Tr. n.d. Essen dann wieder mit Phönix Sylibum spag. beginnen; der angegebene Einnahmezyklus ist bis zu einer Gesamtdauer von 45 Tagen zu wiederholen.

> Durch diese Entgiftungs- und Ausleitungstherapie werden das Leberparenchym aktiviert, die Darm- und Stoffwechselsanierung gefördert und demzufolge Blockaden abgebaut.

4.5 Erkrankungen der Bronchien

Bei vielen Patienten mit entzündlichen Erkrankungen der Bronchien lässt sich nach der Eigenbluttherapie ein schneller Rückgang der Symptome beobachten, zudem werden Komplikationen vermieden.

4.5.1 Akute Bronchitis

Die akute Bronchitis ist zu 75–95% eine virale Infektion der oberen Luftwege (Adeno-/ECHO-/Influenza-/Rhinoviren) und tritt häufig auch infolge einer Infektionskrankheit (z.B. Masern) auf. Zudem wird die akute Entzündung der Bronchialschleimhaut mit schmerzhaftem Husten (retrosternal), zähem Aus wurf und grippeähnlichen Symptomen (Fieber, Krankheitsgefühl) auch durch chemische Reize (Rauch, Ozon, Chlor, Staub, Fremdkörper, Allergene) verursacht.

Die akute fieberhafte Bronchitis ist durch die Eigenblutbehandlung sehr gut beeinflussbar. Neben dem Rückgang der erhöhten Temperatur wird der schmerzende und quälende Hustenreiz sehr schnell gebessert. Nach wenigen Eigenblutbehandlungen stellt man eine deutlich wahrnehmbare Verflüssigung des Sekrets fest.

Potenziertes Eigenblut für Kinder

Basistherapie
Bei normalem Verlauf: Verabreicht werden jeweils 3 Tr. auf die Zunge. Ab der 3. Gabe erfolgen weitere Verabreichungen alle 3 Tage.
- 1. und 2. Tag: C5 Potenz
- Am 3. Tag: C7 Potenz (bis zur Ausheilung der akuten Bronchitis)

Bei schwerem Verlauf: Verabreicht werden jeweils 3 Tr. auf die Zunge. Nach 11. Tag 1 ×/Wo. 5 Tr. von C9. Dauer dieser Therapie: 3–4 Wo.
- **1. Tag**: 5 Potenz
- **2. Tag**: C5 Potenz
- **3. Tag**: C7 Potenz
- **6. Tag**: C7 Potenz
- **9. Tag**: C7 Potenz
- **11. Tag**: C9 Potenz

Zusatztherapie
- *Quentakehl® D4*: morgens v.d. Frühstück 2 Kps. und v.d. Schlafengehen 1 Kps.
- *Original Schneckensirup*: 3 bis 4 TL über den Tag verteilt
- *Tropfenmischung: Cerivikehl®, Relivora® Komplex* (aa 30.0). M.D.S. 5 × tgl. 20 Tr.
- *Vitamin C*: 2 TL Ascorbinsäure Plv. über den Tag verteilt mit Saft einnehmen

Eigenblutinjektion

Basistherapie
Bei akuter fieberhafter Bronchitis erfolgt sofortige Eigenblutinjektion zu Beginn der Erkrankung, um ggf. Kupierung des Krankheitsprozesses zu erzielen. Die beiden Therapieschemata sind alternativ einzusetzen. (➤ Abb. 4.1)
- Alle 2 Tage – i.m.-Inj.: 5,0 ml Nativblut ohne medikamentöse Zusätze
- 1., 3. und 6. Tag – i.m.-Inj.: 3,0 ml Nativblut. In andere Gesäßseite i.m.-Inj.: 1 Amp. *Pascoleucyn-Injektopas®* + 1 Amp. *Infekt-I-Injektopas®* + 1 Amp. *Broncho-Injektopas®* + 1 Amp. *Asthma-I-*

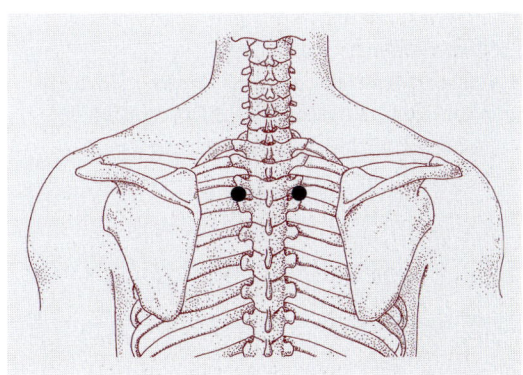

Abb. 4.1 Injektionspunkte bei Atemwegserkrankungen [L190]

Injektopas®. Wiederholung je nach Zustand am 9., 12. und 15. Tag.
- 1. Tag – i.c.-Inj.: 0,3 ml Nativblut + 1 Amp. *AP V Steigerwald* + 1 Amp. *AP VI Steigerwald*. Diese i.c.-Inj. gemäß Abbildung 4.1 im 1. Interkostalraum 1 Querfinger neben dem Sternum bzw. am unteren Rand des Sternoklavikulargelenks injizieren. Weitere Inj. zwischen den Querfortsätzen des 3. und 4. Brustwirbels auf beiden Körperseiten.

Zusatztherapie im akuten Stadium
- **Medikamentöse Therapie:**
  - *Quentakehl® D4*: morgens 2 Kps. v.d. Frühstück und 2 Kps. v.d. Schlafengehen, *Pascoleucyn®*: 3 × tgl. 40 Tr. mit etwas Flüssigkeit verdünnt
  - Tropfenmischung: *Pulmonaria Komplex, Bryonia Komplex* (aa 50.0). M.D.S. stdl. 50–60 Tr. mit etwas Flüssigkeit verdünnt, ab 3. Tag 4 × tgl. 30 Tr.
- **Äußere Anwendung:** *Teddie-med A Salbe* zur Einreibung von Brust und Rücken
- **Ausreichende Flüssigkeitszufuhr:** Teemischungen wie z.B.
  - Althaeae rad. (40.0), Liquiritiae rad. (15.0), Iridis rhiz. (5.0), Farfarae fol. (20.0), Anisi cont. frct. (aa ad 100.0). M. f. spec., 1 EL mit ¼ l kochendem Wasser übergießen, 10 Min. ziehen lassen, 3 Tassen tgl. trinken
  - Primulae rad., Liquiritiae rad., Farfarae fol., Verbasci flos aa ad 50.0. M. f. spec., 1 EL mit ¼ l kochendem Wasser übergießen, 10 Min. ziehen lassen, 3 Tassen tgl. trinken

Zusatztherapie zur Ausheilung
- *Utilin®*: Mo. 1 Kps. (nüchtern) und 3 Std. nüchtern bleiben, *Recarcin®*: Fr. 1 Kps. (nüchtern) und 3 Std. nüchtern bleiben
- *Larifikehl® D5*: 1 × tgl. 10 Tr.

4.5.2 Chronische Bronchitis

Besteht Husten und Auswurf an den meisten Tagen von mindestens 3 Monaten zweier aufeinander folgender Jahre, liegt laut WHO, eine chronische Bronchitis vor: Primäre Ursachen sind langjähriges Rauchen (jeder 2. Raucher über 40 Jahre), selten Luftverunreinigungen, Dämpfe, Gase, Staub, trockenes Innenraumklima (Luftfeuchtigkeit <50 %). Sekundäre Ursachen: akute Bronchitis; andere Grund-erkrankungen (Lungenfibrose, Antikörpermangel, chronische Nebenhöhlenentzündungen, häufige Infekte).

Koschade empfahl zur Behandlung der chronischen Bronchitis unverändertes Eigenblut, das er von 2,0 ml bis 5,0 ml steigerte und in 5- bzw. 10-tägigen Intervallen i.m. injizierte. *Haferkamp* behandelte die chronische Bronchitis der Patienten mit kleinen Mengen von unverändertem Eigenblut, in dem er in 5-tägigen Abständen jeweils 2,0 ml s.c. applizierte.

Die Behandlung mit Eigenblut muss über einen sehr langen Zeitraum erfolgen: Unter Umständen kann bei Behandlungsbeginn eine erhebliche Erstverschlimmerung auftreten. In vielen Fällen werden die Patienten von ihrem chronischen Bronchialkatarrh befreit – vorausgesetzt sie halten die Therapie konsequent durch. In einzelnen Fällen bleibt die Eigenbluttherapie erfolglos.

Potenziertes Eigenblut für Kinder

Unter Beachtung der im Kapitel „Infektanfälligkeit" (➤ Kap. 4.4.4) bereits erwähnten Aspekte, beginnen wir die Therapie mit einer Eigenblutnosode.

Verabreicht werden jeweils 5 Tr. auf die Zunge. Dauer der Therapie: jeweils 6 Wo.
- 1 ×/Wo.: C7 Potenz
- 1 ×/Wo.: C9 Potenz
- 1 ×/Wo.: C10 Potenz
- 1 ×/Wo.: C12 Potenz

Bereits nach wenigen Verabreichungen der Eigenblutnosode C7 kann ein verstärkter Auswurf beobachtet werden.

Eigenblutinjektion

Basistherapie
Am besten wirksam sind die Inj. von kleinen Mengen Blut, die in einem Abstand von 5 bis 6 Tagen i.m. und unter gleichzeitiger Quaddelung der Rückenhaut verabfolgt werden.
- 1., 5. und 10. Tag – i.m.-Inj.: 1,5 ml Nativblut und i.c.-Inj.: 0,5 ml Nativblut + Zusatz

- Nach der i.m.-Inj. wird das Blut mit je einer Amp. AP V bzw. AP VI gemischt und i.c. appliziert. Die i.c.-Inj. erfolgt zwischen den Querfortsätzen des 3. und 4. Brustwirbels auf beiden Körperseiten sowie im 1. Interkostalraum 1 Querfinger neben dem Sternum bzw. am unteren Rand des Sternoklavikulargelenks (➤ Abb. 4.1).

Je nach Reaktionslage und Ansprechbarkeit des Patienten werden die Injektionsintervalle später so erweitert, dass er 1 × wöchentlich, 14-tägig, bzw. 3-wöchentlich je eine Inj. nach vorgegebenem Muster erhält.

Zusatztherapie
- *Utilin®*: Mo. 1 Kps. und 3 Std. nüchtern bleiben, *Recarcin®*: Fr. 1 Kps. und 3 Std. nüchtern bleiben
- *Vitamin C*: 2 TL Ascorbinsäure Plv. über den Tag verteilt mit Saft einnehmen; es ist durchaus hilfreich, vor jeder Eigenblutinjektion dem Patienten 15 g Vitamin C zu infundieren.
- Tropfenmischung: *Cerivikehl®*, *Relivora® Komplex* aa 30.0, 3 × tgl. 20 Tr. mit etwas Wasser verdünnt einnehmen

4.5.3 Bronchiektasen

Nicht mehr rückbildungsfähige Erweiterungen einzelner oder mehrerer Bronchien infolge einer angeborener oder erworbener Wandschwäche der Bronchien (rezidivierende Bronchitiden, Emphysem oder narbige Verziehung der Bronchien nach Tuberkulose). Leitsymptom ist der chronische Husten und die morgendliche „maulvolle Expektoration".

Bei diesem chronischen Krankheitsgeschehen kann durch die Eigenbluttherapie einer sich ständig wiederholenden Infektion entgegengewirkt werden. Am zweckmäßigsten war hierfür die Anwendung der aktivierten Eigenbluttherapie. Da der Hämoktivator nicht mehr verwendet werden darf, haben sich die nachfolgenden Inj. als sehr sinnvoll erweisen.

Injektionstherapie

Injektionskur
- 1. Wo. (2 ×/Wo.): i.m.-Inj.: 1 Amp. *Rebas® D4* + 1 Amp. *Notakehl® D5*
- 2. Wo. (2 ×/Wo.): i.m.-Inj.: 2 Amp. *Rebas® D4* + 1 Amp. *Notakehl® D5*
- 3. und 4. Wo. (2 ×/Wo.): i.m.-Inj.: 3 Amp. *Rebas® D4* + 1 Amp. *Notakehl® D5*

Zusatztherapie
- **Medikamentöse Therapie:**
  - *Utilin® S:* Mo. 1 Kps. (nüchtern) und 3 Std. nüchtern bleiben, *Recarcin®*: Fr. 1 Kps. (nüchtern) und 3 Std. nüchtern bleiben
  - *Vitamin C:* 2 TL Ascorbinsäure Plv. über den Tag verteilt mit Saft einnehmen
- **Tee zur Anregung der Expektoration** (nach *Weiß*): Primulae rad., Thymi herb., Plantagin. lanc. herb. aa ad 100.0. M. f. spec. D. S. 1 TL auf 1 Tasse mit kochendem Wasser übergießen, 20 Min. ziehen lassen, 3 Tassen tgl. trinken Die Teemischung unterstützt die Sekretausscheidung durch Klopf- und Lagerungsdrainage.
- Bei chronischen Krankheitsprozessen dieser Art ist die Zwischenschaltung einer kurmäßigen Injektionstherapie von *Rebas® D4* Amp. in Kombination mit *Notakehl® D5* Amp. außerordentlich wirksam.

4.5.4 Asthma bronchiale

Die vorwiegend anfallsweise auftretende vollständig reversible oder teilreversible Obstruktion der tieferen Atemwege (Bronchiolen) entwickelt sich auf dem Boden eines hyperreaktiven Bronchialsystems. Auslöser sind verschiedenartige exogene Noxen (Allergene: Pollenstaub, Sporen von Pilzen, Hausstaub, Federn, Tierhaare oder Irritationen durch chemisch-physikalische Reize) und endogene Reize, die mit Hypersekretion oder Schleimhautödem oder mit beidem verknüpft sein können. Ferner bestehen enge Beziehungen zwischen Asthma und Psyche. Schettler spricht von einer besonderen „Persönlichkeitsstruktur" und einem „eigenen psychologischen Profil". Prävalenz in der Bevölkerung ca. 5%.

Oft entwickelt sich das Asthma bronchiale auch als Begleiterscheinung bei akuter oder chronischer Bronchitis oder kardiovaskulären Erkrankungen. Es bestehen folgende Symptome:

- In leichten Fällen: Isolierter Husten, v.a. nachts und am frühen Morgen mit oder ohne Atembeklemmung
- In schweren Fällen: Anfallsweise Dyspnoe (häufig nachts, besonders in den frühen Morgenstunden) mit verlängerter Exspiration, Giemen, Lungenblähung und Tachykardie
- Schwerer Asthmaanfall: Alarmzeichen – Zyanose, verlangsamte unregelmäßige Atmung, Gebrauch der Atemhilfsmuskulatur, Erschöpfung, Bewusstseinstrübung
- Auswurf: meist spärlich, zäh, glasig klar bis weißlich, bei Inf. gelb bis grünlich, eitrig

Die Dauer des Anfalls kann eine Stunde oder weniger anhalten oder als Status asthmaticus mehrere Tage fortwähren. Die Folge ist eine restlose körperliche und seelische Erschöpfung. Erstes Zeichen der Remission sind heftiger, produktiver Husten mit Expektoration eines dicken, zähen Sputums, und zurückgehende Atemnot mit einem Gefühl der Erleichterung.

Bevor eine umfassende Asthmatherapie beginnt, sollte eine Ausschaltung möglicher Störfeldern und, wenn notwendig, eine Herdsanierung erfolgen. Zu den wichtigsten Störfaktoren (➤ Kap. 4.22) zählen: Zahnherde, Dysbiosen, chronische Entzündungen (Appendizitis, Sinusitis, Cholezystitis).

Bereits 1918 hat *Koschade* zur Asthmabehandlung Eigenblutinj. durchgeführt, teils als Nativblutinjektionen, teils mit zugesetzten Medikamenten. Die zunächst beobachteten erheblichen Erstverschlimmerungen veranlassten ihn diese Therapieform vorerst nicht mehr durchzuführen. Später stellte er fest, dass die erfolgreiche Asthmabehandlung eine Frage der richtigen Dosierung der Eigenblutmenge ist. Von vielen Autoren wird die Eigenblutbehandlung unterschiedlich beurteilt: Berichtet wird von sehr guten Ergebnissen, aber auch von ebenso vielen Misserfolgen. Ausschlaggebend für den Erfolg sind neben der richtigen Dosierung auch die Injektionsintervalle. Bis zum 40. Lebensjahr ist der Behandlungserfolg durch die Eigenblutbehandlung beim Asthma bronchiale gut, während beim älteren Patienten die Behandlungserfolge wesentlich geringer sind.

Potenziertes Eigenblut für Kinder

Wichtig ist, dass erstmals Blut während eines Asthmaanfalls entnommen wird und die Durchführung der Eigenblutkur konsequent über mehrere Monate erfolgt.

Basistherapie
Verabreicht werden jeweils 1 ×/Wo. 5 Tr. auf die Zunge.
- Über 4 Wo.: C5 Potenz
- Über 6 Wo.: C7 Potenz
- Über 6 Wo.: C9 Potenz
- Über 6 Wo.: C12 Potenz
- Über 8 Wo.: C15 Potenz

Zusatztherapie
- *Utilin*®: Mo. 1 Kps. (nüchtern) und 3 Std. nüchtern bleiben (später Austausch der *Utilin*® stark mit *Utilin*® S schwach–stark)
- *Latensin*® Kps. schwach: Fr. 2 Kps. (nüchtern) und 3 Std. nüchtern bleiben
- *Fortakehl*® D5: v.d. Schlafengehen 1 Tbl. im Mund zergehen lassen

Eigenblutinjektion

Basistherapie
Die Steigerung der Eigenblutmenge und des Zusatzes sind abhängig von der Reaktionslage und dem Zustand des Patienten. Anfänglich auftretende Erstverschlimmerungen sind positiv zu werten, da sie anzeigen, dass der Patient auf die Behandlung reagiert.
- 1. Tag – i.c.-Inj. oder s.c.-Inj.: 0,3–0,5 ml Nativblut
- 6. Tag – s.c.-Inj.: 0,5 ml Nativblut
- 11. Tag – s.c.-Inj.: 0,6 ml Nativblut
- 16. Tag – s.c.-Inj.: 0,7 ml Nativblut
- 21. Tag – s.c.-Inj.: 0,9 ml Nativblut
- 26. Tag – i.m.-Inj.: 1,0 ml Nativblut
- 31. Tag – i.m.-Inj.: 1,0 ml Nativblut + 0,2 ml *Allergie-Injektopas*®
- 41. Tag – i.m.-Inj.: 1,0 ml Nativblut + 0,4 ml *Allergie-Injektopas*®
- 46. Tag – i.m.-Inj.: 1,0 ml Nativblut + 0,5 ml *Allergie-Injektopas*®

4.6 Erkrankungen der Lunge

- ...blut + 1,0
- ...tivblut +
- ...tivblut +

- *Utilin® D6* in langsamer Steigerung bis *Utilin® S*: Mo. 1 Kps. (nüchtern) und 3 Std. nüchtern bleiben
- *Latensin® schwach*: Fr. 2 Kps. (nüchtern) und 3 Std. nüchtern bleiben
- *Fortakehl® D5*: abends v.d. Schlafengehen 1 Tbl. im Mund zergehen lassen
- **Äußere Anwendung:** Inhalation nach Dr. med. Berthold Kern (➤ Kasten)

> **PRAXISTIPP**
> **Inhalationskur**
>
> Verwendet wird ein Druckluftinhalator (z.B. Pari-Inhalierboy, Hestia Tiefeninhalator). Das Inhalat vor der Inhalation aufschütteln!
> - *Symbioflor® 1* Tr. unverdünnt inhalieren, 4–5 × tgl. je 10 Min.; bei Besserung Probepause (50 ml *Symbioflor® 1* reichen etwa 8 Tage)
> - Bei unzureichender Besserung:
>   - Vorkur mit *Bactisubtil®* Kps.: 1 Kps. öffnen, Pulver in 15 ml NaCl-Lösung geben, aufschütteln, reicht zur Inhalation für 2 Tage. Inhalation erfolgt 4–5 × tgl. je 10 Min. Nach Anwendung kann es zur leichten Erhöhung der Körpertemperatur kommen.
>   - Danach mit *Symbioflor® 1* weiterbehandeln (➤ oben).

Heverl SL • Zincum valerianicum Heverl N

4.6 Erkrankungen der Lunge

Einige Lungenerkrankungen sprechen auf die Eigenblutbehandlung gut an oder unterstützen den Heilungsverlauf. Zudem verstärkt das applizierte Eigenblut die Wirkung der oral verordneten Medikamente.

4.6.1 Pneumonien

Die exsudative oder proliferative Entzündung des Lungenparenchyms ist in den Industrieländern die häufigste zum Tode führende Infektionskrankheit. Sie ist meist bakteriell, viral oder durch Pilze bedingt; sehr selten kann sich durch Inhalation von fettlöslichen Dämpfen (Nasentropfen, Paraffin, Benzin) oder durch immunologische Ursachen eine Pneumonie entwickeln.

Eigenbluttherapie

Die Behandlung von Pneumonien mit Eigenblut als Monotherapie oder modifiziert in Kombination mit zugefügten Medikamenten hat sich bei Pneumonien außerordentlich gut bewährt. Viele Autoren betonen die schnelle Wirksamkeit und berichten einhellig, dass sich bei frühzeitiger Anwendung die subjektiven Beschwerden wie Atemnot, Appetitlosigkeit, Schmerzen der befallenen Lungenseite und Schlaflosigkeit deutlich bessern und auch eine rasche Entfieberung eintritt.

Auffallend ist die schnelle Wirkung der Eigenbluttherapie bei Viruspneumonie.
- Bei **beginnender Bronchopneumonie** kommt es nach wenigen Eigenblutinjektionen des Patienten zu raschem Fieberabfall und deutlicher Symptombesserung.
- Bei **Antibiotikaresistenz,** d.h. bei Nichtwirksamkeit des verabreichten Antibiotikums bringt eine Injektion von 10 ml Nativblut intraglutäal sehr häufig eine Wende im Krankheitsverlauf. Nicht selten zeigt das bis dahin nicht anschlagende Antibiotikum plötzlich Wirkung. Bereits *Hoff* verabreichte bei Pneumonie-Patienten 10 ml unverändertes Eigenblut und konnte sehr oft einen ins Stocken geratenen Heilungsprozess wieder in Gang bringen.

Basistherapie

- Der Erfolg der Eigenblutanwendung bei Pneumonie ist umso besser, je früher die Pneumonie erkannt und die Eigenblutbehandlung begonnen werden kann.

- Bei Verdacht einer Pneumonie folgende Inj. durchführen. i.m.-Inj.: tgl. 5 ml Nativblut, bis Entfieberung eintritt.
- Zusätzlich alle Maßnahmen zur Herz- und Kreislaufstabilisierung bedenken und anwenden.

4.7 Erkrankungen des Herzens

Insbesondere bei Koronarsklerose oder in der Infarktvor- bzw. -nachsorge ist die Eigenblutbehandlung als unterstützende Maßnahme sehr wertvoll.

4.7.1 Koronarsklerose

Die Arteriosklerose der großen und mittleren Herzkranzgefäße verursacht Angina-pectoris-Anfälle mit retrosternalen Herzschmerzen, die in den linken Arm ausstrahlen. Zudem bestehen ein Angst- und Vernichtungsgefühl, Schweißausbruch, Tachykardie und Blutdruckanstieg. Die Anfälle können wenige Min. bis zu einer halben Stunde dauern.

Die Koronarsklerose ist meist der Beginn einer zunehmenden Arteriosklerosemanifestation im Gefäßsystem. Risikofaktoren der Arteriosklerose sind v.a. Hypertonie, Hypercholesterinämie oder Diabetes mellitus, ebenso altersbedingte Verschleißerscheinungen, Hypothyreose und Adipositas.

Eigenbluttherapie

Bereist 1920 verabfolgte *Koschade* bei Angina pectoris mit guten Ergebnissen Eigenblut. Über einen Zeitraum von drei Monaten injizierte er in 5–10-tägigen Intervallen 2,0 ml Nativblut. *Wachsmuth*, konnte die Erfolge von Koschade durch eigene Untersuchungen bestätigen.

Auch wir konnten beobachten, dass mit Zunahme der Eigenblutinj. Stenokardie-Patienten eine erhebliche Linderung ihrer Beschwerden erfahren, sich die Häufigkeit der Anfälle erheblich verringert und die Heftigkeit der Beschwerden merklich nachlässt. Durch zusätzliche Vitamin-C-Infusionen konnten die Beschwerden dauerhaft beseitigt werden und somit manchen Patienten eine Bypass-Operation erspart bleiben.

Eigenblutinjektionen: Basistherapie

Die Inj. können in größeren Abständen von zunächst 14 Tagen, später 3-wöchentlich fortgeführt werden. Auch die Zwischenschaltung von Vitamin-C-Infusionen mit jeweils 15 bis 30 g *Pascorbin*® sind wichtig für einen dauerhaften Erfolg.
- 1. und 2. Wo. (2 ×/Wo.): i.m.-Inj.: 2,0 ml Nativblut + 1 Amp. *Cefangipect*® H
- 3.–6. Wo. (1 ×/Wo.): i.m.-Inj.: 2,0 ml Nativblut + 1 Amp. *Cefangipect*® H

Zusatztherapie

- **Medikamentöse Therapie:**
  - *Strophanthus-Strath*®: 3 × tgl. 40–60 Tr. n.d. Essen
  - *magnerot*® *Classic*: 2 × tgl. 1 Tbl. n.d. Essen
  - *Vitamin C 500 mg* (Dr. Sass): 3 × tgl. 1 Kps. n.d. Essen
- **Umstellung der Lebens- und Essensgewohnheiten:** Gewichtsreduzierung bei Adipositas; Einschränkung von Alkohol- und Zigarettenkonsum, evtl. Rauchverbot; keine Überanstrengung, aber regelmäßige körperliche Betätigung durch Spaziergänge; seelische Entspannung, um seelische Fixierungen zu lösen

4.7.2 Infarktnachsorge

Für die Infarktnachsorge ist eine kurmäßig angewendete Eigenblutbehandlung eine wertvolle und Erfolg versprechende Ergänzung.

> Bei Einnahme von Gerinnungshemmern ist jegliche Form der i.m.-Injektion verboten!

Eigenblutinjektion: Basistherapie

- 2 ×/Wo.– i.m.-Inj.: je 2,0 ml Nativblut + *Cefangipect*® H, *Mucokehl*® D5 oder ein anderes spezifisch wirkendes Herzmittel.

- Dauer der Inj.: 6–8 Wo. Danach monatl. 1 weitere Eigenblutinjektion möglich

Zusatztherapie

- *Strophanthus-Strath®*: 3 × tgl. 40–60 Tr. n.d. Essen
- *magnerot® Classic*: 2 × tgl. 1 Tbl. n.d. Essen, *Cetebe®*: 3 × tgl. 1 Kps. n.d. Essen, *Q-10 MSE Monopräparat*: 3 × tgl. 1 Kps. n.d. Essen
- Phönix-Entgiftungstherapie (➤ Kap. 4.4.4)

4.7.3 Nervöse Herzbeschwerden

Es bestehen Brustschmerzen (Herzstiche, Druckgefühl auf der Brust und Beklemmungsgefühl) oder eine erhöhte Herzfrequenz, evtl. vasomotorische Störungen, verbunden mit Schweißausbrüchen und kalten Extremitäten. Zeitweise kommt es zur Tachykardie oder Bradykardie, gelegentlich sind Extrasystolen feststellbar. Eine organische Ursache kann nicht ausgemacht werden.

Gute Behandlungsergebnisse erzielt man bei diesen Patienten mit Eigenblutinjektionen, wobei sich diese sehr häufig auch auf das seelische Missempfinden positiv auswirken.

Da psychogene Herzbeschwerden auch Ausdruck eines psychischen Konfliktes sein können, ist neben der gründlichen Anamnese auch das ausführliche Gespräch mit dem Patienten wichtig, um Probleme aufdecken zu können und dadurch das Behandlungsergebnis zu optimieren. Möglicherweise ist für den Patienten Autogenes Training nützlich.

Eigenblutinjektion: Basistherapie

- 2 ×/Wo.– i.m.-Inj.: 2,0 ml Nativblut + 1 Amp. *Mucedokehl® D5*
- Dauer der Inj.: 4 Wo.
- 14-tägig kann zusätzlich 1 Amp. neurotropan® i.v. injiziert werden: Dieses Cholinpräparat bringt das im Ungleichgewicht befindliche vegetative Nervensystem wieder in die Balance. Für eine gewisse Zeit können die Inj. monatlich wiederholt werden. Oftmals ist die 4-wöchige Kur ausreichend, so dass keine weiteren Inj. erfolgen müssen.

Zusatztherapie

- *Mucedokehl® D4*: v.d. Frühstück und v.d. Schlafengehen jeweils 1 Kps.
- *Q-10 MSE Monopräparat*: 3 × tgl. 1 Kps. n.d. Essen
- Homöopathische Rezeptur: Aconitum D6, Iberis amara D4, Kalmia D4 (aa 30.0). M.D.S. 3 × tgl. 20 Tr. mit etwas Wasser einnehmen.

4.8 Gefäß- und Kreislauferkrankungen

4.8.1 Zerebralsklerose

Die Arteriosklerose der Hirngefäße geht z.B. einher mit Schwindel, Ohrensausen, nächtlicher Unruhe und zunehmender Schlaflosigkeit. Zudem mit Demenz (zunehmende Vergesslichkeit, Störungen der Merkfähigkeit), Persönlichkeitsabbau und Veränderungen des Charakters. Im fortgeschrittenen Stadium können neurologische Ausfallserscheinungen auftreten, z.B. Doppeltsehen, Bewusstseinsstörungen, Hemi- oder Monoparesen, Erbrechen und starke Kopfschmerzen. Je häufiger sich diese Ausfallserscheinungen zeigen, desto eher besteht die Gefahr, dass neurologische Restsymptome zurückbleiben.

Bei etwa 68 % der Patienten stehen metabolische Störungen im Vordergrund, während 17,5 % der Fälle vaskuläre Störungen aufweisen.

Die Eigenblutbehandlung führt bei vielen gefährdeten Patienten zur subjektiven Beschwerdebesserung und einer günstigen Wirkung auf den Krankheitsverlauf, wodurch die Gefahr eines apoplektischen Insultes verringert wird.

Eigenblutinjektion: Basistherapie

Es ist sinnvoll dem Eigenblut ein Medikament zuzufügen, das den zerebralen Energiestoffwechsel steigert und die Durchblutung im Kapillargebiet fördert. Erfahrungsgemäß sind 15–20 Mischinj. angezeigt, wobei eine Inj. zunächst 3 ×/Wo., dann 2 ×/Wo. und schließlich nur noch 1 ×/Wo. erfolgt.

- 1. Tag – Infusion: 250 ml NaCl 0,9% + 15 g *Pascorbin*®
- 2. Tag – i.v.-Inj.: 10 ml *Actihaemyl*® oder gleichwertiges Präparat
- 3. Tag – Infusion: 250 ml NaCl 0,9% +15 g *Pascorbin*®
- 4. Tag – Infusion: 8,0 ml *Actihaemyl*® oder gleichwertiges Präparat; i.m.-Inj.: 2,0 ml Nativblut + (restliche) 2,0 ml *Actihaemyl*®
- 8. Tag – Infusion: 250 ml NaCl 0,9% + 15 g *Pascorbin*®
- 10. Tag – i.v.-Inj.: 8,0 ml *Actihaemyl*® oder gleichwertiges Präparat; i.m.-Inj.: 2,0 ml Nativblut + (restliche) 2,0 ml *Actihaemyl*®
- Fortsetzung der Behandlungskur bis zu deutlicher Besserung.

Zusatztherapie

- *Q-10 MSE Monopräparat*: 3 × tgl. 1 Kps. n.d. Essen
- *Tebonin*® spezial Filmtbl.: 2 × tgl. 1 Tbl. oder *Actihaemyl*® Drg.: 3 × tgl. 1 Drg.
- Vitamin C: 2 TL Ascorbinsäure Plv. über den Tag verteilt mit Saft einnehmen

Zusätzlich sollten tgl. Merkübungen durchgeführt werden, um die geistige Leistungsfähigkeit zu steigern und zu stabilisieren. Ausreichende Bewegung fördert zudem die körperliche Aktivität.

4.8.2 Apoplexieprophylaxe

Es ist heute hinreichend bekannt, dass jeder Alterungsprozess durch freie Radikale forciert wird. Vitamin C als Radikalenfänger wirkt hemmend auf diesen Alterungsprozess. *Willis*, *Fishman*, *Sokoloff* und andere haben festgestellt, dass Ascorbinsäure den Alterungsprozess der Gefäße günstig beeinflusst, indem sie dem Elastizitätsverlust der Gefäßwände oder der Plaque-Bildung an der Intima entgegenwirkt.

Zur Apoplexieprophylaxe ist eine Vitamin-C-Infusionskur, an die sich eine 5-wöchige Eigenbluttherapie anschließt, die Therapie der Wahl.

Vitamin-C-Infusionskur

Infusionslösung kurz vor der Verabreichung unter Beachtung der Sterilität zubereiten. Anstatt physiologischer Kochsalzlösung kann auch Ringer-Lactat-Lösung verwendet werden. Vitamin C (*Pascorbin*®) wird in der jeweiligen Menge zur Infusionslösung dazugegeben (➤ Kap. 5.2.1). Sobald die Dosis von 15 g *Pascorbin*® überschritten wird, muss nach jeder Infusion 1 Amp. Ubichinon cps. i.m. verabreicht werden. Das auch als Coenzym Q bezeichnete Mittel entwickelt in Verbindung mit hochdosiertem Vitamin C einen kräftigen Regenerationseffekt auf blockierte Atmungsfermente und ist in der Lage, Fermentblockaden auszukompensieren.

- 1. Wo. (3 ×/Wo.): 250 ml NaCl 0,9% + 15 g *Pascorbin*®
- 2., 3. und 4. Wo. (3 ×/Wo.): 500 ml NaCl 0,9% + 30 g *Pascorbin*®

Eigenbluttherapie

- 1.–5. Wo. (2 ×/Wo.): i.m.-Inj.: 2,0 ml Nativblut + 1 Amp. eines Ginkgopräparats
- Als **Zusatztherapie** werden folgende Nährstoffpräparate verabreicht: *Q-10 MSE Monopräparat*: 3 × tgl. 1 Kps., *Vitamin C*: 2 TL Ascorbinsäure Plv. über den Tag verteilt in Saft aufgelöst einnehmen.

4.8.3 Apoplexienachsorge

Bereits *Colilla* und *Pizillo* stellten durch Untersuchungen fest, dass Eigenblutinj. bei Apoplexie vorzügliche Wirkungen zeigten. Sie injizierten mehrere Wochen lang jeden zweiten Tag 10–20 ml Nativblut i.m. und erzielten eine erhebliche Blutdrucksenkung, die lange anhielt. Zudem verschwanden die subjektiven Beschwerden wie Kongestionen, Schwindel, Kopfschmerzen und Schlaflosigkeit.

Nach einem apoplektischen Insult ist eine konsequente Betreuung der Patienten nach ihrem stationären Aufenthalt notwendig.

Eigenblutinjektion: Basistherapie

- 1.–5. Wo. (2 ×/Wo.): i.m.-Inj.: 2,0 ml Nativblut + 1 Amp. eines Ginkgopräparats
- i.m.-Inj. (auf die andere Gesäßhälfte): 1 Amp. *Rebas*® D4 + 1 Amp. *Thymus suis-Injeel* + 1 Amp. *Hypothalamus suis-Injeel*

Zusatztherapie

- *Q-10 MSE Monopräparat*: 3 × tgl. 1 Kps., *Vitamin C*: 2 TL Ascorbinsäure Plv. über den Tag verteilt mit Saft einnehmen
- *Leptospermusan*®: 3 × tgl. 10 Tr.

4.8.4 Essentielle Hypertonie

Von der Erhöhung der RR-Werte auf > 140/90 mmHg sind 25% der Bevölkerung betroffen – davon bleiben 80% unbehandelt. Bei langer Beschwerdefreiheit entwickeln sich im Lauf der Jahre folgende Symptome: morgendliche Kopfschmerzen, Ohrensausen, Schwindel, Sehstörungen, Ruhe-/Belastungsdyspnoe, nächtliche Atemnot, Herzklopfen, Herzschmerzen, Nykturie, Nervosität, Schlafstörungen.

Da jede Hypertonie die degenerative Abnützung der Gefäßwände (Arteriosklerose) begünstigt, muss versucht werden, die ständige Überbeanspruchung der Gefäße zu reduzieren, d.h. die Hypertonie zu beheben.

Fabre-Bordeaux, *Colilla* und *Pizillo* berichteten bereits darüber, dass durch Eigenblutinjektionen, die sie jeden 2. Tag bzw. 2 ×/Wo. verabreichten, Hypertoniewerte erheblich gesenkt und infolgedessen die subjektiven Beschwerden deutlich gebessert werden konnten. Die Eigenblutbehandlung ist daher auch immer als Prophylaktikum bei drohender Gefahr eines Schlaganfalls einzusetzen, hauptsächlich dann, wenn eine erbliche Disposition vorgegeben ist, v.a. auch deshalb, weil die Senkung des Blutdrucks von Dauer ist. Besonders eindrucksvoll sind die Therapieergebnisse bei weiblichen oder männlichen Patienten, die unter einer „klimakterischen Hypertonie" leiden.

Eigenblutinjektion: Basistherapie

- 1.–8. Wo. (2 ×/Wo.): i.v.-Inj.: 1 Amp. *Mucokehl*® D5
- i.m.-Inj.: 2,0 ml Nativblut + 1 Amp. *Mucokehl*® D5

Zusatztherapie

- *Aspergillus oryzae D6*: 1 × tgl. 10 Tr. v.d. Frühstück, *Mucokehl*® D4: 2 Kps. v.d. Frühstück und 1 Kps. v.d. Schlafengehen, *Mapurit*®: morgens und abends je 1 Kps. n.d. Essen
- *Vitamin C*: 2 TL Ascorbinsäure Plv. über den Tag verteilt mit Saft einnehmen

4.8.5 Vegetative Regulationsstörungen

Die Fehlsteuerung der vegetativen Innervation kann sich v.a. an den von Sympathikus und Parasympathikus innervierten Organen zeigen. Die Beschwerden können mannigfaltiger Art sein. Bevorzugt treten auf: labiler Kreislauf, „nervöse Herzbeschwerden", als Hyperazidität des Magens, als Dyskinese an den Gallenwegen oder als Entleerungsstörungen an der Harnblase.

Eigenblutinjektion: Basistherapie

- 2 ×/Wo. – i.m.-Inj.: 2,0 ml Nativblut ohne Zusätze
- 1 ×/Wo. – i.v.-Inj.: 1 Amp. *neurotropan*®

Eigenblutinjektion: Zusatztherapie

- *Strychninum D12*: 3 × tgl. 1 Tbl. im tgl. Wechsel mit *Agaricus D6–12*: 3 × tgl. 1 Tbl. im Mund zergehen lassen
- *Zincum valerianicum D6*: v.d. Schlafengehen 1 Tbl. im Mund zergehen lassen
- *Vitamin C*: 1 TL Ascorbinsäure Plv. über den Tag verteilt mit Saft einnehmen

4.8.6 Hypotonie

Die Hypotonie (RR-Werte < 105/60 mmHg) mit einer Minderperfusion von Organen manifestiert sich sowohl als chronisches Geschehen als auch als orthostatische Dysregulation (beim Aufstehen, nach längerem Stehen). Symptome sind Schwindel und Schwarzwerden vor den Augen, v.a. bei raschem Aufstehen oder nach längerem Stehen, Müdigkeit (v.a. morgens), Leistungsschwäche; psychomotorische Unruhe, Blässe, Frösteln, kalte Hände und Füße.

Bei der Diagnosestellung muss das Grundleiden berücksichtigt werden: Lebens- und Essgewohnheiten, Alkohol- und Nikotinkonsum sollten erfragt werden. Hypotonie-Patienten sprechen sehr gut auf Eigenblutbehandlung an. In Verbindung mit weiteren Therapiemaßnahmen lassen sich die unangenehmen Begleiterscheinungen vollständig beheben.

Eigenblutinjektion: Basistherapie

- 1.–5. Wo. (2 ×/Wo.): i.m.-Inj.: 3,0 ml Nativblut
- i.m.-Inj. (auf die andere Gesäßseite): 1 Amp *Vitamin B_{12}-Injektopas®* + 1 Amp. *Ginseng CPL-Injektopas®* + 1 Amp. *Calycast-Injektopas® SL*
- Alle weiteren Inj. 1 ×/Wo. über 2 Monate.

Zusatztherapie

- *Bovisan D5:* 2 Wo. Mo. und Fr. je 1 Kps., ab 3. bis 5. Wo. 1 ×/Wo. eine Kps. und ab 6. Wo. 14-tägig 1 Kps. und 3 Std. nüchtern bleiben
- *Vitamin C:* 1 TL Ascorbinsäure Plv. über den Tag verteilt mit Saft einnehmen
- *Rebas® D4:* v.d. Schlafengehen 2 Kps. einnehmen
- *Ambra Similiaplex:* 3 × tgl. 10 Tr.
- Patienten mit Hypotonieneigung müssen auf ausreichende Flüssigkeitszufuhr achten. Zudem sind Kneipp-Maßnahmen, ausreichende Bewegung bzw. sportliche Betätigung wesentlich für den anhaltenden Therapieerfolg.

4.8.7 Migräne

Die meist halbseitig auftretenden, anfallsartigen, pochenden bohrenden oder hämmernden starken Schmerzen sind nicht selten durch Nahrungsmittelunverträglichkeit (z.B. Nüsse, Kakao, Konservierungs- und Farbstoffe, Glutamat, Tonic Water, Schalentiere, Schimmelkäse) bedingt.

Die konventionelle Therapie von Nahrungsmittelallergien erfolgt meist mit Antihistaminika oder Cortison. Im Gegensatz dazu ermöglicht die biologische Therapie durch ihren Umstimmungseffekt und ihre Entgiftungs- und Regenerationsmöglichkeiten eine wesentliche Heilungsaussicht. Bewährt hat sich hier auch die Eigenbluttherapie. Zusätzlich müssen allergieauslösende Nahrungsstoffe gemieden werden. Diese lassen sich bei der Vielzahl an Nahrungsmitteln jedoch selten ausmachen.

Potenziertes Eigenblut für Kinder

Potenziertes Eigenblut in C7 und C9 ist hauptsächlich bei Eiweißallergien angezeigt (Herstellung und Durchführung ➤ Kap. 3.3.7).

Eigenblutinjektion

Bei zahlreichen Migräne-Patienten treten nach der Behandlung die Migräneanfälle in größeren Intervallen auf, danach werden die Schmerzen geringer, letztendlich bleiben die Migräneanfälle ganz aus. Es ist empfehlenswert, die Eigenblutbehandlung nach sechs Monaten zu wiederholen, ebenso die i.v.-Inj. (Zusatztherapie).

Basistherapie

- 1. Wo. (2 ×/Wo.): i.m.-Inj.: 0,5 ml Nativblut + 1 Amp. *Acirufan®*; zusätzlich 1 ×/Wo. i.m.-Inj.: 1 Amp. *Latensin® stark*
- 2. Wo. (2 ×/Wo.): i.m.-Inj.: 1,0 ml Nativblut + 1 Amp. *Acirufan®*; zusätzlich 1 ×/Wo. i.m.-Inj.: 1 Amp. *Latensin®stark*
- 3. und 4. Wo. (1 ×/Wo.): i.m.-Inj.: 1,5 ml Nativblut + 1 Amp. *Acirufan®*; zusätzlich 1 ×/Wo. i.m.-Inj.: 1 Amp. *Latensin®*
- 5. Wo. (1 ×/Wo.): i.m.-Inj.: 2,0 ml Nativblut + 1 Amp. *Acirufan®*; zusätzlich 1 ×/Wo. i.m.-Inj.: 1 Amp. *Latensin®*

Die weiteren Eigenblutinj. in 14-tägigen Abständen; i.m.-Inj. von *Latensin® stark* 1 ×/Monat.

Zusatztherapie
- **Medikamentöse Therapie:**
  - *Latensin®*: 1 ×/Wo. 1 Kps. (nüchtern) und 3 Std. nüchtern bleiben
  - *Vitamin C 500 mg Dr. Sass Kps.* 3 × tgl. 1 Kps.
  - *Antimigren®*: 4 × tgl. 20 Tr. mit etwas Flüssigkeit verdünnt
- **Injektionstherapie:** 1 ×/Wo. nach der Blutentnahme 1 Amp. *neurotropan®* i.v. verabreichen. Nach 5–6 Injektionen erfolgen i.v.-Inj. 1 ×/Mo.

4.9 Erkrankungen der Speiseröhre und des Magens

4.9.1 Akute Gastritis

Ausgelöst durch Noxen, wie z.B. Alkohol, Medikamente (ASS, NSAR, Kortikosteroide, Zytostatika), bakterielle Infekte und Stress (Schock, Trauma, Leistungssport), entwickeln sich folgende Symptome: Oberbauchschmerzen, Übelkeit, und Erbrechen. Die nicht erosive Gastritis verläuft meist symptomlos. Die Patienten haben ein starkes Durstgefühl infolge der Mundtrockenheit.

Eigenblutinjektion: Basistherapie

Die beiden Therapieschemata sind alternativ einzusetzen.

Therapieschema 1:
- 1.–3. Tag – i.v.-Inj.: 1 Amp. *Traumeel® S* + 1 Amp. *Erigotheel®* + 1 Amp. *Nux vomica-Homaccord®*
- 5., 7. und 9. Tag – i.m.-Inj.: 0,5 ml Nativblut + 1 Amp. *Traumeel® S* + 1 Amp. *Erigotheel®* + 1 Amp. *Nux vomica-Homaccord®*

Therapieschema 2:
- 1 Wo. (3 ×/Wo.) i.m.-Inj.: 0,5 ml Nativblut + 1 Amp. *Obatri-Injektopas SL* + 1 Amp. *Spasmo-Injektopas SL*. Zusätzlich kann 0,5 ml der Mischinj. als s.c-Inj. an den Plexus solaris appliziert werden.
- Ab 2. Wo (2 ×/Wo.) i.m.-Inj.: 0,5 ml Nativblut + 1 Amp. *Obatri-Injektopas SL* + 1 Amp. *Spasmo-Injektopas SL* bis zum Zeitpunkt der völligen Schmerzfreiheit, Appetitzunahme und Rückkehr des allgemeinen Wohlbefindens.

Zusatztherapie

- **Medikamentöse Therapie (alternativ):**
  - *Fortakehl® D4:* morgens und abends jeweils 1 Kps. 1 Std. n.d. Essen, *Latensin®schwach:* Mo. 2 Kps. (nüchtern) und 3 Std. nüchtern bleiben, *Utilin®:* Fr. 1 Kps. (nüchtern) und 3 Std. nüchtern bleiben
  - *Thymus Oligoplex:* bei Schmerzen 4 × tgl. 2 Tbl. v.d. Essen im Mund zergehen lassen, *Apomorphinum Similiaplex N:* bei Erbrechen stdl. 10–20 Tr. auf 1 EL Wasser, *Opsonat® spag.* (Pekana): 4 × tgl. 1 TL voll in ¼ Glas warmen Wasser v.d. Essen (antientzündliche Wirkung)
- **Tees:** Flüssigkeitszufuhr in Form von Pfefferminz-, Kamille- oder Fencheltee
- **Ernährungstherapie:** völlige Nahrungskarenz für 1–2 Tage, später Schleim- und Suppenkost, anschließend langsam aufbauende Magenschonkost
- **Rollkur mit Markalakt Vital Pulver:**
  - Zeitpunkt: morgens, jeweils vor dem Aufstehen und eine halbe Stunde vor dem Abendessen
  - Anwendung: 4 TL des Pulvers in ausreichend heißes Wasser einrühren und trinken, danach 5 Min. auf den Rücken, anschließend 5 Min. auf die linke Seite, 5 Min. Bauchlage und anschließend 5 Min. auf die rechte Seite legen.

4.9.2 Chronische Gastritis

85% der chronischen Gastritiden sind als Typ-B-Gastritiden bakteriell (Helicobacter pylori) bedingt. Weitere Formen und Ursachen sind: Typ A (Autoimmungastritis: 5%), Typ C (chemisch induzierte Gastritis: 5–10%) z.B. durch Gallereflux oder NSAR. Begünstigend wirken unmäßiger Genuss von Alkohol und starker Zigarettenkonsum. Meist verläuft die Gastritis asymptomatisch oder es bestehen unspezifische Symptome (Völlegefühl, Übelkeit, Aufstoßen). Evtl. Ausbildung einer perniziösen Anämie.

Eigenblutinjektion: Basistherapie

- 1 Wo. (3 ×/Wo.) i.m.-Inj.: 0,5 ml Nativblut + 1 Amp. *Obatri-Injektopas SL* + 1 Amp. *Spasmo-Injektopas SL*. Zusätzlich kann 0,5 ml der Mischinjek. als s.c-Inj. an den Plexus solaris appliziert werden.
- Ab 2. Wo (2 ×/Wo.) i.m.-Inj.: 0,5 ml Nativblut + 1 Amp. *Obatri-Injektopas SL* + 1 Amp. *Spasmo-Injektopas SL* bis zum Zeitpunkt der völligen Schmerzfreiheit, Appetitzunahme und Rückkehr des allgemeinen Wohlbefindens.

Zusatztherapie

- **Medikamentöse Therapie (alternativ):**
    - *Fortakehl® D4*: morgens und abends jeweils 1 Kps. 1 Std. n.d. Essen. *Latensin® schwach*: Mo. 1 Kps. (nüchtern) und 3 Std. nüchtern bleiben. *Utilin®*: Fr. 1 Kps. (nüchtern) und 3 Std. nüchtern bleiben
    - *Thymus Oligoplex*: bei Schmerzen 4 × tgl. 2 Tbl. v.d. Essen im Mund zergehen lassen. *Apomorphinum Similiaplex N*: bei Erbrechen stdl. 10–20 Tr. auf 1 EL Wasser geben. *Opsonat® spag.* (Pekana): 4 × tgl. 1 TL voll in ¼ Glas warmen Wasser v.d. Essen (antientzündliche Wirkung).
- **Rollkur mit Markalakt Vital Pulver:**
    - Zeitpunkt: morgens, jeweils vor dem Aufstehen und eine halbe Stunde vor dem Abendessen
    - Anwendung: 4 TL des Pulvers in ausreichend heißes Wasser einrühren und trinken, danach zunächst 5 Min. auf den Rücken, anschließend 5 Min. auf die linke Seite, 5 Min. Bauchlage und anschließend 5 Min. auf die rechte Seite legen.
- **Ernährungstherapie:** Sprechen Sie mit den Patienten über eine Änderung der Lebensführung, beispielsweise Abbau von Stress, Einschränkung von Kaffee, Nikotin und Alkohol. Machen Sie die außerdem Essgewohnheiten und Nahrungsmittelauswahl des Patienten zum Thema und weisen Sie v.a. darauf hin, dass grundsätzlich 2- bis 3-stündlich kleinere Mahlzeiten verzehrt werden sollten.

4.9.3 Helicobacter-pylori-Affektionen

Beobachtbar ist in den letzten Jahren eine deutliche Zunahme gastraler und duodenaler Helicobacter-pylori-Affektionen. Die vielfältigen Symptome wie Obstipation bzw. Diarrhoe, Appetitlosigkeit, Völlegefühl, Übelkeit, Erbrechen bis hin zu Schwindel und Kreislaufstörungen führen oftmals zu einer falschen Diagnose.

Ist der Nachweis gesichert, ist zunächst folgende therapeutische Vorgehensweise empfehlenswert:

Eigenblutinjektion: Basistherapie

- 3 ×/Wo.: 500 ml NaCl + 22,5 g Pascorbin® + 1200 mg reduziertes Glutathion.
- Nach jeder Infusion i.m.-Inj.: 0,5 ml Nativblut und 2 Amp. *Fortakehl D5* möglich.

Die Infusion wird für die Dauer von 4 Wo. durchgeführt. Anschließend sollten monatlich eine Vitamin-C-Infusion und eine Eigenblutinjektion als Auffrischungsinjektion erfolgen. Die Injektionsbehandlungen einschließlich der Infusionen sollte man bei anfälligen Personen 2 × jährlich durchführen.

Zusatztherapie

- *Fortakehl® D5*: 3 × tgl. 1 Std. n.d. Essen 1 Tbl. im Mund zergehen lassen
- *Gastro-Pasc*: 3 × tgl. 20 Tr.
- *Colloidal Silver* (Viabiona): morgens ½ TL voll mit etwas Wasser verdünnt einnehmen für die Dauer von 8 Wo.
- *Vitamin C 500 mg* (Dr. Sass): 3 × tgl. 1 Kps.

4.9.4 Dumping-Syndrom

Symptome wie Blässe, Schweißausbruch, Herzklopfen und Schwindelgefühl mit Kollapsneigung sowie kurz nach Nahrungsaufnahme auftretender Stuhldrang mit Übelkeit, werden als Dumping-Syndrom bezeichnet. Diese Symptomatik tritt vorwiegend bei jüngeren, labilen Ulkuspatienten 1–3 Wo. nach der OP auf.

Eigenblutinjektion: Basistherapie

- 2 ×/Wo. – i.m.-Inj.: 0,5 ml Nativblut + 1 Amp. *Obatri-Injektopas SL* + 1 Amp. *Cholo-1-Injektopas N*.
- Evt. zusätzlich s.c.-Inj.: 0,5 ml Nativblut + Amp. *Fortakehl D5* an den Plexus solaris

Zusatztherapie

- *Zincum D12:* 3 × tgl. 1 Tbl. im Mund zergehen lassen
- *Duodenoheel®:* 4 × 1 Tbl. im Mund zergehen lassen im tgl. Wechsel mit *Bryaconeel®:* 4 × 1 Tbl. im Mund zergehen lassen
- Rektale Applikation: *Spascupreel® S:* morgens und abends jeweils 1 Supp.

4.10 Darmerkrankungen

Insbesondere chronisch entzündlich sowie allergisch bedingte Darmerkrankungen sind durch eine Eigenblutbehandlung gut zu beeinflussen.

4.10.1 Colon irritabile (Reizkolon)

Funktionelle Darmstörung ohne fassbare organische Ursache. Verursachende Faktoren sind viszerale Hyperalgesie, Z. n. Darminfektion, Stress, Ernährung. Symptome: meist Diarrhoe (nur am Tag), aber auch Wechsel von Diarrhoe und Obstipation (DD: Ca) oder nur Obstipation möglich, selten Schleimbeimengungen. Gefühl der inkompletten Entleerung. Zudem Schmerzen (auch kolikartig) oder Völlegefühl wechselnder Lokalisation, starke Flatulenz, zuweilen tritt Übelkeit und Appetitlosigkeit auf.

Evtl. entwickeln sich extraintestinale Beschwerden: Miktionsstörungen, gynäkologische Symptome, Migräne, Palpitationen, Karzinophobie, zudem besteht eine hohe Komorbidität mit psychiatrischen Erkrankungen. Die Erkrankung tritt bevorzugt bei Frauen im Alter zwischen 20 und 40 Jahren auf. Viele Patienten haben eine auffällige Persönlichkeitsstruktur: Sie sind äußerst sensibel, neurotisch, wirken sehr ängstlich, aber auch ehrgeizig und sind als psycholabil zu bezeichnen.

Die günstige Wirkung des Eigenblutes auf Psyche und Vegetativum, die Anregung der Drüsentätigkeit und die Vermehrung der proteolytischen Enzyme durch Eigenblutinj. machen diese Therapieform zum Mittel der Wahl.

Eigenblutinjektion: Basistherapie

- 1.–3. Wo. (2 ×/Wo.) i.m.-Inj.: 2,0 ml Nativblut + 1 Amp. *Rebas® D4* + 1 Amp. *Notakehl® D5*
- 1.–3. Wo. (1 ×/Wo.) i.v.-Inj.: 1 Amp. *neurotropan®*

Fortsetzung der Inj. nach diesem Schema bis zu deutlicher Besserung des Zustandes, erst dann Reduzierung der Inj.

Zusatztherapie

- **Medikamentöse Therapie (alternativ):**
  - *Phönix Plumbum spag.:* 3 × tgl. 30 Tr. n.d. Essen mit etwas Wasser und 1 × 30 Tr. v.d. Schlafengehen. *Rebas® D4:* morgens und abends je 1 Kps. v.d. Essen, *Mucokehl® D3:* v.d. Schlafengehen 1 Supp. einführen
  - *Sepia Oligoplex:* 3 × tgl. 2 Tbl. v.d. Essen im Mund zergehen lassen (v.a. geeignet bei dunkelhaarigen, agilen, zur Depression neigende Frauen vom leptosomen Habitus); *Neurapas®:* 3 × tgl. 1–2 Tbl., später Reduzierung auf 3 × tgl. 1 Tbl.; homöopathische Rezeptur: Nux vomica D3, Asa foetida D3 (aa 50.0). M.D.S. 3 × tgl. 30 Tr. mit etwas Flüssigkeit einnehmen
- **Äußere Anwendungen (Leibwickel mit Schafgarbe):**
  - 2 gehäufte TL Schafgarbe mit ½ l kochendem Wasser aufgießen und 5 Min. ziehen lassen,

Aufguss in eine Schüssel abgießen und Wickel in die Flüssigkeit eintauchen.
- Wickel auf Bauch auflegen und mit 2 weiteren Tüchern abdecken, Wärmflasche auflegen. 30 Min einwirken lassen, tgl. wiederholen.
- **Ernährungstherapie:** ausgewogene vitalstoffreiche biologische Ernährung mit viel Rohkost
- **Lebensführung:** Thematisieren sie in einem ausführlichen Gespräch mögliche den Patienten belastende Situationen. Ermutigen Sie ihn auch dazu, dass er sich ausreichend bewegt.

4.10.2 Akute Gastroenteritis

Meist bakteriell bedingte Darmerkrankung, die u.a. auch durch unzweckmäßige Ernährung wie z.B. durch einseitige Überlastung der Verdauungsorgane, durch zu viel Fett oder kalte Getränke ausgelöst werden kann. Symptome: reichlich, zunächst breiiger, später dünnflüssiger, gäriger Stuhl, oft begleitet von Fieber und Erbrechen.

Infusions- und Eigenbluttherapie: Basistherapie

Zur schnellen Behebung der Symptome hat sich nachfolgende Vorgehensweise bewährt: Bereits wenige Std. nach der ersten Infusion lassen die Beschwerden merklich nach.
- 1. und 2. Tag: 250 ml NaCl; während die Infusion einläuft, werden durch den Infusionsschlauch folgende Amp. eingespritzt:
2 Amp. *Infi-Tormentilla-Inj.*,
10 Min. später 2 Amp. *Traumeel® S* + 2 Amp. *Veratrum-Homaccord®*
20 Min. später 2 Amp. *Infi-Tormentilla-Inj.*
- 3., 5. und 7. Tag – i.v.-Inj.: 1 Amp. *Traumeel® S* + 1 Amp. *Veratrum-Homaccord®*
Bevor die Kanüle aus der Vene herausgezogen wird, werden 2,0 ml Nativblut aspiriert. Dieses Blut wird mit 1 Amp. Infi-Tormentilla-Inj. gemischt und i.m. verabreicht.

Zusatztherapie

- **Medikamentöse Therapie (alternativ):**
  - *Biosanum intestinum N:* 5 × tgl. 20 Tr. mit etwas Flüssigkeit verdünnt, *Fortakehl® D4:* 4 × tgl. 1 Kps.
  - *Entero-Teknosal®:* 3 × tgl. 1 TL voll in etwas Wasser gelöst, *China Similiaplex:* stdl. 20 Tr.
- **Diätetische Maßnahmen:**
  - 1. Tag: mehrfach dünnen schwarzen Tee mit Zugabe einer Prise Salz trinken; 3 Gläschen Heidelbeere Muttersaft (1. Pressung ohne Zuckerzusatz, Reformhaus) trinken
  - 2. Tag: Karotten kochen und durch den Fleischwolf drehen, salzen und in kleinen Portionen über den Tag verteilt essen; Zufuhr von reichlicher Flüssigkeit: lauwarmer, dünner schwarzer Tee, Heidelbeere Muttersaft
  - 3. Tag: Karotten kochen und zusammen mit gekochtem Rind- oder Kalbfleisch durch den Fleischwolf drehen; nur mit Kochsalz abschmecken. Wenn Verlangen auf Essiggurke besteht, kann diese gegessen werden. Zufuhr von reichlicher Flüssigkeit: lauwarmer, dünner schwarzer Tee, Heidelbeere Muttersaft
  - 4. Tag: wie 3. Tag, dazu morgens ein weich gekochtes Ei, Toastbrot, langsamer Kostaufbau zunächst mit leicht gesalzenen Breien aus Haferflocken oder Reis

Äußere Anwendungen (heiße Kompressen): 2 × tgl. heiße Kompresse (feuchtes Tuch und Wärmflasche) für ½ Std. auf den Bauch legen

4.10.3 Chronische Gastroenteritis

Hartnäckige, zu Rezidiven neigende Erkrankung, die durch Nichtausheilung einer akuten infektiösen Gastroenteritis oder einen nicht auskurierten Darmkatarrh nach bakterieller Nahrungsmittelvergiftung bedingt sein kann. Bei älteren Patienten kann sie sich auch infolge Enzymmangel oder Langzeiteinnahme schleimhautaggressiver Medikamente entwickeln.

Symptome: Oberbauchbeschwerden und zeitweise auftretende unangenehm riechende Durchfälle. Die durch Enzymmangel bedingte unzureichende

Nahrungsausnutzung führt zur Abmagerung, Avitaminose und Anämie.

Eigenblutinjektion: Basistherapie

- 1. Wo. (3 ×/Wo.) i.m.-Inj.: 2,0 ml Nativblut + 1 Amp. *Notakehl*® *D5* + 1 Amp. *Rebas*® *D4*; zusätzlich auf die andere Gesäßhälfte 1 Amp. *Colibiogen*
- 2.–4. Wo. (2 ×/Wo.) Inj. wie oben
- 5.–8. Wo. (1 ×/Wo.) Inj. wie oben

Zusatztherapie

- **Medikamentöse Therapie:**
  - *Colibiogen:* 3 × tgl. 1 TL voll mit etwas Wasser verdünnt v.d. Essen
  - *Microflorana*®*-F:* 3 × tgl. 1–2 TL voll mit etwas Flüssigkeit verdünnt
  - *Biosanum intestinum N:* 4 × tgl. 25 Tr. mit etwas Flüssigkeit verdünnt
  - *Notakehl*® *D4:* 3 × tgl. 1 Kps. v.d. Essen
- **Symbioselenkung:** Sinnvoll ist die Durchführung einer Dysbioseuntersuchung des Stuhls in einem dafür geeigneten Labor. Bei vorliegender Dysbiosestörung ist die Durchführung einer Symbioselenkung des Darmes zweckmäßig (➤ Kap. 4.10.4).
- **Ernährungstherapie:** entsprechend der vorliegenden Störung (Gärungsdyspepsie, Fäulnisdyspepsie). Bei unkomplizierten chronischen Enteritis mit dünnbreiigen Stühlen erfolgt Ernährungstherapie wie bei akuter Gastroenteritis (➤ Kap. 4.10.1)

4.10.4 Leitsymptom: Obstipation

Weniger als 3 Stühle pro Woche, erschwerte, unregelmäßige, manchmal schmerzhafte Defäkation. Ursachen sind z.B. Lebens- und Ernährungsgewohnheiten (Bewegungsmangel, ballaststoffarme Ernährung, geringe Flüssigkeitsaufnahme), schmerzhafte Defäkation (Hämorrhoiden, Analfissur, Entzündungen, Operation), Einengung des Darmlumens (Ileus, Polypen, Colon-Ca, Verwachsungen), Medikamente (Laxantienabusus, Opiate, Analgetika, Neuroleptika) ebenso neurologische und hormonelle Erkrankungen.

Bedauerlicherweise tritt „Obstipation" auch schon im Kindesalter auf, die meist durch falsche Ernährung und Essensgewohnheiten bedingt ist. Schon der kindliche Organismus erhält mit der täglichen Nahrung viel zu wenig Rohkost (idealerweise ⅓ der täglichen Nahrung). Ein Beispiel für ein sehr schmackhaftes und gesundes Frühstück ist das Osloer Frühstück: Haferflocken über Nacht in roher Kuhmilch einweichen. Am nächsten Morgen leicht erwärmen und mit 1 TL Honig, 1 TL geriebenen Nüssen oder Mandeln, 1 geraspelter Möhre versehen.

Homöopathische Behandlung bei Kindern

Bei kindlicher Obstipation hat sich neben der Kostumstellung folgende Therapie bewährt:
- *Microflorana*®*-F:* 3 × tgl. 1 TL mit etwas Aprikosen- oder Pfirsichsaft
- *Phönix Phönohepan:* 3 × tgl. 20 Tr. mit etwas Flüssigkeit n.d. Essen und 1 × 20 Tr. v.d. Schlafengehen
- Einzelmittel nach dem Ähnlichkeitsprinzip:
  - *Aluminia D12:* 3 × tgl. 5 Tr., Stuhl ist hart und zäh wie Kitt, oftmals kleinkugelig
  - *Bryonia D30:* 1 × tgl. 5 Tr., Stuhl ist sehr dunkel, kleinknollig und hart
  - *Calcium carbonicum D30:* 1 × tgl. 5 Tr., dicker Kopf, schwerfällige Kinder, Neigung zum Schwitzen

Eigenblutinjektion

Eigenblutinjektionen können zusätzlich auch bei großen Kindern durchgeführt werden, die darauf sehr gut ansprechen.

Basistherapie

2 ×/Wo. i.m.-Inj.: 0,5 ml Nativblut +1 Amp. *Nux vomica D12*, etwa 12 Inj.

Zusatztherapie

- **Phönix-Entgiftungstherapie** (➤ Kap. 4.4.4)
- **Symbioselenkung:** bei ausgeprägter Dysbiose notwendig (➤ Kasten)
- **Äußere Anwendung (Leibwickel mit Schafgarbe):**

- 2 gehäufte TL Schafgarbe mit ½ l kochendem Wasser aufgießen und 5 Min. ziehen lassen, Aufguss in eine Schüssel abgießen und Wickel in die Flüssigkeit eintauchen.
- Wickel auf Bauch auflegen und mit 2 weiteren Tüchern abdecken, Wärmeflasche auflegen. 30 Min einwirken lassen, tgl. wiederholen.

> **PRAXISTIPP**
> **Symbioselenkung**
> **I. Phase/1. Wo.:** *Ozovit®*, 3 × tgl. ½–1 TL auf 1 Glas Wasser, nach einer Wo. Präparat absetzen
> **II. Phase/2.–4. Wo.:** Amara Mischung aus *Pascoventral* (20,0), *Amara-Pascoe®* (25,0), *Quassia Similiaplex* (20.0): 2 × tgl. ¼ Std. vor den Hauptmahlzeiten 20–30 Tr. in etwas warmem Wasser; *Markalakt® Vital*: vormittags und nachmittags 1 TL auf 1 Tasse heißes Wasser zusammen mit *Hepaticum-Pascoe® N* vormittags und nachmittags je 2 Tbl.
> **III. Phase/5.–12. Wo.:** *Symbioflor® 1*: 5–20 Tr. schnupfen (mit 5 Tr. beginnen, danach langsam steigern). *Symbioflor® 2*: 5–20 Tr. nach Vorschrift, mit 5 Tr. beginnen und langsam steigern (auf keinen Fall schnupfen!). Es hat sich bewährt *Symbioflor® 1* morgens und nachmittags, *Symbioflor® 2* vormittags und abends einzunehmen.
> **Weitere Präparate** (in abgeschwächter Dosierung): Amara Mischung 1 × tgl. 20 Tr. vor der Hauptmahlzeiten *Markalakt® Vital* vormittags und nachmittags 1 TL auf 1 Tasse heißes Wasser. Anstatt der Symbioflor-Therapie kann auch *Dasym-Pascoe Pulver* eingesetzt werden.

4.10.5 Leitsymptome: Meteorismus und Flatulenz

Meteorismus: Bauchschmerzen durch übermäßige Füllung des Magen-Darm-Trakts mit Luft oder anderen Gasen. Flatulenz: gehäufter Abgang von Darmgasen durch den Anus. Ursachen sind z.B. ernährungs- oder anlagebedingte intestinale Fäulnis- und Gärungsprozesse durch die Behinderung des intestinalen Gasaustausches, Verschlucken von Luft (Aerophagie), Störungen der Magen-Darm-Flora (Candida, Salmonellen).

Betroffen sind vorwiegend Männer ab dem 35. Lebensjahr. Nicht selten entwickeln sich pektanginöse Beschwerden infolge eines Zwerchfellhochstands. Die Behandlung dieses Symptomenkomplexes ist nicht immer ganz einfach, weil die meisten Patienten nicht dazu bereit sind, ihre Essensgewohnheiten umzustellen. Die Eigenblutherapie erweist sich hier als sehr wirkungsvolle Hilfe und zeigt bei richtiger Anwendung sehr schnell Erfolge.

Eigenblutinjektion: Basistherapie

- 1., 3., 5., 7. und 9. Tag – i.m.-Inj.: 2,0 ml Nativblut + 1 Amp. *Lycopodium D6* + 1 Amp. *Asa foetida D6*. Danach 2 ×/Wo., später 1 ×/Wo: Inj.
- Ggf. zusätzlich 1 ×/Wo. i.c.-Inj. in Bauchraum (➤ Abb. 4.2): 0,5 ml Nativblut + 1 Amp. *Fortakehl D5*. Die Inj. erfolgen in folgende Punkte:
  - In der Mitte der Verbindungslinie des Processus xiphoideus mit dem freien Ende der rechten 11. Rippe
  - Unmittelbar unter der Xiphoidspitze
  - In der Medianlinie, 3 Querfinger unter dem Processus xiphoideus
  - 2 Querfinger oberhalb und ein Querfinger links neben dem Nabel
  - Die verbleibende Injektionsmenge wird in der Region des Colon descendens injiziert.

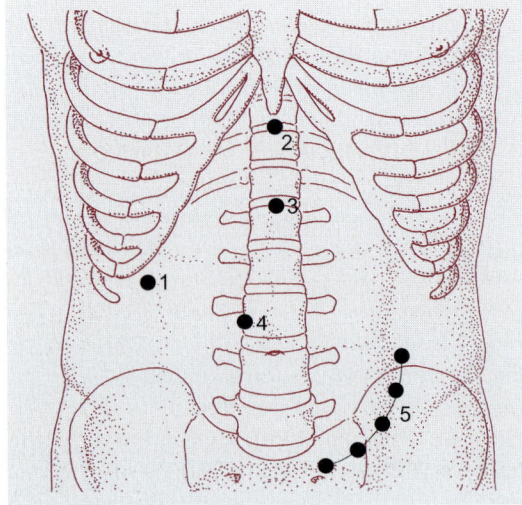

Abb. 4.2 Injektionspunkte am Bauch [L190]

Zusatztherapie

- **Medikamentöse Therapie:** *Infitract® N*, 3 × tgl. 30 Tr. mit etwas Flüssigkeit w.d. Essen, evtl. auch noch einmal 30 Tr. n.d. Essen
- **Rezepturen (alternativ):**
    - *Diacard® N, Carvomin®* (aa ad 100.0). M.D.S. 3 × tgl. 40 Tr. mit Flüssigkeit n.d. Essen
    - *Colocynthis Komplex, Chelidonium Komplex, Grindelia Komplex* (aa 50.0). M.D.S. 3 × tgl. 30 Tr. mit Flüssigkeit n.d. Essen
- **Tees:** v.a. blähungstreibende Tees, z.B. mit Angelika, Fenchel und Anis. Rezept nach R. F. Weiß: Carvi fruct., Foeniculi fruct. (aa 10,0,) Menthae piperitae fol. (30.0), Matricaria flos (ad 100.0). M. f. spec. D. S. 2 TL auf 1 Tasse Wasser, kochend überbrühen, 10 Min. ziehen lassen, 5 Tassen tgl. trinken
- **Äußere Anwendung:** warme Rizinuswickel
- **Ernährungstherapie:** Meiden blähungstreibender und nicht verträglicher Nahrungsmittel und Getränke

4.10.6 Enteritis regionalis (Morbus Crohn)

Chronisch entzündliche, rezidivierende Darmerkrankung unbekannter Ätiologie mit familiärer Häufung. Symptome sind appendizitis-ähnliche Beschwerden, Fieber, Durchfälle 3–6 x/tgl. meist ohne Blut) und Gewichtsverlust. Evtl. bestehen Anämiezeichen, perianale Läsionen (z.B. Fisteln, Fissuren, Abszesse) und bei Kindern eine Gedeihstörung.

Evtl. spielen immunbiologische Prozesse eine erhebliche Rolle, begünstigt durch psychische Faktoren, Stress, Nahrungsmittelunverträglichkeiten, allergische Komponenten, Umwelteinflüsse, Medikamente. Zusätzlich zur konventionellen Therapie (Kortikosteroide und Salazosulfapyridinpräparate) ist die kombinierte Eigenbluttherapie ein weiterer Versuch, die Balance des Immunsystems wieder ins Gleichgewicht zu bringen.

Injektionsbehandlung ohne Eigenblut

Vor jeder Eigenblutbehandlung wird zunächst eine 4-wöchige Injektionskur mit *Rebas® D4* und *Notakehl® D5* durchgeführt: Die in *Rebas® D4* vorhandenen Wirkstoffe der Peyer-Plaques müssen laut *Zoubek* als die wichtigsten Regulationsmechanismen für eine normal arbeitende Schleimhaut im gesamten Gastrointestinaltrakt betrachtet werden.

- 1. Wo. (5 ×/Wo.): i.m.-Inj.: 1 Amp. *Rebas® D4* + 1 Amp. *Notakehl® D5*
- 2. Wo. (5 ×/Wo.): i.m.-Inj.: 2 Amp. *Rebas® D4* + 1 Amp. *Notakehl® D5*
- 3. und 4. Wo. 5(×/Wo.): i.m.-Inj.: 3 Amp. *Rebas® D4* + 1 Amp. *Notakehl® D5*

Nach 8 Wo. Wiederholung der Kur.

Eigenblutinjektion: Basistherapie

Zwei Wochen nach der Injektionskur beginnt die Eigenblutbehandlung.

- 1.–2. Wo. (2 ×/Wo.) i.m.-Inj.: 0,5 ml Nativblut + 1 Amp. *Fortakehl® D5*
- 3.–6. Wo. (1 ×/Wo.) Inj. wie oben
- 2 Wo. später erneute 4-wöchige Injektionskur mit *Rebas® D4* und *Notakehl® D5*

Zusatztherapie

- **Medikamentöse Therapie:**
    - *Fortakehl® D5:* 2 × tgl. 1 Tbl. 1 Std. n.d. Essen im Mund zergehen lassen
    - *Latensin® schwach:* Mo. und Fr. jeweils 2 Kps. (nüchtern) und 3 Std. nüchtern bleiben
    - *Rebas® D4:* 3 × tgl. 1 Kps., *Synerga®*: 3 × tgl. 1 TL mit etwas Flüssigkeit v.d. Essen
- **Äußere Anwendung:** *Mucokehl® D3* und *Nigersan® D3* im tgl. Wechsel v.d. Schlafengehen 1 Supp.

4.10.7 Colitis ulcerosa

Chronisch entzündliche, rezidivierende Darmerkrankung unbekannter Ätiologie, auf Mukosa und Submukosa beschränkter Darmwandbefall mit Beginn im Rektum und Ausbreitung nach proximal. Es bestehen bis zu 20 x/tgl. blutig-schleimige evtl. übel riechende Diarrhoe, abdominelle Schmerzen (hauptsächlich li.), seltener Gewichtsverlust, evtl. Fieber.

Betroffen sind vorwiegend Frauen, die häufig „egozentrisch", sehr sensibel und ehrgeizig sind. Evtl. kommt es zur Hypokaliämie und schwerer hypochromen Anämie (Klinik).

Bei der therapeutisch sehr schwer zu beeinflussenden Colitis ulcerosa ist ein Behandlungsversuch mit Eigenblut in jedem Fall angezeigt. Besonders eindrucksvoll sind die Therapieergebnisse, wenn zusätzlich in bestimmten Zeitabständen eine Injektionskur mit Peyer-Plaques erfolgt: Hierdurch werden die Regenerationskraft der Leber und anderer Stoffwechselorgane sowie die Reifung der B-Lymphozyten zu immunkompetenten Lymphozyten – nämlich den Plasmazellen – aktiviert. Die gesamte Therapie erzielt ein Höchstmaß an Immunregulation und ein Ausbalancieren der humoralen Abwehr.

Eigenblutinjektion: Basistherapie

- 1. Wo. (3 ×/Wo.): i.m.-Inj.: 0,5 ml Nativblut + 1 Amp. *Rebas*® + 1 Amp. *Notakehl*®
- 2. Wo. (3 ×/Wo.): i.m.-Inj.: 0,5 ml Nativblut + 2 Amp. *Rebas*® + 1 Amp. *Notakehl*®
- 3. und 4. Wo. (3 ×/Wo.): i.m.-Inj.: 0,5 ml Nativblut + 3 Amp. *Rebas*® + 1 Amp. *Notakehl*®
- Wiederholung der Kur nach 12 Wo.

Zusatztherapie

- **Medikamentöse Therapie:**
  - *Utilin*®: Mo. 1 Kps. (nüchtern) und 3 Std. nüchtern bleiben, *Latensin*® *schwach*: Mi. 2 Kps. (nüchtern) und 3 Std. nüchtern bleiben, *Recarcin*®: Fr. 1 Kps. (nüchtern) und 3 Std. nüchtern bleiben
  - *Biosanum intestinum N*: 4 × tgl. 30 Tr. mit Flüssigkeit verdünnt
  - *Colibiogen*: 3 × tgl. 1 TL mit etwas Flüssigkeit v.d. Essen
  - *Ultra Preventive III* (Douglas Labor): 2 × tgl. 1 Tbl.
- **Ernährungstherapie:** hochkalorische, im akuten Stadium zunächst bilanzierte ballaststofffreie Ernährung mit ausreichend Vitaminen und hochwertigen Eiweißstoffe. Auch auf eine reichliche Flüssigkeitsaufnahme ist zu achten, z.B. Schwarztee, Brombeerblätter-, Kamillen-, Pfefferminz- oder Hagebuttentee
- **Lebensführung:** Im Gespräch sollten mögliche emotionelle Probleme zur Sprache und Lösungsansätze erarbeitet werden

4.10.8 Analfissur

Längsgerichteter Riss im unteren Analkanal, meist bei 6 Uhr in Steinschnittlage, der meist infolge von hartem Stuhl, Pressen beim Stuhlgang (Hämorrhoiden, Analekzemen, Mykose, Parasiten), aber auch infolge perianaler Psoriasis, Diabetes mellitus entsteht. Symptom sind heftige, für einige Stunden anhaltende Schmerzen beim Stuhlgang, peranale Blutungen (hellrotes Blut am Papier, Blutstreifen auf dem Stuhl, selten tropfende Blutung).

Neben der Stärkung des Bindegewebes durch ein entsprechendes Bindegewebsmittel und durch ausreichende orale Zufuhr von Vitamin C können Rezidive weitgehend verhindert werden. Sehr wichtig ist die Stabilisierung des Immunsystems durch eine geeignete Eigenbluttherapie.

Eigenblutinjektion: Basistherapie

- 1.–5. Wo. (2 ×/Wo.) i.m.-Inj.: 0,5 ml Nativblut + 1 Amp. *Utilin*® D4
- Nach der Blutentnahme Infusion von 7,5 g *Pascorbin*® möglich.

Zusatztherapie

- **Medikamentöse Therapie:**
  - *Cps. 110 Tbl. Truw* und *Cps. 118 Tbl. Truw*: als Bindegewebsmittel morgens 1 Tbl. Cps. 110 und abends 1 Tbl. Cps. 118 im Mund zergehen lassen
  - *Fortakehl*® D5: 2 × tgl. 1 Tbl. 1 Std. n.d. Essen im Mund zergehen lassen
  - *Vitamin C 500 mg* (Dr. Sass Kps): 3 × tgl. 1 Kps.

- **Äußere Anwendungen:**
  - Rektale Applikation: im tgl. Wechsel 1 Supp. v.d. Schlafengehen einführen von *Nigersan®* D3, *Pefrakehl®* D3, *Mucokehl®* D3
  - Sitzbad mit *Tannolact®*: v.d. Schlafengehen, anschließend den Analbereich gut abtrocknen evtl. trocken fönen

4.10.9 Proktitis

Das mit Stuhldrang oder Tenesmen einhergehende Krankheitsbild des Mastdarms tritt oft als Folgeerscheinung einer Enteritis regionalis oder einer Colitis auf. Allerdings kann sich die Mastdarmentzündung auch als primäres Krankheitsgeschehen entwickeln.

Eigenblutinjektion: Basistherapie

- 1.–5. Wo. (2 ×/Wo.) i.m.-Inj.: 0,5 ml Nativblut + 1 Amp. *Notakehl®* D5 + 1 Amp. *Rebas®* D4
- Nach der Blutentnahme können dem Patienten 7,5 g *Pascorbin®* i.v. verabfolgt werden.

Zusatztherapie

- **Medikamentöse Therapie:** *Notakehl®* D4: 3 × tgl. v.d. Essen 1 Kps., *Microflorana®-F*: 3 × tgl. 2 TL v.d. Essen mit Flüssigkeit verdünnt
- **Äußere Anwendung (rektale Applikation):** im tgl. Wechsel 1 Supp. v.d. Schlafengehen einführen von *Nigersan®* D3, *Pefrakehl®* D3, *Mucokehl®* D3

4.10.10 Darmmykosen

Bestehen ein Wechsel zwischen Diarrhoe und Obstipation, ständiges Unwohlsein, Meteorismus mit starkem Völlegefühl und Übelkeit kann eine Darmmykose zugrunde liegen. Mögliche Ursachen sind z.B. Störungen im Schleimhautmilieu, falsche, einseitige Ernährungsweisen, Medikamente (z.B. Antibiotika, Schmerzmittel).

Nicht selten bestehen bei einer Darmmykose seit geraumer Zeit chronische Erkrankungen, die eine Therapieblockade erkennen lassen. Neben der obligaten Stuhluntersuchung in einem dafür geeigneten Labor muss eine gezielte antimykotische Therapie durchgeführt werden.

Antimykotische Therapie

Die antimykotische Therapie zielt darauf ab, Therapieblockaden zu lösen und Heilungsprozesse wieder in Gang zu setzen.

Nach der 2. und 3. Inj. kann die Injektionsstelle für 1–2 Tage gerötet und leicht schmerzhaft sein. Diese Reaktionen klingen danach wieder ab.

Basistherapie

- 1.–3. Tag: 15 g *Pascorbin®* zur Infusion
- 4. Tag – i.m.-Inj.: 1 Amp. *Mucokehl®* D5 + 1 Amp. *Ubichinon compositum* + 1 Amp. *Utilin®* D6
- 7. Tag – i.m.-Inj.: 1 Amp. *Utilin®* D4 + 1 Amp. *Recarcin®* D4 + 1 Amp. *Ubichinon compositum*
- 10–14 Tage später: i.m.-Inj.: 1 Amp. *Utilin®* stark + 1 Amp. *Recarcin®* stark + 1 Amp. *Ubichinon compositum*

Evtl. Wiederholung der zuletzt durchgeführten i.m.-Inj. 4–6 Wo. später.

Zusatztherapie

- **Medikamentöse Therapie:** *Fortakehl®* D5: 3 Tage nach der ersten Mischinjektion für 14 Tage 2 × tgl. 1 Tbl. 1 Std. n.d. Essen und im Mund zergehen lassen, nach 14 Tagen *Pefrakehl®* D5: 1 × tgl. 10 Tr. für die Dauer von 8 Wo.
- **Anti-Pilz-Diät**
  - Zu meidende Nahrungsmittel: alle Formen von Zucker, auch Traubenzucker, Honig, Konfitüre, Schokolade, Konfekt; zuckerhaltige Speisen, z.B. Kuchen, Torten, Kekse; Toast; Teigwaren in jeder Form; Hefen, Hefegebäck, Brot stark reduzieren, insbesondere Weißmehlprodukte; süße Weine, Obst- und Traubensäfte, Limonaden, Cola, alkoholische Getränke jeglicher Art; weiterhin rohes Obst, Weintrauben, Orangen, Pfirsiche, Pflaumen und Kompott.
  - **Zu bevorzugende Nahrungsmittel:** Kartoffeln, Vollkornbrot, Knäckebrot; im mäßigen Umfang Fleisch und Wurst in jeder Form, außer paniert; klare Brühe, nicht eingedickter

Bratensaft, abgekochte Milch, Käse, alle Fette einschließlich Butter, Kaffee, Tee, Mineralwasser ohne Zucker, Wurzelgemüse, roh und gekocht, Salate, z.B. von Spinat, Mangold, Sauerkraut, Zwiebeln, Knoblauch, Gartenkräuter, saures Obst wie Zitronen, Grapefruit und saure Äpfel, Kompott von sauren Früchten – ohne Zucker, alle Gewürze.

> **PRAXISTIPP**
> **Beispiel für eine Anti-Pilz-Diät**
>
> - **Morgens** nüchtern 1 EL klein geschnittenes Sauerkraut
> - **Frühstück:** Knäckebrot, Gurken, rote Beete, Tomaten; als Getränk verschiedene Teesorten zur Wahl (ungesüßt), auch Kaffee, Mineralwasser, Milch, Buttermilch, Dickmilch, Joghurt.
> - **Mittagessen:** Fleisch oder Fischspeisen, Corned Beef, Kartoffeln (in jeder Zubereitungsform); keine Nudeln oder Makkaroni, keine Spaghetti; sehr reichlich Gemüse oder Salate, je vielseitiger, um so besser, auch Dosengemüse, davon etwas mehr, um den Vitaminverlust durch die Konservierung auszugleichen, z.B. Spargel, Mohrrüben, Schwarzwurzeln; auch Pfifferlinge, Champignons, Steinpilze, Mischpilze; keine Süßspeisen; als Getränk Mineralwasser oder Tomatensaft.
> - **Nachmittag:** Kaffee, Tee, Knäckebrot, Quark, Mineralwasser.
> - **Abendessen:** Kartoffelsalat, Tomaten, Zucchini, rote Beete, Artischocken, Spargelsalat, Blumenkohlsalat, Endivien, Chicorée, Knäckebrot, Wurst, Käse, Fleisch oder Fisch.
>
> Die Zeitdauer der diätetischen Maßnahme hängt vom Ausmaß der Pilzbesiedelung ab. In der Regel dauert die strenge Diät sechs bis acht Wochen, es folgen dann einige Wochen in abgemilderter Form mit einer diätetischen Anwendung von ein bis zwei Tagen.

Eigenblutinjektion

Vier bis sechs Wochen später führt man zur Stabilisierung des Gesundheitszustands eine Eigenbluttherapie durch.

- 1.–5. Wo. (2 ×/Wo.): i.m.-Inj.: 0,5 ml Nativblut + 1 Amp. *Thymoject®*
- Wiederholung der Inj. monatlich möglich.

4.11 Erkrankungen der Leber

Viele Leberschädigungen werden v.a. durch Umweltgifte, Arzneimittel und durch gewerblichen Kontakt mit chemischen Noxen ausgelöst. Außerdem gelangen mit der Nahrung erhebliche Schadstoffmengen wie z.B. Konservierungsstoffe, Antioxidantien, Emulgatoren, Stabilisatoren, Trennmittel in den menschlichen Organismus. Erfolgt die Aufnahme der Toxine oral, gelangen die Giftstoffe über den Darm und den enterohepatischen Kreislauf in den Stoffwechsel. Bei Inhalation über die Lunge oder perkutaner Resorption werden die Toxine i.d.R. mehr oder weniger stark an Proteine gebunden, durch verschiedene Umwandlungsprozesse verstoffwechselt und über die Lunge, Nieren und Darm ausgeschieden. Beobachtungen und Untersuchungen haben gezeigt, dass im Verlauf der hepatischen Metabolisierung nicht immer eine „Entgiftung" der aufgenommenen Substanzen erfolgt. Es ist durchaus möglich, dass vorher atoxische Substanzen nach der Leberpassage hochtoxisch sind. All diese Substanzen werden in der Leber zum größten Teil ungiftig gemacht und gelangen über die Galle in den Darm, wo sie mit dem Stuhl den Organismus verlassen.

Nimmt die Aufnahme der eingebrachten Giftstoffe überhand, wird durch die Überlastung nicht nur unmittelbar die Leber geschädigt, sondern die Stoffwechselentgiftung erheblich beeinträchtigt und insbesondere durch die zunehmende Verschlackung des Mesenchyms die Grundlage für eine beginnende langwierige chronische Erkrankung gelegt. Da eine normale Entgiftungsfunktion nur bei ausreichender Eiweiß- und Vitaminversorgung der Leber erfolgen kann, kann zudem ein Eiweiß- und Vitaminmangel den Entgiftungsprozess abschwächen.

4.11.1 Alkoholtoxische Fettleber

Verfettung von > 50% der Hepatozyten (< 50%: Leberzellverfettung). Ursachen sind Alkoholabusus (in 90%), Diabetes mellitus, Fehlernährung (Über- oder Unterernährung), Medikamente (z.B. Tetrazykline, Glukokortikoide, Methotrexat), Toxine (z.B. CCl4,

Pilzgifte). Die Erkrankung verläuft oft asymptomatisch, evtl. bestehen Oberbauchdruckgefühl, Übelkeit und Erbrechen, starke Müdigkeit und zunehmende Konzentrationsstörungen.

Eine ausreichende Flüssigkeitszufuhr und eine gesunde ausgewogene Ernährung für gefährdete Personen sind von erheblicher Bedeutung. Außerdem ist eine 2-mal jährlich durchgeführte Phönix-Entgiftungstherapie wichtig (➤ Kap. 4.4.4).

Eigenblutinjektion: Basistherapie

Neben der Entgiftungstherapie hat auch die Eigenblutbehandlung bei der Regenerationsfähigkeit der Leber einen nicht unerheblichen Anteil. Verstärkt wird die Regenerationsfähigkeit der Leber durch Vitamin C, das in entsprechender Dosierung infundiert wird.

- 1.–5. Wo. (2 ×/Wo.) i.m.-Inj.: 0,5 ml Nativblut + 1 Amp. *Cholo-II-Injektopas*®
- Nach der Blutentnahme Infusion von 7,5 g *Pascorbin*®

Zusatztherapie

- *Hepar-Pasc:* 3 × tgl. 1 Tbl. n.d. Essen
- *Vitamin C:* 2 TL Ascorbinsäure Plv. über den Tag verteilt mit Saft einnehmen
- *Q-10 MSE Monopräparat:* 3 × tgl. 2 Kps. n.d. Essen
- Phönix-Entgiftungstherapie (➤ Kap. 4.4.4)

4.11.2 Alkoholtoxische Fettleberhepatitis

Die alkoholtoxische Fettleberhepatitis kann evtl. asymptomatisch verlaufen oder mit folgenden Symptomen einhergehen: subfebrile Temperatur, Abgeschlagenheit, Übelkeit bis Erbrechen, Völlegefühl, Oberbauchschmerzen, Ikterus.

Zusätzlich zur eiweiß- und vitaminreichen Kost sollten gefährdete Personen im Frühjahr und im Herbst eine Phönix-Entgiftungstherapie (➤ Kap. 4.4.4) durchführen. Durch eine intensive Funktionsanregung des Leber-Galle-Systems, der Nieren und der Haut werden Giftstoffe und Stoffwechselschlacken aus dem Körper eliminiert. Während der Durchführung der Entgiftungstherapie muss der Patient angehalten werden, mindestens 2 l Flüssigkeit täglich zu trinken. Ebenso ist bei besonders gefährdeten und disponierten Personen einmal jährlich eine kombinierte Therapie mit Vitamin C und Eigenblut durchzuführen.

Eigenblutinjektion: Basistherapie

- 1.–5. Wo. (2 ×/Wo.): i.m.-Inj.: 0,5 ml Nativblut + 2 Amp. *Cholo-II-Injektopas*®
- Nach der Blutentnahme Infusion von 7,5 g *Pascorbin*®

Zusatztherapie

- *Hepar-Pasc Tbl.:* 3 × tgl. 1 Tbl. n.d. Essen
- *Vitamin C:* 2 TL Ascorbinsäure Plv. über den Tag verteilt mit Saft einnehmen
- *Q-10 MSE Monopräparat:* 3 × tgl. 2 Kps. n.d. Essen; jeder Entgiftungsvorgang der Leber ist mit einem hohen Energiebedarf verbunden. Die Energieversorgung ist wiederum abhängig vom Q-10-Spiegel des Körpers. Die Leber kann nur dann ausreichend Entgiftungsleistung erbringen, wenn die dafür notwendige Energie ausreichend bereitgestellt wird.
- Phönix-Entgiftungstherapie (➤ Kap. 4.4.4)

4.11.3 Posthepatisches Syndrom

Nach einer abgeklungenen Hepatitis kann v.a. bei vegetativ labilen Menschen eine funktionelle Störung der Gallenblase und eine enzymatische Unterfunktion der Bauchspeicheldrüse zurückbleiben. Diese geht einher mit einem starken Völlegefühl sowie mit Meteorismus mit starken krampfartigen Schmerzen im rechten Oberbauch.

Eigenblutinjektion: Basistherapie

- 2 ×/Wo. – i.m.-Inj.: 2,0 ml Nativblut + 1 Amp. *Cholo-I-Injektopas*® + 1 Amp. *Cholo-II-Injektopas*®

- Zusätzlich 1 ×/Wo. – i.c.-Inj.: 0,5 ml Nativblut + 2 Amp. *Fortakehl D5* im Bereich des Bauches
- Die Inj. erfolgen über dem freien Ende der 11. Rippe rechts (➤ Abb. 4.3 Nr. 1) und in der Verbindungslinie des Schwertfortsatzes mit dem freien Ende der 11. Rippe rechts (➤ Abb. 4.3, Nr. 2)

Zusatztherapie

- **Medikamentöse Therapie:**
  - *Hepar-Pasc®*: 3 × tgl. 2 Tbl. n.d. Essen
  - *Pascopankreat*: 3 × tgl. 1 Tbl. w.d. Essen
  - *Vitamin C*: 1–2 TL Ascorbinsäure Plv. über den Tag verteilt mit Saft einnehmen
- **Ernährungstherapie:** fettarme Schonkost und Ausschaltung blähender Speisen
- **Bewegungstherapie:** ausreichende körperliche Bewegung durch Spaziergänge und sportliche Betätigung

4.12 Erkrankungen der Gallenblase und Gallenwege

Bei allen Leber- und Gallenerkrankungen bedarf das seelische Gleichgewicht besonderer Beachtung. Nicht umsonst heißt es im Volksmund „dem ist die Galle übergelaufen" oder „dem ist eine Laus über die Leber gelaufen". Starke psychische Belastungen, Aufregungen, Ärger, Angst, Sorgen und ständiges Zweifeln an sich selbst führen bei anfälligen Menschen allzu oft zu Gallenkoliken und Verkrampfungen der Gallenwege. Zornesausbrüche können eine kurzfristige Veränderung des Gallensaftes hervorrufen und die Grundlage für ein Steinleiden der Gallenblase legen. Aus diesem Grund ist bei allen Rezepturen das Gespräch mit dem Patienten und v.a. das Zuhören von großer Wichtigkeit.

4.12.1 Cholelithiasis

Bevorzugt bei Frauen auftretend (F : M = 3 : 1), meist liegen Cholesterinmischsteine vor (90%). Risikofaktoren bei Veranlagung: v.a. Über- und Fehlernährung, Hypercholesterinämie, Lipidsenker vom Fibrattyp (!), „5 f" = female, fat, over forty, fertile, fair haired. Symptome: bei 40% bestehen rezivierende, oft diffuse Oberbauchschmerzen mit Übelkeit, Aufstoßen, Meteorismus; evtl. auch nur Druckgefühl oder Ziehen im Oberbauch v.a. nach Kaffee, fettem Essen, Alkoholgenuss. Bei 10% primär Gallenkolik mit krampfartigen Ober-/Mittelbauchschmerzen mit Ausstrahlung in Rücken und rechte Schulter, Übelkeit, Erbrechen und subfebrilen Temperaturen oder akute Cholezystitis.

Bei der Bildung von Gallensteinen spielen in erster Linie die Lösungs- und Konzentrationsvorgänge in der Gallenblase eine Rolle: Gallenfarbstoff und Cholesterin sind Ausgangsmaterial für die Steinbildung; während Ballaststoffe zu einer Verdünnung der Gallensalze führen, lässt eine sehr fettreiche Mahlzeit die Cholesterinkonzentration in der Gallenblase ansteigen. *Burkitt* fand, dass eine ballaststoffreiche Ernährung nicht nur das Cholesterin aus der Nahrung, sondern auch die im Stuhl enthaltenen Gallensalze bindet.

Die medikamentöse Litholyse hat nur bei vorwiegend aus Cholesterin bestehenden Steinen Erfolg. So

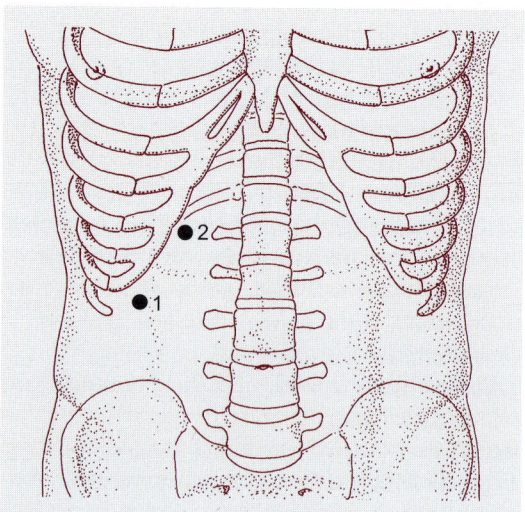

Abb. 4.3 Injektionspunkte am Bauch [L190]

bietet z.B. die Firma Phönix mit den beiden biologischen Präparaten Plumbum und Tartarus zwei Produkte an, deren Wirkungsnachweis erbracht und der Erfolg sich inzwischen vielfach bei der Behandlung der Cholelithiasis bewährt hat. Das Wirkprinzip von Tartarus beruht auf dem Einsatz von resolvierenden Stoffen wie Tartarus crudus, Mercurius subl. corrosivus und Antimonium crudum, die bereits von Paracelsus zur Auflösung von Steinen mit Erfolg verwendet wurden. Durch die spasmolytische Wirkung von Phönix Plumbum ist sein Einsatz bei Gallenkoliken u.a. gerechtfertigt.

Rezidivierende Beschwerden

Eigenblutinjektion: Basistherapie

Die Eigenblutinj. bewirken einen schnellen Rückgang der entzündlichen Veränderungen, die als Folge der Kolik aufgetreten sind. Erfahrungsgemäß sind 10–12 Inj. ausreichend.
- 1., 2. und 5. Tag nach der Kolik – i.m.-Inj.: 0,5 ml Nativblut + 1 Amp. *Cholo-1-Injektopas*® + 1 Amp. *Obatri-Injektopas*®
- Anschließend 2 ×/Wo.: i.m.-Inj. wie oben

Zusatztherapie

- **Medikamentöse Therapie:** *Phönix Plumbum spag.:* 3 × tgl. 20 Tr. n.d. Essen und 1 × tgl. 20 Tr. v.d. Schlafengehen. 8–10 Tage später *Phönix Tartarus spag.:* 1. Wo. 3 × tgl. 10 Tr. v.d. Essen, 2. Wo. 3 × tgl. 15 Tr. v.d. Essen, 3. Wo. 3 × tgl. 20 Tr. v.d. Essen, ab 4. Wo. fortlaufend 3 × tgl. 30 Tr. v.d. Essen
- **Ernährungstherapie:** ballaststoffreiche, fettarme Ernährung), Schweinefleisch und kernhaltiges Obst meiden

Gallenkolik

- **Im Anfangsstadium:** jeweils 10 Tr. *Phönix Plumbum spag.* in 5-minütigem Abstand bis Ende der Beschwerden, heiße Kompressen auflegen, wenn möglich heiße Heublumenwickel
- **Im akuten Stadium (>** unten):
- **Am Tag danach:** In den ersten Tagen nach einer Gallenkolik sind Schleimsuppen, Kartoffelbrei, Zwieback und Tee angezeigt. Nach einigen Tagen kann mit aufbauender Kost begonnen werden, jedoch müssen die Speisen fettarm sein.
- 100 ml NaCl 0,9% + 5–10 Amp. *Cholo-1-Injektopas*® + 5–10 Amp. *Spasmo-Injektopas*®
- 10 Tr. *Phönix Plumbum* in 5-minütigem Abstand etwa 1 Std. lang, anschließend 2-stdl. 20 Tr. mit etwas Wasser
- Heiße Kompressen auflegen, wenn möglich heiße Heublumenwickel

4.12.2 Chronische Cholezystitis

Meist durch rezidivierende Cholezystitis hervorgerufen. Die Entzündungen verlaufen leichter, oft kaum bemerkt, führen jedoch zur Verdickung der Gallenblasenwand mit Schrumpfung der Gallenblase und Funktionseinbuße. Symptome: charakteristische rechtsseitige Oberbauchbeschwerden, besonders nach Diätfehlern, Völlegefühl, Blähungen, Aufstoßen und Verdauungsstörungen.

Eigenblutinjektion: Basistherapie

- 1.–4. Wo. (2 ×/Wo.) i.m.-Inj.: 0,5 ml Nativblut + 1 Amp. *Cholo-1-Injektopas*® + 1 Amp. *Obatri-Injektopas*®
- Infusion: 100 ml NaCl 0,9% + 5 Amp. *Cholo-1-Injektopas*® 5 Amp. *Obatri-Injektopas*®

Zusatztherapie

- *Fortakehl*® D4 Kps.: morgens und abends jeweils 1 Kps. 1 Std. n.d. Essen
- *Latensin*® Kps. schwach: Mo. 2 Kps. (nüchtern) und 3 Std. nüchtern bleiben
- *Phönix Plumbum spag.:* 4 × tgl. 20 Tr. mit etwas Flüssigkeit n.d. Essen

4.12.3 Postcholezystektomiesyndrom

Bei etwa 30% der Cholezystektomierten treten erneute Beschwerden auf. Durch stenosierende Prozesse im Operationsgebiet entwickeln sich teilweise kolikartige Beschwerden, häufig bestehen auch Obstipation und Dysbakterie.

Eigenblutinjektion: Basistherapie

- 2 ×/Wo. (i.m.-Inj.): 2,0 ml Nativblut + 1 Amp. *Cholo-1-Injektopas®* + 1 Amp. *Obatri-Injektopas®*
- Infusion: 100 ml NaCl 0,9% + 5 Amp. *Cholo-1-Injektopas®* + 5 Amp. *Spasmo-Injektopas®*
- Insgesamt 10 Inj.

Zusatztherapie

- **Neuraltherapeutische Behandlung** der Cholezystektomienarbe
- **Medikamentöse Therapie:** *Phönix Plumbum spag.:* 3 × tgl. 30 Tr. n.d. Essen mit Flüssigkeit verdünnt und 1 × 60 Tr. v.d. Schlafengehen; Symbioselenkung des Darms zur Behebung der Dysbakterie (➤ Kap. 4.10.4)

4.13 Erkrankungen des Pankreas

4.13.1 Pankreasinsuffizienz

Eine exkretorische Pankreasinsuffizienz tritt meist auf in Verbindung mit einer Gastritis oder Dyskinesien der Gallenwege, evtl. auch einer Hepatose. Die Verdauungsinsuffizienz infolge zu geringer Abgabe fett- und eiweißverdauender Pankreasenzymen in den Dünndarm. verursacht folgende Symptome: zunehmendes Völlegefühl, Meteorismus, Flatulenz, Fettstühle und Gewichtsverlust.

Nach klinischer Abklärung des Krankheitsbilds und Laboruntersuchungen kann als unterstützende Maßnahme die aktivierte Eigenbluttherapie angewendet werden.

Eigenblutinjektionen: Basistherapie

- 1. Wo (3 ×/Wo.) i.m.-Inj.: 0,5 ml Nativblut + 2 Amp. *Pankreaticum-Hevert*
- 2. Wo. (2 ×/Wo.) i.m.-Inj. wie oben
- Insgesamt 12 Inj. danach monatliche Auffrischungsinj.

Zusatztherapie

- *Pascopankreat®*: mittags und abends jeweils 2 gelbe Tbl. vor und 2 rote Tbl. während oder nach der Mahlzeit unzerkaut mit etwas Flüssigkeit
- *Fortakehl®* D5: 3 × tgl. 1 Tbl. 1 Std. n.d. Essen im Mund zergehen lassen

4.13.2 Chronische Pankreatitis

Über Jahre bis Jahrzehnte in Schüben oder kontinuierlich verlaufender, zirrhoseähnlicher Organumbau mit zunehmender Pankreasinsuffizienz. Ursachen: bei Erwachsenen überwiegend chronischer Alkoholmissbrauch; bei Kindern/Jugendlichen Mukoviszidose. Symptome: Oberbauchschmerzen, verstärkt bzw. ausgelöst durch Nahrungs- oder Alkoholzufuhr, oft mit Ausstrahlung in den Rücken, zudem Gewichtsverlust. In > 10% d.F. bestehen keine Schmerzen.

Eigenblutinjektionen (Basistherapie)

Eine Behandlung mit aktiviertem Eigenblut bringt teilweise sehr gute Behandlungsergebnisse, bei manchen Patienten ist das Ergebnis jedoch nicht zufriedenstellend.

1.–6. Wo. (2 ×/Wo.) i.m.-Inj.: 0,5 ml Nativblut + 1 Amp. *Leptandra compositum* + 1 Amp. *Momordica compositum*

Zusatztherapie

- **Medikamentöse Therapie:** *Pascopankreat®*: mittags und abends jeweils 2 gelbe Tbl. vor und 2 rote Tbl. während oder nach der Mahlzeit unzerkaut mit etwas Flüssigkeit verdünnt, *Fortakehl®* D5: 3 × tgl. 1 Tbl. 1 Std. n.d. Essen im Mund zergehen lassen

- **Ernährungstherapie:** absolutes Alkoholverbot; keine blähenden Speisen; Fett und Süßigkeiten meiden
- **Symbioselenkung (bei Dysbiose):** Dysbioseuntersuchung des Darmes und Symbioselenkung (> Kap. 4.10.4)

4.14 Erkrankungen des Stoffwechsels

4.14.1 Diabetes mellitus

Chronische Störung des Glucosestoffwechsels mit erhöhtem Blutzuckerspiegel, hervorgerufen durch Insulinmangel oder verminderter Insulinwirkung an den Zellen (Insulinresistenz): Da die Glucose nicht aufgenommen werden kann, entsteht intrazellulärer Glucosemangel trotz erhöhten Blutzuckerspiegels.

- **Typ-I-Diabetes** (10 %, auch juveniler, insulinabhängiger Diabetes). Absoluter Insulinmangel durch Zerstörung der β-Zellen im Pankreas. Erstmanifestation oft ausgelöst nach Infektionen, Stress. Ursache: immunologisch (Autoimmuninsulitis: 95% besitzen Antikörper gegen die β-Zellen des Pankreas oder gegen Insulin), genetische Faktoren. Rasche Entwicklung des Krankheitsbildes
- **Typ-II-Diabetes** (90 %, auch Altersdiabetes, insulinunabhängiger Diabetes). Insulinproduktion ist noch vorhanden. Ursache: gestörte Insulinsekretion, herabgesetzte Insulinwirkung, genetische Faktoren. Manifestation häufig bei Überernährung und Adipositas. Langsame Entwicklung des Krankheitsbildes

Neben einer konsequenten Ernährungsumstellung wird man durch gezielte therapeutische Maßnahmen bemüht sein, den Patienten so einzustellen, dass sich der Blutzucker auf gleichem Niveau bewegt. Auch hier leistet die Eigenblutbehandlung mit aktiviertem Eigenblut erhebliches. *Haferkamp* berichtet bereits über erfolgreiche Einstellungsversuche von Diabetikern in Zusammenhang mit UV-bestrahltem Eigenblut. Besonders *Külbs* hält die Eigenblutbehandlung des Diabetikers für sinnvoll, da nach seinen Beobachtungen die Kohlenhydrattoleranz des Patienten erheblich erhöht wird. Ähnliche Beobachtungen machten *Funk* und *Müller* in der *Litznerschen* Klinik.

Eigenblutinjektion. Basistherapie

- 1.–6. Wo. (2 ×/Wo.) i.m.-Inj.: 0,5 ml Nativblut + *Coenzyme compositum*
- Infusion von 7,5 g *Pascorbin*®

Zusatztherapie

- **Medikamentöse Therapie:** *Q-10 MSE Monopräparat:* 3 × tgl. 1–2 Kps. n.d. Essen, *Sucontral*®: nach Vorschrift einnehmen, *Vitamin C:* 1–2 TL Ascorbinsäure Plv. über den Tag verteilt mit Saft einnehmen
- **Teekur** (beide Tees getrennt zubereiten, dann zusammengießen: Teekur ca. 5 Mo. durchführen): ½ stündlich einen Schluck trinken
  - Taraxacum rad. c. herb. (15.0), Myrtilli fol. (30.0), Potentill. aurea herb. (20.0), Geum alpinum (25.0), Rubi fruticosi fol. (10.0). M.f.spec. D. S. 4 gestrichene EL mit 4 Tassen kochendem Wasser überbrühen, 10 Min. ziehen lassen und in eine Thermoskanne gießen, dann Tee Nr. 2 hinzugießen.
  - Phaseoli fruct. sine semine 150.0. D. S. abends mit 1¼ l kaltem Wasser ansetzen und über Nacht stehen lassen und morgens bis auf ½ l Wasser einkochen, durchseihen und dem obigen Tee Nr. 1 hinzufügen

4.14.2 Gicht oder Hyperurikämie

Störung des Purinstoffwechsels mit Erhöhung der Harnsäurekonzentration im Blut > 6,4 mg/dl (Hyperurikämie); ausgefällte Harnsäurekristalle (Urate) lagern sich an Gelenken, Geweben und Organen (Niere) ab und verursachen lokal sehr schmerzhafte Entzündungsreaktionen (Leukozytose). Akuter Gichtanfall: tritt meist nachts oder in frühen Morgenstunden auf; äußerst schmerzhaftes, hochrotes, livide verschwollenes Großzehengrundgelenk. Nach einigen Tagen folgt schmerzfreies Intervall. Bei wiederholten Anfällen besteht eine chronische polyartikuläre Gicht mit Ausbildung von Gichttophi an den Ohrmuscheln und Gelenkknorpeln.

Gicht tritt oft zusammen mit Adipositas, Diabetes mellitus und Hyperlipidämie auf (metabolisches Syndrom) und häufiger bei Männern.

Haferkamp empfahl im akuten Anfall i.c.-Inj. von Nativblut um das Gelenk herum, eine Prozedur, die sehr schmerzhaft ist, während er den verbleibenden Rest des Blutes s.c. injizierte. *Berhardt* dagegen verabfolgte 3 bis 4 ml Nativblut in der Nähe des Gelenkes i.m. und sah gute Ergebnisse. Wir dagegen sahen sehr gute Resultate und insbesondere eine schnelle Reduzierung der akuten Schmerzen bei einer kombinierten Vitamin-C- und Eigenbluttherapie. Aufgrund einer klinischen Studie fand *Horrobin* heraus, dass Vitamin C die Synthese von PGE2 und PGF2-Alpha verhindert und dass dadurch Ascorbinsäure eine entzündungshemmende Wirkung entfaltet. Dagegen tritt durch Vitamin C eine verstärkte Synthese von PGE1 ein, wodurch eine eindrucksvolle Wirkung auf die Entzündungsparameter erzielt wird.

Eigenblutinjektion: Basistherapie

- 1. Wo. (3 ×/Wo.) i.m.-Inj.: 0,5 ml Nativblut + 1 Amp. *Rheuma-Pasc®*, nach der Blutentnahme Infusion von 15 g *Pascorbin®*
- 2.–5. Wo. (2 ×/Wo.) i.m.-Inj.: 0,5 ml Nativblut + 1 Amp. *Rheuma-Pasc®*, nach der Blutentnahme Infusion von 15 g *Pascorbin®*

Zusatztherapie

Akutes Stadium
- **Medikamentöse Therapie**
  - *Acidum oxalicum Similiaplex:* 3 × tgl. 20 Tr., *Ledum Similiaplex:* 3 × tgl. 20 Tr.
  - *Utilin®*: Mo. 1 Kps. (nüchtern) und 3 Std. nüchtern bleiben, *Recarcin®*: Fr. 1 Kps. (nüchtern) und 3 Std. nüchtern bleiben
  - *Vitamin C:* 2–3 TL Ascorbinsäure Plv. über den Tag verteilt mit Saft einnehmen
- **Äußere Anwendung (Einreibung):** *Lymphdiarhal DS Salbe* oder *Lymphdiaral-sensitiv Salbe N*

Chronische Beschwerden
- **Teerezepturen** nach *Lindemann* (alternativ):
  - Juniperi frct. (10.0), Betulae fol. (30.0), Milefolii hb. (30.0), Fumariae hb. (30.0). M. f. spec. D. S. 1 EL auf 1 Tasse als Aufguss 15 Min. ziehen lassen, 3–4 Tassen tgl. trinken
  - Urticae hb. (30.0), Urticae rad. (30.0), Betulae fol. (40.0). M. f. spec. D. S. 1 EL auf 1 Tasse als Aufguss, 15 Min. ziehen lassen, 3–4 Tassen tgl. trinken
- **Ernährungstherapie:** Umstellung der Ernährung auf eine purin-, eiweiß-, fett- und zuckerarme, kalorisch knappe Diät; empfehlenswert ist eine laktovegetabile Vollwertkost mit einer ausreichenden Flüssigkeitszufuhr von tgl. mindestens 2 l

4.15 Erkrankungen der Nieren und ableitenden Harnwege

4.15.1 Harnwegsinfekte

Akute Zystitis

Entzündung der Harnblase, zu 80% durch E. coli. als aufsteigende Infektion (v.a. bei Frauen) verursacht. Symptome: Brennen beim Wasserlassen, Pollakisurie, Nykturie, Unterbauchschmerzen, evtl. Makrohämaturie, kein Fieber. Die Rezidivneigung ist groß. Auch bei harmloser Form besteht immer die Gefahr der aufsteigenden Entzündung.

Die Besiedlung der Blasenschleimhaut mit pathogenen Keimen steht auch im Zusammenhang mit konstitutionellen und prädisponierenden Wirtsfaktoren (Anomalien, Obstruktionen, Blasenentleerungsstörungen, Diabetes mellitus, Immunsuppression, mangelnde Anal- oder Sexualhygiene usw.) und der Virulenz der Erreger.

Bei akuter Zystitis sind gute Erfolge mit der Eigenbluttherapie zu verzeichnen. *Haferkamp* empfahl bei konstitutioneller Blasenschwäche und Reizblase langsam ansteigende Eigenblutinj. beginnend mit

0,5 ml Nativblut i.c., dann 1,0–2,0–3,0 und 5,0 ml Nativblut teils i.c., teils s.c., und zwar in den Bereichen Oberarm, Oberschenkel und Rückenbereich.

Eigenblutinjektion: Basistherapie

- 1.–3. Wo. (3 ×/Wo.) i.m.-Inj.: 0,5 ml Nativblut + 1 Amp. *Notakehl*® *D5* + 1 Amp. *Pefrakehl*® *D6* + 1 Amp. *Rebas*® *D4*
- Nach der Blutentnahme i.v.-Inj.: 2 Amp. *Notakehl*® *D5*

Zusatztherapie

Akutes Stadium
- **Medikamentöse Therapie:**
  - *Notakehl*® *D4:* 3 × tgl. 1 Kps. v.d. Essen
  - Homöopathische Rezeptur: Urotruw® S, Ortitruw® (aa 50.0). M.D.S. 3 × tgl. 20 Tr. mit etwas Flüssigkeit
- **Tee:** Nephrubin®-Tee, 3 Tassen tgl. trinken
- **Äußere Anwendung**
  - (Wärmebehandlung): tgl. für 20 Min. feuchte Wärme auf die Blase und tgl. für 20 Min. trockene Wärme an die Nieren
  - Zinnkraut-Sitzbäder (2 × tgl. 20 Min.)
- **Ausreichende Flüssigkeitszufuhr**

Nachbehandlung
- **Medikamentöse Therapie:** für die Dauer von acht Wochen 3 ×/Wo. eine Kapsel *Propionibacterium avidum*® *D5* Kps. v.d. Schlafengehen. Diese stärksten bakteriellen Immunmodulatoren sind aufgrund ihrer besonderen Zellwandstruktur in der Lage, das Immunsystem über eine Aktivierung des Monozyten-Makrophagen-Systems in hohem Maß zu stabilisieren.
- **Rezidivierende Beschwerden** Durchführung einer Schaukeldiät im 3-Tage-Rhythmus wechselnder säuernder und alkalisierender Auswirkung auf den Harn

Chronische Zystitis

Rezidiverende akute Zytitis, meist durch bakterielle Streuung aufgrund chronischer Fokalherde, aber auch durch chronische Harnstauungen infolge Abflussbehinderung oder einer seit Monaten oder Jahren bestehenden Obstipation.

Eigenblutbehandlung: Basistherapie

- 1. Wo.(3 ×/Wo.) i.m.-Inj.: 0,5 ml Nativblut + 1 Amp. *Pascoleucin-Injektopas*®. Auf die andere Gesäßhälfte i.m.-Inj.: 1 Amp. *Rebas D4* + 1 Amp. *Cantharis compositum*, 1 Amp. *Engystol N*
- 2.–6. Wo. (2 ×/Wo.): i.m.-Inj. wie oben

Zusatztherapie

- **Medikamentöse Therapie:** *Canephron*® *N:* 3 × tgl. 1 TL mit warmen Wasser verdünnt, *Propionibacterium avidum*® *D5:* 3 ×/Wo. v.d. Schlafengehen 1 Kps.
- **Äußere Anwendung:** *Rebas*® *D4:* tgl. v.d. Schlafengehen 1 Supp. einführen

Akute Pyelonephritis

Bakteriell bedingte akute Entzündung des Nierenbeckens, der Nierenkelche, des Nierengewebes; häufige Komplikation eines Harnwegsinfekts. Die häufigsten Erreger sind vorwiegend gramnegative Erreger, v.a. Colibakterien aber auch Enterokokken, Proteus, Staphylo- und Streptokokken oder Pyozyaneusbakterien. Symptome sind Schüttelfrost und hohes remittierendes Fieber, kolikartige Rückenschmerzen, Erbrechen, Leukozyturie bei geringer Proteinurie und Bakterurie. Die Nierenlager sind klopfschmerzhaft.

Durch die engen Beziehungen zwischen renalen und Darmlymphgefäßen kann auch auf lymphogenem Weg eine Pyelonephritis entstehen.

Eigenblutinjektion: Basistherapie

Im Anfangsstadium ist es durchaus möglich, durch eine sofort eingeleitete Eigenblutbehandlung den akuten Prozess zum Abklingen zu bringen.

- 1. Wo. (4 ×/Wo.) i.m.-Inj.: 0,5 ml Nativblut + 1 Amp. *Notakehl*® *D5* + 1 Amp. *Pefrakehl*® *D6* + 1 Amp. *Rebas*® *D4*, nach der Blutentnahme i.v.-Inj.: 3 Amp. *Notakehl*® *D5*
- 2. und 3. Wo. (3 ×/Wo.) i.m.-Inj.: 0,5 ml Nativblut + 1 Amp. *Notakehl*® *D5* + 1 Amp. *Pefrakehl*® *D6* + 1 Amp. *Rebas*® *D4*, nach der Blutentnahme i.v.-Inj.: 2 Amp. *Notakehl*® *D5*

Zusatztherapie

- **Medikamentöse Therapie:** *Notakehl*® *D4 Kps.*: 3 × tgl. 2 Kps. v.d. Essen, *Pascoleucyn*®: 4 × tgl. 30 Tr. mit Flüssigkeit verdünnt, *Clematis Similiaplex*: 3 × tgl. 100 Tr., *Aronia-Pascoe*: 2 × tgl. 1 Kps.
- **Äußere Anwendungen und Allgemeinmaßnahmen:** evtl. Einläufe oder auch ein entsprechendes Medikament (bei Obstipation), feuchtwarme Lendenwickel: 3 × tgl., für 30 Min. anlegen, Bettruhe

Chronische Pyelonephritis

Rezidivierende akute Erkrankungen können bei unzureichender Therapie in eine chronische Nierenbeckenentzündung übergehen. Obstruktionen durch Nierensteine, Prostataadenom begünstigen den chronischen Verlauf. Symptome: ein- oder beidseitige Schmerzen im Nierenlager, subfebrile Temperaturen und allgemeines Krankheitsgefühl mit Müdigkeit und zunehmender Leistungsminderung. Evtl. bestehen auch uncharakteristische Miktionsbeschwerden und Nykturie.

Kellhammer und Haferkamp berichten gleichermaßen über gute Therapieergebnisse bei der Behandlung der chronischen Pyelonephritis durch Eigenblut. Haferkamp injizierte zunächst 2–5 ml Nativblut und gab alle fünf Tage steigend 1,0 ml mehr, bis er 10 ml erreicht hatte.

Eigenblutinjektion: Basistherapie

- 1.–4. Wo. (2 ×/Wo.) i.m.-Inj.: 0,5 ml Nativblut + 1 Amp. *Pascorenal-Injektopas*® + 1 Amp. *Pascoleucyn Injektopas*®
- Nach 4 Wo. werden die Injektionsintervalle größer.

Zusatztherapie

- *Canephron*®*N*: 3 × tgl. 1 TL mit warmen Wasser verdünnt
- *Propionibacterium avidum*® *D5*: 3 ×/Wo. v.d. Schlafengehen 1 Kps.
- *Juniperus Similiaplex R*: 3 × tgl. 20 Tr., *Aronia-Pascoe*: 2 × tgl. 1 Kps.

Urethritis durch Candidainfektion

Die häufigsten Pilzinfektionen entstehen durch eine Schwäche im Immunsystem, so z.B. nach langfristigen Antibiotikagaben, nach Chemotherapie oder infolge Bestrahlungen aufgrund eines malignen Geschehens. Bei einer durch Mykosen hervorgerufenen Urethritis bestehen Dysurie, Pollakisurie und gesteigerte Urethralsekretion.

Injektionsbehandlung ohne Eigenblut

Basistherapie
Das anzustrebende Ziel ist die Wiederherstellung der normal funktionierenden Immunabwehr. Daher beginnt die Therapie zunächst mit einer dreiteiligen Injektionsserie. Die 2. Inj. erfolgt 3–4 Tage nach der 1. Inj., die 3. Inj. 2–3 Wochen nach der 2. Inj.
- 1. i.m.-Inj.: 1 Amp. *Mucokehl*® *D5* + 1 Amp. *Utilin*® *D6* + 1 Amp. *Ubichinon compositum*
- 2. i.m.-Inj.: 1 Amp. *Utilin*® *D4* + 1 Amp. *Recarcin*® + 1 Amp. *Ubichinon compositum*
- 3. i.m.-Inj.: 1 Amp. *Utilin*® stark + 1 Amp. *Recarcin*® stark + 1 Amp. *Ubichinon compositum*

Bei besonders schweren Fällen Wiederholung der letzten i.m.-Inj. in 4 Wo.

Zusatztherapie

Die Zusatztherapie wird über einen Zeitraum von drei Monaten durchgeführt: Zunächst *Fortakehl D5* für die Dauer von 10 Tagen, danach die nachfolgenden Medikamente, wie aufgeführt, einnehmen.
Fortakehl® *D5 Tbl.*: Einnahme beginnt 3 Tage nach der 1. Inj.; Dauer der Einnahme: 10 Tage: Einnahme-

modus: 1 Std. n.d. Frühstück und v.d. Schlafengehen 1 Tbl. im Mund zergehen lassen
- *Pefrakehl® D5 Tropfen*: Mo., Mi. und Fr. 1 × 10 Tr. v.d. Essen
- *Albicansan® D5 Tropfen*: Di., Do. und Sa. 1 × 10 Tr. v.d. Essen
- *Exmykehl® D3 Supp.*: So. 1 Supp. einführen
- *Albicansan® D3 Supp.*: Do. 1 Supp. einführen
- *Latensin® Kps. schwach*: Mo. 2 Kps. nüchtern
- *Recarcin® Kps.*: Fr. 1 Kps. nüchtern

Die *Pefrakehl® D5 Tropfen* werden nach 6 Wo. Einnahme abgesetzt, während die übrige Medikation beibehalten wird.

Injektionsbehandlung mit Eigenblut

- Zwei bis drei Wochen nach der zuletzt durchgeführten Inj. beginnt die Behandlung mit Eigenblut.
- 1.–6. Wo. – i.m.-Inj.: 0,5 ml Nativblut + 2 Amp. *Rebas® D4*, nach der Blutentnahme Infusion von 7,5 g *Pascorbin®*.

4.15.2 Nierensteine

Konkrementbildung in den ableitenden Harnwegen. Männer sind häufiger betroffen als Frauen; zu 70% sind es Kalziumoxalat- bzw. Kalziumphosphatsteine. Nierensteine können Koliken oder eine Pyelitis auslösen und durch Ureterverschluss eine Hydronephrose herbeiführen. Leitsymptom ist eine Nierenkolik mit heftigsten anfallsweise auftretenden, krampfartigen Schmerzen, meist erfolgt Steinabgang. Zudem bestehen Übelkeit, Erbrechen, Schüttelfrost, aber kein Fieber.

Bei Neigung zur Steinbildung und grundsätzlich bei harnsaurer Diathese sollte einmal jährlich eine Eigenblutbehandlung durchgeführt werden. Durch massive Ausleitungsmaßnahmen können Steinbildungen weitgehend vermieden werden.

Eigenblutinjektion: Basistherapie

1.–6. Wo. (2 ×/Wo.) i.m.-Inj.: 0,5 ml Nativblut + 1 Amp. *Calculi H* oder *Berberis D6*.

Zusatztherapie

- **Medikamentöse Therapie:** *Phönix Tartarus:* 3 × tgl. 30 Tr. mit etwas Flüssigkeiten v.d. Essen, *Phönix Solidago:* 3 × tgl. 30 Tr. mit etwas Flüssigkeit n.d. Essen
- **Phytotherapeutische Durchspülungstherapie:**
  - Trinkstoß, z.B. mit Taraxaci hb. cum radix, 1 ×/Mon. durchführen. 2 EL Löwenzahnblätter und Löwenzahnwurzeln mit ½ l kochendem Wasser übergießen. 10 Min. ziehen lassen und dann mit 1 l heißem Wasser auffüllen. Die gesamte Menge (1,5 l) innerhalb von 20–30 Min. vollständig trinken.
  - Durchspülung der Nieren und Blase: 1 l *Bucotean®*, 2 EL *Nephropur® tri*, 50 Tr. *Calculi H*, 3 Tbl. *Cps. 37;* diese Mischung über den ganzen Tag verteilt trinken; 3 Wo. konsequent beibehalten
- **Äußere Anwendung:** Sitzbäder mit Zinnkraut und Heublumen
- **Ernährungstherapie:** Unter Berücksichtigung des Grundleidens und ausgehend von der chemischen Zusammensetzung der Steine ist eine zeitweilige vegetabile Vollrohkost erforderlich. Die Zufuhr von natürlichem Vitamin A (z.B. Bananen, Karotten, Endiviensalat) kann der Steinbildung entgegenwirken.

4.16 Krankheiten der Genitalorgane

4.16.1 Akute Prostatitis

Entzündung der Prostata, meist infektiös bedingt durch aufsteigende Bakterien, Chlamydien, Trichomonaden. Symptome sind häufig Miktionsbeschwerden (Pollakisurie oder Dysurie) Schmerzen im Sakrum oder Perineum oder Defäkationsbeschwerden. Neben den fachärztlichen Maßnahmen kann zur Unterstützung die Eigenblutbehandlung angewendet werden. V.a. müssen evtl. bestehende Fokalherde aufgespürt und beseitigt werden, eine sehr wichtige

Maßnahme, die leider nicht immer mit der notwendigen Sorgfalt beachtet wird.

Eigenblutinjektion: Basistherapie

- 1. Wo. (3 ×/Wo.) i.m.-Inj.: 0,5 ml Nativblut + 1 Amp. *Notakehl*® D5 + 1 Amp. *Pefrakehl*® D6, nach der Blutentnahme Infusion von 7,5 *Pascorbin*®
- 2.–5. Wo. (2 ×/Wo.) i.m.-Inj.: 0,5 ml Nativblut + 1 Amp. *Notakehl*® D5 + 1 Amp. *Pefrakehl*® D6, nach der Blutentnahme Infusion von 7,5 g *Pascorbin*®

Zusatztherapie

- **Äußere Anwendungen:**
  - **Rektale Applikation:** *Notakehl*® D3 morgens und abends 1 Supp. einführen im tgl. Wechsel mit *Pefrakehl*® D3.: morgens und abends 1 Supp. einführen im tgl. Wechsel mit *Nigersan*® D3.: morgens und abends 1 Supp. einführen im tgl. Wechsel mit *Notakehl*® D3
  - Sitzbäder mit Zinnkraut
- **Medikamentöse Therapie:** *Pascosabal*® N Tropfen: 3 × 30 Tr. im tgl. Wechsel mit *Populus Similiaplex Tropfen*: 3 × 30 Tr.

4.16.2 Chronische Prostatitis

Bei nicht ausreichender Ausheilung der akuten Prostatitis oder bei unzureichender Behandlung, kann eine akute Prostatitis in ein chronisches Stadium übergehen. Symptome sind ein dumpfer Schmerz im Perineum oder Sakrum während der Defäkation, sporadisch bestehen subfebrile Temperaturen. Evtl. tritt diskreter Fluor urethralis auf.

Die Patienten klagen zunehmend über erhebliche Einschränkungen der Sexualfunktionen.

Die komplexe Therapie bestehend aus Eigenblutinj. und Zusatztherapie (medikamentös, rektale Applikation) bringt sehr gute Erfolge bei der Behandlung der chronischen Prostatitis.

Eigenblutbehandlung: Basistherapie

- 1.–5. Wo. (2 ×/Wo.) i.m.-Inj.: 0,5 ml Nativblut + 2 Amp. *Pascoleucyn*
- Zusätzlich jeden 5. Tag i.m.-Inj.: 0,5 ml Nativblut + 1 Amp. *Notakehl*® D5 + 1 Amp. *Sanuvis* + 1 Amp. *Prostata suis Injeel*
- im Wechsel mit i.m.-Inj.: 0,5 ml Nativblut + 1 Amp. *Nigersan*® D6 + 1 Amp. *Sanuvis* + 1 Amp. *Prostata suis Injeel*

Zusatztherapie

Es erfolgt ein tgl. Wechsel der einzunehmenden Medikamente und der rektal zu applizierenden Arzneimittel.

- *Notakehl*® D5, 2 Tbl. v.d. Schlafengehen, *Notakehl*® D3, morgens und abends 1 Supp. einführen
- *Pefrakehl*® D4, 2 Kps. v.d. Schlafengehen, *Pefrakehl*® D3, morgens und abends 1 Supp. einführen
- *Nigersan*® D5, 2 Tbl. v.d. Schlafengehen, *Nigersan*® D3, morgens und abends 1 Supp. einführen

Am nächsten Tag beginnt die Medikation wieder mit *Notakehl*®

4.16.3 Epididymitis/Orchitis

Kanalikulär aszendierende Infektion infolge einer Urethritis, Prostatitis oder iatrogenen Manipulation. Auch ein traumatisches Geschehen kann die Ursache einer Epididymitis/Orchitis sein. Symptome: meist akuter Beginn mit heftigen Schmerzen, Schüttelfrost und hohem Fieber. Schwellung des Nebenhodens, das Skrotum ist ödematös und stark gerötet, zudem bestehen Pollakisurie und Miktionsschmerz.

Eigenblutbehandlung: Basistherapie

Die Eigenblutbehandlung ist auch hier ein sehr probates Mittel und sollte zusätzlich angewendet werden.

- 1. Wo. (3 ×/Wo.) i.m.-Inj.: 0,5 ml Nativblut + 1 Amp. *Notakehl*® D5 + 1 Amp. *Pefrakehl*® D6, nach der Blutentnahme Infusion von 7,5 g *Pascorbin*®

- 2.–5. Wo. (2 ×/Wo.) i.m.-Inj.: 0,5 ml Nativblut + 1 Amp. *Notakehl®* D5 + 1 Amp. *Pefrakehl®* D6, nach der Blutentnahme Infusion von 7,5 g *Pascorbin®*

Zusatztherapie

- **Rektale Applikation:** jeweils morgens und abends 1 Supp. einführen, *Notakehl®* D3 im tgl. Wechsel mit *Pefrakehl®* D3 im tgl. Wechsel mit *Nigersan®* D3 im tgl. Wechsel mit *Notakehl®* D3
- **Medikamentöse Therapie** (zur Resorption des serösen Exsudats): *Ranunculus Similiaplex N:* 3 × tgl. 20–30 Tr. im tgl. Wechsel mit *Apis Similiaplex N:* 3 × tgl. 20–30 Tr.

4.16.4 Candida-albicans-Kolpitis

Scheidenentzündung (zu 20% durch Candida albicans verursacht), die meist mit einer Vulvitis einhergeht. Begünstigende Faktoren: verändertes Scheidenmilieu, z.B. durch hormonelle Kontrazeptiva, Antibiotikatherapie, Diabetes mellitus, übertriebene Intimhygiene (Scheidenspülung), Schwangerschaft, Postmenopause (Colpitis senilis). Symptome: mehr oder weniger starke Pruritus, verstärkter Fluor vaginalis (geruchlos, weißlich, flockig bis cremig).

Die antimykotische Behandlung wird durch die Eigenbluttherapie sinnvoll unterstützt. Es ist unbedingt zu beachten, dass auch nach deutlicher Besserung des Zustands die Therapie konsequent weiter durchgeführt wird.

Antimykotische Injektionsbehandlung

Basistherapie
Die Therapie beginnt zunächst mit einer dreiteiligen Injektionsserie: Die 2. Inj. erfolgt 3 Tage nach der 1. Inj., die 3. Inj. 10 Tage nach der 2. Inj.
- 1. i.m.-Inj.: 1 Amp. *Mucokehl®* D5 + 1 Amp. *Utilin®* D6 + 1 Amp. *Ubichinon compositum*
- 2. i.m.-Inj.: 1 Amp. *Utilin®* D4 + 1 Amp. *Recarcin®* D4 + 1 Amp. *Ubichinon compositum*
- 3. i.m.-Inj.: 1 Amp. *Utilin®* stark + 1 Amp. *Recarcin®* stark + 1 Amp. *Ubichinon compositum*

Weisen Sie den Patienten darauf hin, dass nach der 2. und 3. Inj. die Umgebung der Einstichstelle für ca. 1–2 Tage gerötet und schmerzhaft sein kann.

Zusatztherapie

Therapiedauer: 2 Monate. Zunächst *Fortakehl D5* für die Dauer von 10 Tagen, danach folgende Medikamente, wie aufgeführt, einnehmen.

Fortakehl® D5: Einnahme beginnt 3 Tage nach der ersten Inj.; Einnahmedauer: 10 Tage. Einnahmemodus: 1 Std. n.d. Frühstück und v.d. Schlafengehen 1 Tbl. im Mund zergehen lassen
- *Pefrakehl®* D5: Mi. und Fr. 1 × 10 Tr. v.d. Essen
- *Albicansan®* D5: Do. und Sa. 1 × 10 Tr. v.d. Essen
- *Exmykehl®* D3: So. 1 Supp. einführen
- *Albicansan®* D3: Do. 1 Supp. einführen
- *Latensin®* schwach: Mo. 2 Kps. nüchtern
- *Recarcin®*: Fr. 1 Kps. nüchtern

Eigenblutinjektion

Zwei Wochen nach der zuletzt durchgeführten Mischinjektion beginnt die Eigenblutbehandlung zur Stabilisierung des Immunsystems.

1.–5. Wo. (2 ×/Wo.) i.m.-Inj.: 2,0 ml Nativblut + 1 Amp. *Pascoleucyn-Injektopas®*, nach der Blutentnahme Infusion von 7,5 g *Pascorbin®*.

4.16.5 Chronische Adnexitis

Verursacht durch nicht vollständig ausgeheilte akute Adnexitis, evtl. auch bedingt durch psychische Faktoren. Symptome sind subfebrile Temperaturen, Krankheitsgefühl und reduziertes Leistungsvermögen, Schmerzen im Unterbauch und Dysmenorrhoe.

Wie bei anderen chronischen Krankheitsprozessen wirkt auch hier die Eigenblutbehandlung durch eine intensive Mobilisierung der Abwehrkräfte. Bereits *Spiethoff*, *Brünner* und *Breuer* berichten über eine günstige Wirkung von hämolysiertem Eigenblut bei akuten und chronischen Adnexitiden. *Burghardt* dagegen schreibt über eine große Anzahl von Adnexitiden, die durch UV-bestrahltes Eigenblut nicht nur subjektiv, sondern auch objektiv gebessert bzw. geheilt wurden.

Eigenblutinjektion mit hämolysiertem Eigenblut (Basistherapie)

Nativblut und *Ampuwa*® ca. 1 Min. lang durchmischen, erst danach erfolgt die Inj.
- 1. Wo. (3 ×/Wo.) i.m.-Inj.: 2,0 ml Nativblut + 0,5 ml *Ampuwa*®
- 2.–5. Wo. (2 ×/Wo.) i.m.-Inj.: 2,0 ml Nativblut + 0,5 ml *Ampuwa*®
- Bei ausgesprochen therapieresistenten Fällen zusätzlich folgende Mischinjektion verabfolgen; i.m.-Inj.: 1 Amp. *Rebas*® D4 + 1 Amp. *Metro-Adnex-Injeel* + 1 Amp. *Apis-Homaccord*® + 1 Amp. *Palladium-Injeel* (bei rechtsseitigem Prozess) + 1 Amp. *Lachesis-Injeel* (bei linksseitigem Prozess) + 1 Amp. *Crabro vespa-Injeel*

Eigenblutinjektion

Basistherapie
- 1.–5. Wo. (2 ×/Wo.) i.m.-Inj.: 0,5 ml Nativblut + 1 Amp. *Notakehl*® D5 + 1 Amp. *Pefrakehl*® D6
- Bei schlechter Abwehrlage nach jeder Blutentnahme Infusion von 7,5 g *Pascorbin*®

Zusatztherapie
- **Medikamentöse Therapie:**
  - *Bacillus subtilis D5:* zunächst 2 ×/Wo., später 1 ×/Wo. 1 Kps. (nüchtern) und 3 Std. nüchtern bleiben
  - *Vitamin C:* 2 TL Ascorbinsäure Plv. über den Tag verteilt mit Saft einnehmen
- **Rektale Applikation:** morgens und abends 1 Supp. einführen; *Notakehl*® D3 im tgl. Wechsel mit *Pefrakehl*® D3

4.17 Erkrankungen des Bewegungsapparats und neurologische Erkrankungen

Bei allen Erkrankungen des rheumatischen Formenkreises wurde immer wieder über gute Behandlungsergebnisse durch die Verabfolgung von Eigenblutinj. berichtet. Unabhängig davon, es sich um Weichteilrheuma, eine deformierende Arthrose oder Spondylarthrose, um periartikuläre Prozesse, Neuralgien oder Neuritiden handelt, bewirkt die Eigenblutbehandlung stets eine deutliche Besserung des Geschehens.

4.17.1 Entzündliche Gelenk- und Wirbelsäulenprozesse

Die chronische Polyarthritis (CP), auch rheumatoide Arthritis ist die häufigste rheumatische Erkrankung. Sie kommt bei 1,5–2% der europäischen Bevölkerung vor. Frauen erkranken 3-mal häufiger als Männer. Das Hauptmanifestationsalter liegt zwischen dem 30. Lebensjahr (Frauen) und 50. Lebensjahr (Männer).

Chronische Polyarthritis (cP)

Der progredienten, chronisch entzündlichen Erkrankung der mit Synovialis ausgekleideten Anteile des Bewegungsapparats (Gelenke, Sehnenscheiden, Schleimbeutel) liegt möglicherweise eine immunpathologische systemische Reaktion gegen ein noch nicht gesichertes Antigen bei genetischer Disposition (HLA DR-4) zugrunde.

Verlauf und Symptome

Die Erkrankung verläuft in mehreren Stadien:
- **Prodromalstadium:** mit unspezifischen Symptomen, z.B. Unwohlsein, Appetit- und Gewichtsverlust, vegetative Symptomen. Evtl. bereits starke Schmerzen der Fingergrundgelenke und evtl. spontane Ergüsse der großen Gelenke.

Prodromalstadium kann über Wochen, Monate, ja sogar Jahre bestehen.

- **Frühstadium:**
  - Typischer Befall: Beginn oft schleichend mit Morgensteifigkeit (> 15 Min.), Kapselschwellung und schmerzhafter Bewegungseinschränkung eines oder mehrerer Fingergrund- und/oder -mittelgelenke. Weiche, druckschmerzhafte Schwellungen der betroffenen Gelenke. Druck- und Flexionsschmerz im Handgelenk. Entsprechende Veränderungen an den Zehen. Gleichzeitig oder später „Begrüßungsschmerz": am schmerzhaftesten ist der seitliche Druck auf die Fingergrundgelenke (Gaensslen-Zeichen)
  - Atypischer Befall: In ca. 20% akuter Beginn mit asymmetrischen Schmerzen und Schwellung großer Gelenke (z.B. Schultergelenk bei Alters-c.P., Knie). In ca. 5% (v.a. Jugendliche und Alte) mono- und oligoarthritischer Beginn
- **Weiterer Verlauf:** Typischerweise in Schüben mit Gelenkdestruktion über Jahre und Jahrzehnte. Zentripetal fortschreitender Befall von Fingergrund- und -mittelgelenken oder Zehengelenken, seltener von Hand-, Knie-, Ellenbogen-, Sprung-, Schulter-, Hüft- und Kiefergelenken. Rheumatische Deformitäten: Meist nach mehreren Jahren, wie z.B. Caput-ulnae-Syndrom, Handskoliose, Schwanenhalsdeformität, Daumendeformierung
- **Labor:** beschleunigte BKS, hypochrome Anämie, Serumeisen erniedrigt, Rheumafaktor positiv
- **Konventionelle Therapie:** Eingesetzt werden Nichtsteroidale Antirheumatika (NSAR; z.B. die Wirkstoffe Acemetacin, Indometacin, Lonazolac, Diclofenac, Ketoprofen, Naproxen, Proglumetacin), Glukokortikoide (Prednison, Prednisolon, Fluocortolon, Methylprednisolon) sowie Chloroquin-Derivate, Goldpräparate und Immunsuppressiva.

> **PRAXISTIPP**
> **Diagnostische Kriterien der American Rheumatism Association (ARA)**
>
> Die Diagnose c.P. ist gesichert, wenn 4 oder mehr Kriterien erfüllt sind:
> - Morgensteifigkeit über 1 Std., länger als 6 Wo. anhaltend
> - Schwellung von 3 oder mehr Gelenken länger als 6 Wo.
> - Schwellung des Handgelenks, der Fingergrund- oder -mittelgelenke länger als 6 Wo.
> - Symmetrische Schwellungen (Arthritis) länger als 6 Wo.
> - Rheumaknoten (subkutane Granulome)
> - Rheumafaktoren pos.
> - Radiologische Veränderungen (z.B. gelenknahe Osteopenie oder Erosion).

Naturheilkundliche therapeutische Strategie

Behandlungsziel ist es, den Krankheitsprozess mit seiner gelenkdestruierenden Tendenz in Grenzen zu halten, so dass der Patient weitgehend vor der Einbuße der Erwerbsfähigkeit oder Dauerinvalidität bewahrt bleibt. Vor Therapiebeginn sind unbedingt akute oder chronische Fokalherde (➤ Kap. 4.22) auszuschließen, wie z.B. Tonsillen, Zähne, Nasennebenhöhlen, Verdauungsapparat und Urogenitalbereich. Die naturheilkundlichen Therapieverfahren zielen darauf ab, das Immunsystem zu regulieren und gegebenenfalls zu reaktivieren, damit der Organismus die angewandte Therapie optimal verwertet. Alle im Folgenden eingesetzten Arzneimittel haben einen sehr langsamen, oft erst nach Wochen fassbaren Wirkungseintritt.

Vitamin-C-Infusion

Vitamin C übernimmt im menschlichen Organismus viele Funktionen: z.B. Stimulierung der Leukozyten, des Komplement-Systems und der Prostaglandin-Synthese, Kollagenaufbau sowie die Stimulierung der Produktion von Nebennierenrindenhormone. Daher ist Vitamin C bei den unterschiedlichen Rheumaformen als Basistherapie anzuwenden.

Basistherapie

Zur Vitamin-C-Infusionstherapie grundsätzlich nur das Pascorbin® (Fa. Pascoe) verwenden, da hier weder Stabilisatoren noch Konservierungsstoffe zugesetzt sind.

- 1. Wo. (3 ×/Wo.) 250 ml NaCl + 15 g *Pascorbin®* + 600 mg reduz. Glutathion
- 2.–4. Wo. (3 ×/Wo.) 500 ml NaCl + 30 g *Pascorbin®* + 1200 mg reduz. Glutathion

Sobald die 4. Woche erreicht ist, Vitamin C langsam ausschleichen, d.h. zum Ausgangswert von 15 g Vitamin C zurückgehen.

Zusatztherapie

- **Medikamentöse Therapie:**
    - *Vitamin C 500 mg:* 3 × tgl. 1 Kps.
    - *Boscari Kps. 400 mg:* die ersten drei Wochen 4 × tgl. 4 Kps., dann 3 × tgl. 3 Kps., später fortlaufend 3 × tgl. 2 Kps.
    - *Rheuma-Pasc:* 3 × tgl. 20 Tr.
    - *Rheuma-Pasc Liquidum* in Verbindung mit *Rheuma-Pasc Tropfen*: 3 × tgl. 1 EL
- **Umstimmungstherapie:** zur Immunstimulation der humoralen Abwehr und Regulationskräfte, um chronische Krankheitszustände zu aktivieren und den Heilungsprozess einzuleiten

Eigenblutinjektion: Untersuchungen und Erfahrungen

- Bereits *Vorschütz* und *Tenckhoff* injizierten bei Gelenkrheumatismus **Nativblut**, wobei sie v.a. bei akuter Polyarthritis gute Heilerfolge sahen. Auch *Chochlow* verabfolgte über 100 Gelenkrheumatismus-Patienten Eigenblut; zunächst täglich, später in Intervallen von 2 bis 3 Tagen 3,0 ml bis 10,0 ml Nativblut. Er berichtete: „Die Eigenbluttherapie bewirkte eine wesentliche Abkürzung der Fieberperiode. In 78,4 % der Fälle waren die Kranken bereits am fünften Tag fieberfrei, in 16,6 % am 13. Tage und nur 5 % der Fälle war die Körpertemperatur noch am 14. Tag nicht zur Norm zurückgegangen. Sehr günstig war auch die Wirkung auf die Schmerzen." Ähnliches berichten *Alexander, John* und *Haferkamp*, die sowohl akut wie auch subakut verlaufenden Gelenkrheumatismus erfolgreich mit Eigenblut behandelten. Hoff empfahl bei chronischer Polyarthritis die Verabfolgung von mehreren i.c.-Injektionen von jeweils 0,1 ml Blut im Bereich der schmerzenden Gelenke und konnte eine auffallend schnelle Schmerzstillung erreichen.
- *Kuhlenkampff, Litzner* u.a. verabfolgten vorwiegend **UV-bestrahltes Eigenblut** und erreichten dadurch, vorwiegend bei der chronischen Polyarthritis, gute Resultate, wobei die rasche schmerzstillende Wirkung besonders augenfällig war.
- Aufgrund der umfassenden Ergebnisse vieler Autoren bei der Behandlung der Polyarthritis durch Eigenblut und der eigenen Behandlungserfolge kommt *Haferkamp* zu dem Schluss: „Die Behandlung des akuten und chronischen Gelenkrheumatismus mit **(Nativ)Eigenblut** hat sich bewährt. Bei den akuten Formen empfiehlt es sich, öfter größere Mengen zu geben, während die chronischen Formen mit kleinen Mengen und größeren Intervallen den besten Erfolg zeigen." *Haferkamp* gibt außerdem die Empfehlung, dass vorwiegend bei schweren chronischen Formen die **UV-bestrahlten Eigenblutinjektionen** hinsichtlich der Schmerzbehandlung größere Wirkung zeigen.

Eigenblutinjektion: Durchführung

Nach dem Grundsatz der Arndt-Schulz-Regel „schwache Reize fachen die Lebenstätigkeit an, mittelstarke hemmen sie und starke heben sie auf" werden zur Behandlung der cP zunächst kleine Eigenblutmengen verabreicht. Werden die Inj. gut vertragen, erfolgt eine weitere Steigerung der Eigenblutmenge, solange bis 3,0 ml erreicht sind.

> Treten nach einer Eigenblutinjektion zu starke Reaktionen auf, geht man auf die vorherige Injektionsmenge zurück. Zu Behandlungsbeginn sollte der Patient darauf hingewiesen werden, dass die Eigenblutbehandlung über Monate durchgeführt werden muss.

Die Reaktionslage des Patienten ist entscheidend dafür, wie hoch die Eigenblutdosierung gewählt, in welchen Zeitabständen injiziert und welche Zeitdauer für die Inj. zu Grunde gelegt wird.

Schema 1: Die Inj. werden mit einem freien Intervall von 5 Tagen vollzogen:
- 1. s.c.-Inj.: 0,2 ml Nativblut
- 2. s.c.-Inj.: 0,3 ml Nativblut
- 3. s.c.-Inj.: 0,5 ml Nativblut
- 4. i.m.-Inj.: 1,0 ml Nativblut
- 5. i.m.-Inj.: 1,5 ml Nativblut

usw. bis 3,0 ml Nativblutmenge erreicht sind.

Schema 2: Einen wesentlich schnelleren Erfolg erreicht man, wenn dem Nativblut Injektionslösungen beigemischt werden. Folgende Vorgehensweise hat sich als sehr praktikabel erwiesen:
- 1. s.c.-Inj.: 0,2 ml Nativblut + 1 Amp. *ALLYA®-Injektopas N*
- 2. s.c.-Inj.: 0,3 ml Nativblut + 1 Amp. *ALLYA®-Injektopas N*
- 3. i.m.-Inj.: 0,5 ml Nativblut + 1 Amp. *ALLYA®-Injektopas N*
- 4. i.m.-Inj.: 1,0 ml Nativblut + 1 Amp. *ALLYA®-Injektopas N*
- 5. i.m.-Inj.: 1,5 ml Nativblut +1 Amp. *ALLYA®-Injektopas N*
- 6. i.m.-Inj.: 2,0 ml Nativblut +1 Amp. *ALLYA®-Injektopas N*

Bewährt haben sich folgende Ampullenpräparate in Kombination mit Eigenblut: *Cefossin®*, *Cefarheumin®*, *Spondylose-Injektopas SL®*, *Rheuma-Pasc SL®* Injektionslösung, *Pascoleucyn-Injektopas®*. Eine Steigerung der Eigenblutmenge ist nicht erforderlich.

Immuntherapie

Die Funktion des Thymus als Immunorgan ist heute hinlänglich bekannt und unbestritten. Durch Verabreichung von Thymusfaktoren kann eine reduzierte Thymusfunktion ausgeglichen werden. Neben der Thymusdrüse stehen auch die Peyer-Plaques in unmittelbaren Zusammenhang mit dem Immunsystem. Sie sind am Aufbau der humoralen Abwehrlage maßgeblich beteiligt und damit für die Bildung der B-Lymphozyten verantwortlich, jenen Zellen, die über Plasmazellen die Bildung von Antikörper bewirken. In Kombination mit der Eigenbluttherapie haben sich THX(Thymus)- und PPX (Peyer-Plaques)-Kuren bei der Behandlung der schweren chronischen Polyarthritis hervorragend bewährt.

Injektionsplan für die THX-Kur: THX-Kuren sind aufgrund ihrer Wirkung auf die zelluläre Abwehr geeignet für die Behandlung degenerative Erkrankungen (wie Arthrosen und Spondylosen).
- 1. Wo. (5 ×/Wo.) i.m.-Inj.: 1 Amp. *Thymokehl® D6*
- 2. Wo. (5 ×/Wo.) i.m.-Inj.: 2 Amp. *Thymokehl® D6*
- 3. und 4. Wo. (5 ×/Wo.) i.m.-Inj.: 3 Amp. *Thymokehl® D6*

Nach 3-monatiger Pause Wiederholung der Injektionskur möglich.

Injektionsplan für die PPX-Kur: PPX-Kuren wirken auf die humorale Abwehr und eignen sich zur Therapie entzündlicher Erkrankungen(z.B. chronische Polyarthritis).
- 1. Wo. (5 ×/Wo.) i.m.-Inj.: 1 Amp. *Rebas® D4*
- 2. Wo. (5 ×/Wo.) i.m.-Inj.: 2 Ampl. *Rebas® D4*
- 3. und 4. Wo. (5 ×/Wo.) i.m.-Inj.: 3 Amp. *Rebas® D4*

Nach 3-monatiger Pause Wiederholung der Injektionskur möglich.

Zusatztherapie zu den Injektionsbehandlungen

Die chronische Polyarthritis erfordert nicht nur eine konsequent durchgeführte medikamentöse Behandlung des Patienten, sondern auch eine balneo-physikalische Langzeittherapie (Hydrotherapie mit Güssen, Waschungen, Bädern; Einreibungen, moderate Bewegungstherapie, Elektrotherapie).

- **Balneotherapie:** Bewährte Badezusätze sind *Kneipp® Rheuma Bad*, *Salhumin® Rheuma-Bad*, *Rheumasan® Bad*, *Pernionin® Voll-Bad N*. Nach dem Bad 30 Min. nachruhen, damit der Organismus die Reize ungestört „verarbeiten" kann. Darauf achten, dass der Körper nicht auskühlt: Patient nach dem Bad in ein angewärmtes trockenes Leintuch oder in eine warme Wolldecke einschlagen. Dadurch bildet sich ein warmes, den Patienten einhüllendes Luftkissen.
- **Einreibungen:** Viele lokale Antirheumatika (z.B. Phönix Kalantol-A) können durch perkutane Penetration antiphlogistischer Wirkstoffe Entzündungsreize beeinflussen. Durch ihre durchblu-

tungssteigernde Wirkung fördern sie die Entgiftung und den Abtransport krankhafter Stoffwechselprodukte und wirken dadurch schmerzlindernd.
- **Bewegungstherapie:** Jede „Schonhaltung", die eine momentane Schmerzlinderung bringt, provoziert gleichzeitig eine Gelenkversteifung und Muskelatrophie mit nachfolgender Funktionseinschränkung. Eine physiotherapeutische, intensive und zugleich individuelle Bewegungstherapie für alle betroffenen Gelenke sollte unverzüglich begonnen werden.
- **Elektrotherapie:** Die therapeutisch provozierte Wärme bewirkt durch die verstärkte Hyperämie und verbesserte Trophik eine Analgesie.
- **Ernährungsumstellung:** Laktovegetabile Kost, d.h. eine völlig fleischfreie Ernährung, sollte bevorzugt werden. *Buchinger* bezeichnete sie als „unblutige Kost". Der Patient sollte in einem ausführlichen Gespräch auf die Notwendigkeit der Kostumstellung hingewiesen werden.
- **Psychische Betreuung:** Chronische Krankheiten des Stütz- und Bewegungsapparats sind unter Umständen mit mehr oder weniger ausgeprägten Behinderungen verbunden, was zu starken Verunsicherungen im täglichen Leben oder im Umgang mit Freunden oder Bekannten führen kann. Oftmals kommt es zu einer erheblichen Einschränkung des Selbstwertgefühls und einer möglichen zunehmenden Vereinsamung oder gar Isolation. All diese Ängste sollte der Patient in der Praxis besprechen dürfen oder dazu ermutigt werden, sich einen Ort zu suchen, um sich und seine Situation zum Thema zu machen.

Morbus Bechterew (Spondylitis ankylosans)

Chronische Gelenkentzündung mit der Tendenz zu Fibrose und Versteifung, die primär die Wirbelsäule und die ISG sowie die großen stammnahen Gelenke befällt. Bevorzugt sind Männer betroffen (M : F = 9 : 1), die Erstmanifestation liegt meist zwischen dem 15. und 30. Lebensjahr; zudem besteht eine familiäre Häufung, HLA B-27 pos. in 95 %.

Symptome:
- Prodromi: rezidivierende Monarthritis (oft Kniegelenk), Fersenschmerzen, rezidivierende Iritis sowie Husten- und Niesschmerz
- Frühsymptome: nächtliche und frühmorgendliche Steifheit (Leit- und Kardinalsymptom!) sowie „tiefer" Schmerz im Kreuz bzw. Gesäßschmerz, in die Beine ausstrahlend Bewegung lindert die Schmerzen, nächtliches Aufstehen!
- Weiterer Verlauf: zunehmende Bewegungseinschränkung einzelner Wirbelsäulenabschnitte. Kyphosierung. Messbar reduzierte Atemexkursionen. Organbeteiligung (Lungenfibrose, Aortitis, Amyloidose) selten.

Nicht selten tritt der M. Bechterew in Kombination mit einer Enteritis terminalis, Colitis ulcerosa oder Psoriasis auf. Die Eigenblutbehandlung sollte als unterstützende Therapie die Schmerzen reduzieren, die Metabolisierungsprozesse der stark wirkenden Medikamente begünstigen und somit deren Nebenwirkungen reduzieren. Außerdem stabilisiert die Eigenbluttherapie die Psyche und das Allgemeinbefinden.

Eigenblutinjektion: Basistherapie

- 1. Wo. (2 ×/Wo.) s.c.-Inj. paravertebral: 0,3 ml Nativblut + 3 Amp. *Juv 110*
- 2.–4. Wo. (1 ×/Wo.) s.c.-Inj. wie oben

Nachfolgende Inj. werden in größeren Intervallen weiter verabfolgt. Sehr wirkungsvoll ist die Zwischenschaltung von Vitamin-C-Infusionen mit jeweils 15 g. Auch die Vitamin-C-Infusionen werden später in größeren Intervallen beibehalten.

Zusatztherapie

- **Medikamentöse Therapie:**
  - *Mowivit® Vitamin E 600:* tgl. 1 Kps. nach einer Mahlzeit
  - *Vitamin C 1500 mg* (Max Douglas Labor): 3 × tgl. 1 Tbl.
  - *Nigersan® D4:* 1 Kps. v.d. Frühstück und 1 Kps. v.d. Schlafengehen (mit Ausnahme von Mi.)
  - *Latensin®schwach:* Mi. 2 Kps. (nüchtern) und 3 Std. nüchtern bleiben

- **Physikalische Maßnahmen:**
  - Aktive Krankengymnastik in den entzündungsfreien Intervallen; Massagen, Bäder (Heublumen und Fichtennadel), Wärmeanwendungen; Einreibungen mit Phönix *Kalantol B*; Schiele-Fußbäder
  - Sportliche Aktivitäten, beispielsweise Rückenschwimmen; Flachlagerung im Bett auf harter Matratze

Morbus Reiter (Reiter-Krankheit)

Verursacht durch urogenitale („venerische") und/oder intestinale Infektion mit Chlamydien, seltener durch Shigellen, Yersinien, Mykoplasmen, Gonokokken oder Mischinfektion. Charakteristisch ist die Trias aus Arthritis (Synovitis), Konjunktivitis, Urethritis. Die Erkrankung tritt v.a. bei Männern auf (M : F = 20 : 1). HLA B-27 pos. (in ca. 80 %), RF neg.

Symptome: zunächst Schleimhautentzündung (Urethritis bzw. Zervizitis) sowie Konjunktivitis, 1–3 Wochen später tritt eine akut fieberhafte Arthritis auf, v.a. an den großen Gelenken der unteren Extremitäten und Zehen.

Eigenblutinjektion: Basistherapie

Als unterstützende Begleitmaßnahme und zur Vermeidung bleibender Schäden ist die Eigenblutbehandlung indiziert.
- 1. Wo. (3 ×/Wo.) i.m.-Inj.: 0,5 ml Nativblut + 1 Amp. *Notakehl® D5* + 1 Amp. *Citrokehl®*, nach der Blutentnahme i.v.-Inj.: 2 Amp. *Notakehl® D5* i.v.
- 2.–4. Wo. (2 ×/Wo.) Inj. wie oben

Die weiteren Inj. werden in größeren Intervallen appliziert. Maßgebend ist dabei der Zustand des Patienten.

Zusatztherapie

- **Medikamentöse Therapie:**
  - *Notakehl® D4*: 3 × tgl. 1 Kps. v.d. Essen und 1 Kps. v.d. Schlafengehen, nach 14 Tagen 3 × tgl. 1 Kps. v.d. Essen; *Utilin®*: Mo. 1 Kps. (nüchtern) und 3 Std. nüchtern bleiben; *Latensin® schwach*: Mi. 2 Kps. (nüchtern) und 3 Std. nüchtern bleiben; *Recarcin®*: Fr. 1 Kps. (nüchtern) und 3 Std. nüchtern bleiben
  - *Vitamin C*: 2 TL Ascorbinsäure Plv. über den Tag verteilt mit Saft einnehmen
- **Äußere Anwendungen:** *Mucokehl® D5 Augentropfen*: 3 × tgl. 2 Tr. in jedes Auge geben

4.17.2 Degenerative Gelenk- und Wirbelsäulenerkrankungen

In Gegensatz zu den entzündlichen rheumatischen Prozessen gehören die degenerativen Erkrankungen der großen und kleinen Gelenke wie auch der Wirbelsäule zu den häufigsten chronischen Krankheiten der täglichen Praxis.

Arthrosen

Schmerzhafte, degenerative Gelenkerkrankung infolge eines Missverhältnisses zwischen Belastung und Belastbarkeit des Gelenkknorpels. Leitsymptome sind Morgensteifigkeit, Anlaufschmerz und eingeschränkte Innenrotation.

Primäre Ursache: physiologischer Alterungsprozess. Sekundäre Ursachen: unphysiologische Gelenkbelastung (zum Beispiel als Folge einer angeborenen Hüftdysplasie), Überbeanspruchung (Sportler), Gelenkentzündungen, endokrin bedingt (Hyperparathyreoidismus, M. Cushing), stoffwechselbedingt (Diabetes mellitus, Gicht, Übergewicht), neuropathisch Innervationsstörungen, Verletzungen (posttraumatisch).

Der degenerative Gewebsprozess wird durch eine vaskulär ausgelöste Stoffwechselstörung des Kapselbindegewebes eingeleitet. Die Stoffwechselstörungen führen zur Schädigung der oberflächlichen Knorpelschichten, so dass eine Aufrauung bzw. faserige Aufsplitterung der Gelenkknorpel entsteht (Röntgen: Verschmälerung des Gelenkspaltes durch Knorpelabnutzung, Knochensporn und Randwulstbildungen an den Gelenkkonturen).

Symptome (➤ auch Gonarthrose, Koxarthrose) bei Arthrose großer Gelenke:

- **Schmerzen:**
  - Startschmerz, starker Schmerz bei der ersten Bewegung nach einer Ruhepause
  - Belastungsschmerz, dumpfer, fast unerträglicher Schmerz nach längerer Belastung
  - Ermüdungsschmerz, nach Belastung auftretender Schmerz infolge muskulärer Begleitreaktionen
  - Dauer- oder Endphasenschmerz kann den Patienten nachts aufs heftigste quälen
  - Verschlimmerung der Schmerzen beim Treppengehen bei Gonarthrose mehr bei Treppab bei Coxarthrose mehr bei Treppauf
- **Bewegungseinschränkungen** infolge der Schmerzen im Gelenk und im periartikulären Gewebe (funktionelle Bewegungshinderung)
- **Kälteempfindlichkeit** und Kältegefühl der betroffenen Gelenke (subjektiv)
- **Reibe-, Knirsch- und knackende Geräusche** im Gelenk
- **Fehlstellungen** im fortgeschrittenen Fällen
- **Muskelatrophie** der gelenkführenden Muskulatur durch schmerzhafte Bewegungseinschränkung der betroffenen Gelenke
- **Blutwerte** i.d.R. o.B.; evtl. BSG etwas beschleunigt

Koxarthrose

Sammelbezeichnung für degenerative Veränderungen des Hüftgelenks mit schmerzhafter Funktionsminderung.

Die primäre Koxarthrose (ca. 35%) mit unbekannter Ursache beginnt meist zwischen 50. und 60. Lebensjahr und tritt oft beidseitig auf. Die sekundäre Koxarthrose (ca. 65%) entwickelt sich infolge präarthrotischer Deformitäten (z.B. Hüftdysplasie, M. Perthes, rheumatische Erkrankungen, Frakturen, posttraumatische Hüftkopfnekrosen), sie tritt meist schon zwischen dem 30. und 40. Lebensjahr auf.

Symptome:
- Schmerzhafte, progrediente Bewegungseinschränkung, z.B. beim Aussteigen aus dem Auto, beim Treppensteigen und Anziehen von Strümpfen
- Anlaufschmerz in der Leiste, im Trochantergebiet und in der Glutäalgegend; anfangs meist Belastungsschmerz, später dann Ermüdungs-, Ruhe- und Nachtschmerz
- LWS-Beschwerden durch Hyperlordose bei Beugekontraktur
- Schonung und Wärme werden als lindernd, Wetterwechsel und Gehen auf hartem Grund als verschlimmernd angegeben.

Vor Beginn der Eigenbluttherapie sind mögliche Faktoren, die die Entwicklung des Krankheitsbilds begünstigen, zu korrigieren: z.B. Fehlstellungen, Fehlbelastungen und übermäßige Belastungen der Gelenke (Gewichtsreduktion, Einlegen von Ruhepausen, Verhalten am Arbeitsplatz). Varizen sind ebenfalls zu behandeln. Zur Behebung von möglicherweise vorhandenen entzündlichen Prozessen ist folgende Vorbehandlung empfehlenswert:

Antiphlogistische Therapie

Basistherapie
- 1.–2. Wo. (5 ×/Wo.) i.v.-Inj.: 3 Amp. *Notakehl® D5* + i.m.-Inj.: 1 Amp. *Notakehl® D5* + 1 Amp. *Citrokehl®*
- Ab 3. Wo. (3 ×/Wo.) i.m.-Inj.: 1 Amp. *Utilin® D4* + 1 Amp. *Mucokehl® D5* + 1 Amp. *Citrokehl®*
- 5.–9. Wo. (2 ×/Wo.) i.m.-Inj.: 1 Amp. *Utilin® stark* + 1 Amp. *Mucokehl® D5* + 1 Amp. *Citrokehl®*

Nach einer 4-wöchigen Injektionspause kann mit der Eigenblutbehandlung (➤ unten) begonnen werden.

Zusatztherapie
- *Arthrosol:* 3 × tgl. 2 Kps.
- *Vitamin E 600 mg.:* 1 × tgl. 1 Kps., *Zink 10 mg:* 2 × tgl. 1 Tbl., *Vitamin C 1500 mg* (Max Douglas Labor): 3 × tgl. 1 Kps.
- *Notakehl® D4:* 3 × gl. 2 Kps. v.d. Essen für die Dauer von 14 Tagen, danach mit nachfolgenden Medikamenten beginnen, die im Abstand von jeweils 5 Tagen stets v.d. Schlafengehen eingenommen werden: *Utilin® „S", Recarcin®, Latensin®*

Eigenblutinjektion

Einige Autoren berichten über Eigenblutbehandlungen bei Arthrosis deformans. So verabreichte *Hakenbroich* je nach Reaktionslage des Patienten zwischen 10–20 ml Nativblut mit gutem Erfolg. Wesentlich günstigere Resultate erreicht man nach *Sehrt* durch UV-bestrahltes Eigenblut: Er stellte fest, dass vorwiegend bis zum 45. Lebensjahr bei bis zu 50% der behandelten Patienten Beschwerdefreiheit eintrat, während bei älteren Patienten der Erfolg wesentlich geringer war.

Basistherapie
- 1.–5. Wo. (2 ×/Wo.) i.m.-Inj.: 0,5 ml Nativblut + 1 Amp. *Spondylose-Injektopas*® + 1 Amp. *ALLYA*®-*Injektopas N*, nach der Blutentnahme Infusion von 7,5 g–15 g *Pascorbin*®
- Weitere Inj. erfolgen in größeren Intervallen

Zusatztherapie
- **Bäder:**
  - *Salhumin*® *Bad*; Badedauer 10–20 Min., Badetemperatur 37–38°C
  - *Silvapin*®-*Sole Salz*; Badedauer 10–20 Min.; Badetemperatur 37–38°C. Anschließend Ruhezeit von 30 Min.; Patient soll sich mit angewärmtem trockenen Leintuch oder mit einer Wolldecke zudecken.
- **Bewegungs- und Elektrotherapie**
- Ernährungstherapie: laktovegetabile Kost

ACHTUNG
In fortgeschrittenen Fällen ist der operative Eingriff unvermeidbar.

Gonarthrose

Häufigste Arthrose. Die primäre Gonarthrose tritt bevorzugt bei Frauen (50.–60. Lebensjahr), nach der Menopause auf. Die sekundäre Gonarthrose entwickelt sich bei Achsenfehlstellung (X-, O-Bein), posttraumatisch (Meniskus- oder Bandschäden, sowie Frakturen) oder infolge entzündlicher Gelenkerkrankungen.
Symptome:
- Gelenkschmerzen: schubartig verlaufend, zunächst uncharakteristisch (evtl. Gangunsicherheit, Wetterfühligkeit), dann Anlauf- und Belastungsschmerz, bes. bergabwärts (Wandern!); bei fortgeschrittener Arthrose auch Dauer- und Nachtschmerz
- Gelenkergüsse (akute Phase)
- Gelenkbeweglichkeit und Gehstrecke reduziert
- Muskelatrophie (v.a. Oberschenkel), evtl. Flexionskontraktur
- Sekundäre Gelenkfehlstellungen, beispielsweise Genu varum bei medial betonter Gonarthrose, möglich.

Antiphlogistische Injektionstherapie (Basistherapie)

- 1.–2. Wo. (5 ×/Wo.) i.v.-Inj.: 3 Amp. *Notakehl*® D5 + i.m.-Inj.: 1 Amp. *Notakehl*® D5 + 1 Amp. *Citrokehl*®
- Ab 3. Wo. (3 ×/Wo.) i.m.-Inj.: 1 Amp. *Utilin*® D4 + 1 Amp. *Mucokehl*® D5 + 1 Amp. *Citrokehl*®
- 5.–9. Wo. (2 ×/Wo.) i.m.-Inj.: 1 Amp. *Utilin*®*stark* + 1 Amp. *Mucokehl*® D5 + 1 Amp. *Citrokehl*®

Eigenblutinjektion

Nach einer 4-wöchigen Injektionspause kann mit der Eigenblutbehandlung (➤ Basistherapie) begonnen werden.

Basistherapie
- 1.–5. Wo. (2 ×/Wo.) i.m.-Inj.: 0,5 ml Nativblut + 1 Amp. *Spondylose-Injektopas*® + 1 Amp. *ALLYA*®-*Injektopas N*, nach der Blutentnahme Infusion von 7,5 g–15 g *Pascorbin*®
- Weitere Inj. erfolgen in größeren Intervallen

Zusatztherapie
- **Medikamentöse Therapie:**
  - *Arthrosol:* 3 × tgl. 2 Kps.
  - *Vitamin E 600 mg:* 1 × tgl. 1 Kps., *Zink 10 mg:* 2 × tgl. 1 Tbl., *Vitamin C 1500 mg* (Max Douglas Labor): 3 × tgl. 1 Kps.
  - *Notakehl*® D4: 3 × tgl. 2 Kps. v.d. Essen für die Dauer von 14 Tagen, danach mit nachfolgenden Medikamenten beginnen, die im Abstand von jeweils 5 Tagen stets v.d. Schlafengehen eingenommen werden: *Utilin*® „S", *Recarcin*®, *Latensin*®

- **Äußere Anwendungen (alternativ):**
  - Einreibung: Kniegelenk 2 × tgl. einreiben mit *Zeel®* Salbe im tgl. Wechsel mit *Traumeel® S Salbe*. Alternativ. *Spolera® Salbe* auftragen und darüber eine Kompresse mit *Enelbin®-Salbe N*
  - Lehmwickel: Lehmpulver (*Luvos® Heilerde äußerlich*) mit kaltem Wasser anrühren unter Hinzufügung von Obstessig (halb Wasser und halb Obstessig) auf die schmerzenden Gelenke auftragen und ½ Std. einwirken lassen. Umschläge 2-mal tgl. wiederholen.
  - Salzwasserkompressen:
    Auf 1 l Wasser 2 EL Kochsalz geben. 2–3 Frottiertücher in die Salzlösung tauchen und in einen Plastiksack geben. Plastiksack für 5–7 Std. in Tiefkühlfach legen.
    Entnommene Tücher kurz in neue Salzlösung tauchen und auf die schmerzenden Stellen legen. Die kalten Kompressen werden mit einem Wolltuch umhüllt.
    Die Einwirkungszeit soll nicht länger als 10 Min. betragen. Kompressen entfernen, Haut abtrocknen und danach mit Phönix Kalantol-A einreiben.
    Vorgang täglich einmal wiederholen.

> Bei Kniegelenksarthrose ist die tägliche Bewegung ohne belastendes Körpergewicht für die Erhaltung der Beweglichkeit unentbehrlich. Der Patient sollte sich 2 × täglich auf einen Tisch setzen und jeweils fünf Min. die herabhängenden Beine locker hin und herbewegen. Diese sehr einfache Methode ist für die beiden Kniegelenke sehr wohltuend.

Heberden-Arthrose

Degeneration der Fingerendgelenke, meist genetische Prädisposition. Sie tritt bevorzugt bei Frauen auf, oft postmenopausal. Symptome: schubweiser Verlauf, schmerzhafte, knotig plumpe Deformierung der Gelenke (sog. Heberden-Knötchen: erbsengroße, knorpelig-knöcherne Verdickungen), die später in die Arthrose integriert werden. Es besteht v.a. ein Streckdefizit, die Gebrauchsbehinderung der Hand ist relativ gering.

Die therapeutischen Ergebnisse sichtbarer Veränderungen sind zufriedenstellend. Es ist wichtig, dem Patienten zu erklären, dass er zwar an einer kosmetisch unschönen, nicht aber an einer folgenschweren Erkrankung leidet. Die Gesamtprognose ist im Gegensatz zu anderen rheumatischen Erkrankungen gut. Wirkungsvoll sind in diesem Fall Eigenblutinjektionen, um den gestörten Stoffwechsel zu beeinflussen und die Ausleitung zu aktivieren.

Eigenblutinjektion: Basistherapie

- 1.–4. Wo. (2 ×/Wo.) i.m.-Inj.: 2,0 ml Nativblut + 1 Amp. *Acidum formicicum D30*
- Nach 4 Wo. weitere Inj. in größeren Intervallen

Zusatztherapie

- **Medikamentöse Therapie:**
  - *Arthrosol*: 3 × tgl. 2 Kps.
  - *Vitamin E 600 mg*: 1 × tgl. 1 Kps., *Zink 10 mg*: 2 × tgl. 1 Tbl., *Vitamin C 1500 mg* (Max Douglas Labor): 3 × tgl. 1 Kps.
  - *Notakehl® D4*: 3 × tgl. 2 Kps. v.d. Essen für die Dauer von 14 Tagen, dann absetzen und mit nachfolgenden Medikamenten beginnen, die im Abstand von jeweils 5 Tagen stets v.d. Schlafengehen eingenommen werden: *Utilin®S, Recarcin®, Latensin®*
- **Tees (alternativ):** zur ausreichenden Flüssigkeitszufuhr
  - Urticae hb. (30.0), Urticae rad. (30.0), Betulae fol. (40.0). M. f. spec. D. S. 1 EL auf 1 Tasse als Aufguss, 15 Min. ziehen lassen, 4 Tassen tgl.
  - Juniperi frct. (10.0), Betulae fol. (30.0), Millefolii hb. (30.0), Fumariae hb. (30.0). M. f. spec. D. S. 1 EL auf 1 Tasse als Aufguss, 15 Min. ziehen lassen, 4 Tassen tgl. trinken
- **Äußere Anwendungen:**
  - Handbäder z.B. *Pernionin® Teil-Bad*; Badedauer 10 Min., Badetemperatur 36–39 °C, alternativ *Heublumen-Kräuter-Extrakt*; Badedauer 20 Min., Badetemperatur 36–39 °C; Hände tüchtig bewegen
  - Balneotherapie: Die Patienten klagen oftmals über starke Kälteempfindlichkeit der Hände.

Folglich ist besonders dieser Personenkreis für eine gezielte Balneotherapie prädestiniert. Sie empfinden Wärmeapplikationen als wohltuend und sprechen auf diese Therapieform meistens gut an.

ACHTUNG
Nicht bei Patienten mit stark entzündlichen Sekundärerscheinungen anwenden.

Zervikale Spondylarthrose

Meist durch degenerative Veränderungen oder Folgen eines Traumas bedingte Beschwerden der Zervikalregion. Symptome sind okzipitale Nackenschmerzen und nach frontal ziehende Kopfschmerzen, starke muskuläre Verspannungen in Nackenregion und im Bereich des M. trapezius. Eventuell bestehen in die Finger ausstrahlende Schmerzen und Parästhesien, möglicherweise auch Schwindel und Ohrensausen.

Eigenblutinjektion: Basistherapie

Die Eigenbluttherapie als Nativblutbehandlung sowie als aktivierte Eigenbluttherapie in Kombination mit weiteren Therapieverfahren verspricht gute Behandlungserfolge.
- 1. Wo. (3 ×/Wo.) i.m.-Inj.: 0,5 ml Nativblut + *ALLYA®-Injektopas N*
- 2.–3. Wo. (2 ×/Wo.) i.m.-Inj.: wie oben
- 4.–6. Wo. (1 ×/Wo.) i.m.-Inj.: wie oben
- Im Anschluss je nach Bedarf 14-tägig, später 3-wöchentlich weitere i.m.-Inj.
- Zusätzlich (2 ×/Wo.) s.c.-Inj.: an die Schmerzpunkte mit 1 Amp. *Notakehl®* D6 + 1 Amp. *Sanuvis®* im Wechsel mit 1 Amp. *Mucokehl®* D6 + 1 Amp. *Sanuvis®*

Zusatztherapie

- **Medikamentöse Therapie:**
  – *Notakehl® D4:* 3 × tgl. 1 Kps. v.d. Essen für die Dauer von 6 Tagen, dann absetzen und mit nachfolgenden Medikamenten beginnen, wovon im Wechsel im Abstand von jeweils 5 Tagen 1 Kps. stets v.d. Schlafengehen eingenommen wird: *Utilin®S, Recarcin®, Latensin®*
  – *Steirocall:* 3 × tgl. 30 Tr. mit Flüssigkeit verdünnt
  – *Vitamin-E-Präparat:* tgl. 1 Kps. n.d. Frühstück, *Vitamin C 1500 mg* (Max Douglas Labor): 3 × tgl. 1 Tbl.
- **Äußere Anwendungen:** heiße Salzauflagen für die Dauer von 30 Min., danach Einreibung des gesamten Rücken mit folgender Rezeptur: Johanniskrautöl 50.0, Zitronenöl 4 Tr., Rosmarinöl 2 Tr., Lavendelöl 2 Tr., Wacholderöl 4 Tr. M.D.S. zur Einreibung 2 × tgl. anwenden

Spondylarthrose der BWS und LWS

Durch Schwerstarbeit, Bandscheibenerkrankungen, physiologische Alterungsprozesse oder Traumen an der Wirbelsäule bedingte Zervikobrachialgie, Lumbalgie oder Lumboischialgie, die mit Schmerzen, Bewegungseinschränkung und paravertebralem Muskelhartspann mit Myogelosenbildung einhergeht. Auslöser sind Überanstrengung oder Subluxation.

Im Vordergrund der Behandlung stehen schmerzlindernde und später stabilisierende Maßnahmen. Die Eigenblutbehandlung dient unterstützend der schnellen Linderung der Beschwerden.

Eigenblutinjektion: Basistherapie

Notakehl® nicht gleichzeitig mit *Nigersan®* geben!

- 1. Wo. (3 ×/Wo.) i.m.-Inj.: 0,5 ml Nativblut + 1 Amp. *Nigersan®* D5, auf die andere Gesäßhälfte i.m.-Inj.: 1 Amp. *Dolo-Injektopas SL®*
- 2.–3. Wo. (2 ×/Wo.) i.m.-Inj. wie oben
- 4.–6. Wo. (1 ×/Wo.) i.m.-Inj. wie oben
- Im Anschluss daran, je nach Bedarf 14-tägig, später 3 ×/Wo. weitere i.m.-Inj. (wie oben) und zusätzlich folgende Inj. verabfolgen.
  – Zusätzlich (2 ×/Wo.) s.c.-Inj. an die Schmerzpunkte mit 1 Amp. *Notakehl®* D6 + 1 Amp. *Sanuvis®* im Wechsel mit 1 Amp. *Mucokehl®* D6 + 1 Amp. *Sanuvis®*

– Alternativ: i.m.-Inj.: 1 Amp. *Xyloneural®* + 2 Amp. *Rheuma-Pasc SL®* + 1 Amp. *ALLYA®-Injektopas N*

Zusatztherapie

- **Medikamentöse Therapie:**
  - *Notakehl® D4:* 3 × tgl. 1 Kps. v.d. Essen für die Dauer von 6 Tagen; dann absetzen und mit nachfolgenden Medikamenten beginnen, wovon im Wechsel im Abstand von jeweils 5 Tagen 1 Kps. stets v.d. Schlafengehen eingenommen wird: *Utilin® S, Recarcin®, Latensin®*
  - *Steirocall:* 3 × tgl. 50 Tr. mit Flüssigkeit verdünnt
  - *Vitamin-E-Präparat:* tgl. 1 Kps. n.d. Frühstück, *Vitamin C 1500 mg* (Max Douglas Labor): 3 × tgl. 1 Tbl.
- **Äußere Anwendungen:** heiße Salzauflagen für die Dauer von 30 Min., danach Einreibung des gesamten Rücken mit folgender Rezeptur: Johanniskrautöl 50.0, Zitronenöl 4 Tr., Rosmarinöl 2 Tr., Lavendelöl 2 Tr., Wacholderöl 4 Tr. M.D.S. zur Einreibung 2 × tgl. anwenden

4.17.3 Weichteilrheumatismus

Mit dem Begriff Weichteilrheumatismus bzw. extraartikulärer Rheumatismus wird eine Reihe schmerzhafter Krankheitsbilder zusammengefasst, die von periartikulären oder gelenkfernen Strukturen des Bewegungsapparats ausgehen.

- Erkrankungen des Unterhautgewebes: z.B. Pannikulose („Zellulitis"), Pannikulitis
- Erkrankungen der Sehnen, Faszien, Bursen: z.B. Tendovaginitis, M. Dupuytren, Bursitiden
- Periarthropathien: sehr häufig, besonders im Bereich des Schulter- und des Hüftgelenks
- Fibromyalgie
- Engpasssyndrome: z.B. Karpaltunnelsyndrom
- Reflexdystrophisches Syndrom: M. Sudeck

Muskelrheumatismus

Beschwerden im Bereich verschiedener Gewebsstrukturen, die nicht mit einer Destruktion der Gelenke einhergehen. Die teils entzündlichen, teils degenerativen und schmerzhaften Prozesse spielen sich vorwiegend im Binde-, Muskel-, Fett- und Nervengewebe ab. Aus dem Gesamtkomplex des Muskelrheumatismus sind es die Myalgien, die am häufigsten, ja täglich, in der Praxis vorkommen.

Auslösende Ursachen für die Erkrankung sind Dauer- und Fehlbelastungen sowie eine bestimmt erbliche Disposition. Oft sind es auch Personen, die Kälte, Zugluft, Durchnässung oder starken Temperaturschwankungen ausgesetzt sind. Zudem spielen psychosomatische Komponenten wie z.B. affektive Dauerspannungen, die nicht entladen oder abreagiert werden können oder reflektorische Muskelspannungen bei Arthrosen und Spondylosen eine nicht unerhebliche Rolle.

Symptome: bewegungsabhängiger Schmerz, Steifheits- und Spannungsgefühl bestimmter Muskelgruppen. Die Muskulatur kann eine bretthart, strang- oder spindelförmige Muskelverspannung aufweisen oder als Myogelosen v.a. in der flachen Schulter- und Beckengürtelmuskulatur tastbar sein. Parästhesien, wie Kribbeln, Einschlafgefühl, Taubheits- und Kältegefühl, werden von den Patienten angegeben.

Therapieziel ist die Schmerzlinderung sowie die Muskelentspannung und Muskelkräftigung. Die Behandlung mit Eigenblut hat sich bei dieser Erkrankungsform gut bewährt. Nach einer Untersuchung von *Zink* und *Hoffmeister* ist „typisch für diese Patienten eine starre Ausrichtung an sozialen Normen wie Leistung, Fleiß, Ordnung und Gehorsam". Darüber hinaus spielt das Lebensalter, die Fehlernährung und die dadurch verursachte Stoffwechselverschlackung eine ebenso große Rolle.

Eigenblutinjektion

Basistherapie Schema A
i.m.-Injektionen:
- 1.–2. Wo. (3 ×/Wo.) i.m.-Inj.: 0,5 ml Nativblut + 1 Amp. *Nigersan® D5*
- 3.–4. Wo. (2 ×/Wo.) i.m.-Inj.: 0,5 ml Nativblut + 1 Amp. *Nigersan® D5*

Die nachfolgenden Eigenblutinj. werden in größeren Intervallen injiziert.

Die i.c.-Inj. erfolgt über den Schmerzpunkten und tastbaren Myogelosen: Mit einer 18er Kanüle, die ganz flach eingestochen wird, werden Quaddeln von je 0,3 ml Inhalt gesetzt. Bei richtiger Technik entstehen typische scharfkantige Quaddelbildungen. Man beginnt zunächst mit 3–5 Quaddeln über dem Schmerzgebiet und steigert bei der nächsten Inj. die Anzahl der Quaddeln. Bei schmerzempfindlichen Personen können die Injektionsstellen vorab mit Lidocain betäubt werden. Bei den i.c.-Eigenblutinjektionen wird man immer wieder erstaunt feststellen, dass von dieser Therapieart eine auffallend schnelle Schmerzstillung ausgeht. Patienten, die eine i.c.-Inj. ablehnen, erhalten lediglich i.m.-Inj.

Injektionen in die Schmerzpunkte:
- Inj. am Di.: i.c.-Inj. zur Infiltration: 0,3 ml Nativblut + 1 Amp. *Notakehl® D5* + 1 Amp. *Sanuvis®*
- Inj. am Fr.: i.c.-Inj. zur Infiltration: 0,3 ml Nativblut + 1 Amp. *Mucokehl® D5* + 1 Amp. *Sanuvis®*

Die Inj. in die Schmerzpunkte werden bis zur Schmerzbeseitigung verabfolgt.

Basistherapie Schema B
- **i.m.-Injektionen:**
  - 1.–2. Wo. (3 ×/Wo.) i.m.-Inj.: 0,5 ml Nativblut + 1 Amp. *Rheuma-Pasc SL®*
  - 3.–4. Wo. (2 ×/Wo.) i.m.-Inj.: 0,5 ml Nativblut + 1 Amp. *Rheuma-Pasc SL®*

Die nachfolgenden Eigenblutinj. werden in größeren Intervallen injiziert.
- **Injektionen in die Schmerzpunkte:**
  - Inj. am Di. und Fr.: i.c.-Inj. zur Infiltration: 0,3 ml Nativblut + 1 Amp. *ALLYA®-Injektopas N* + 1 Amp. *Spasmo-Injektopas SL®*
  - Die Inj. in die Schmerzpunkte werden bis zur Schmerzbeseitigung verabfolgt.

Zusatztherapie Schema A und B
- **Medikamentöse Therapie:**
  - *Notakehl® D4*: 3 × tgl. 1 Kps. v.d. Essen, *Notakehl D4*: 3 × tgl. 1 Kps.,
  - *Sronia-Pascoe*: 2 × tgl. 2 Kps, *Steirocall*: 4 × tgl. 50 Tr.
  - *Magnesium Verla*: 3 × tgl. 1 Drg., *Vitamin-E-Präparat*: 1 Kps. tgl. nach einer Mahlzeit, *Vitamin C 1500 mg* (Max Tbl. Douglas Labor): 3 × tgl. 1 Tbl.
  - Trinkstoß 1 ×/Wo., später einmal monatlich, z.B. mit 1 EL Taraxaci herb. c. rad. mit ½ l kochendem Wasser übergießen, anschließend 10 Min. ziehen lassen und dann mit 1 l heißem Wasser auffüllen; diese 1,5 l Flüssigkeit innerhalb von 20–30 Min. vollständig austrinken.
- **Äußere Anwendungen:**
  - Moor- und Stangerbäder; Bäder mit anderen Zusätzen, z.B. Kneipp® Rheuma-Bad, Kneipp® Rheuma-Stoffwechsel-Bad, Pernionin® Vollbad N, ca. 30 Min. nachruhen
  - Einreibungen: mehrmals tgl. in die Schmerzzonen leicht einmassieren. Rezept: Pfefferminzöl, Melissenöl, Lavendelöl, Kiefernadelöl, Eukalyptusöl (aa 10.0); Die schmerzenden Stellen tgl. 3–5 Min. lang mit Johanniskrautöl einreiben und anschließend mit der ätherischen Ölmischung.

Periarthritis humeroscapularis

Sammelbegriff für Krankheitsbilder verschiedener Ursache. Meist handelt es sich um Myotendinosen der Rotatorenmanschette mit oder ohne Kalkherde oder Affektionen der Supraspinatussehne und/oder der langen Bizepssehne in zu engem Subakromialraum.
Symptome:
- Alle Formen: Druckschmerz im Schultergelenk (lateral und ventral) in den Anfangsstadien, unterschiedlich ausgeprägte Bewegungseinschränkung, nächtliche Schmerzen beim Liegen auf der erkrankten Seite
- Einfache und kalzifizierende Form: „painful arc", d.h. Schmerz, der bei Abduktion von ca. 60° einsetzt und bei etwa 120° wieder nachlässt
- Verklebende Form: massive Bewegungseinschränkung (vorrangig Abduktion, Rotation, Schürzen- und Nackengriff), Außenrotation schlechter als Abduktion, Abduktion schlechter als Innenrotation

Bei der akuten Erkrankung steht die medikamentöse Therapie im Vordergrund, während im chronischen

Stadium die physikalischen Maßnahmen und hier v.a. die Bewegungstherapie eine wichtige Rolle spielt.

> Bei sehr ausgedehnten Kalkdepots ist manchmal ein operativer Eingriff unvermeidbar.

Injektionstherapie

Zusätzlich zur tgl. durchgeführten i.m.-Inj. werden s.c.-, bzw.i.c.-Inj. in das das Läsionsgebiet und die angrenzenden Strukturen verabfolgt. Alternativ kann auch eine i.c.-Inj. in die Akupunkturpunkte erfolgen.

- **i.m.-Inj.:** 1 Amp. *Spigelia Injeel forte* + 1 Amp. *Ranunculus Injeel* forte + 1 Amp. *Neuralgo Rheum Injeel* + 1 Amp. *Ferrum metallicum Injeel forte* + 1 Amp. *Gelsemium Injeel forte*
- **i.c.- bzw. s.c.-Inj.:** 0,2 ml Nativblut + *Juv 110 Injektionslösung*: Umquaddelung des Schultergelenks, s.c.-Inj. in schmerzhafte Druckpunkte im Nacken-Schulter-Bereich und paravertebral entlang der Halswirbelsäule
- **i.c.-Inj.:** 1 Amp. *Notakehl*® D5 + 1 Amp. *Sanuvis*® im Wechsel mit 1 Amp. *Mucokehl*® D5 + 1 Amp. *Sanuvis*®: in Akupunkturpunkte

Eigenblutinjektion: akute Periarthritis humeroscapularis

Basistherapie
- 1.–2. Wo. (3 ×/Wo.) i.m.-Inj.: 0,5 ml Nativblut + 1 Amp. *Nigersan*® D5
- 3.–4. Wo. (2 ×/Wo.) i.m.-Inj.: 0,5 ml Nativblut + 1 Amp. *Nigersan*® D5
- Nachfolgende Eigenblutinj. werden in größeren Intervallen injiziert.
- In Abständen von drei Wochen erhält der Patient über einen längeren Zeitraum 1 Amp. *Utilin*® D4 i.m.

Zusatztherapie: akute Periarthritis humeroscapularis
- **Medikamentöse Therapie:**
  - *Notakehl*® D4: 3 × tgl. 1 Kps. v.d. Essen; *Utilin*® S stark: 1 ×/Wo. 1 Kps. (nüchtern) und 3 Std. nüchtern bleiben
  - *Arthrosol:* 3 × tgl. 3 Kps.
  - *Vitamin-E-Präparat:* 1 Kps. tgl. nach einer Mahlzeit, *Vitamin C 1500 mg* (Max Douglas Labor): 3 × tgl. 1 Tbl.
- **Äußere Anwendung:** kalte Salzwasserkompressen
  - Auf 1 l Wasser 2 EL Kochsalz geben. 2–3 Frottiertücher in die Salzlösung tauchen und in einen Plastiksack geben. Plastiksack für 5–7 Std. in Tiefkühlfach legen.
  - Entnommene Tücher kurz in neue Salzlösung tauchen und auf die schmerzenden Stellen legen. Die kalten Kompressen werden mit einem Wolltuch umhüllt.
  - Die Einwirkungszeit soll nicht länger als zehn Min. betragen. Kompressen entfernen, Haut abtrocknen und danach mit Phönix *Kalantol-A* einreiben.
  - Diesen Vorgang täglich einmal wiederholen.

Eigenblutinjektion: chronische Periarthritis humeroscapularis

Basistherapie
Neben der Eigenblutbehandlung werden gleichzeitig nach der Blutentnahme 15 g *Pascorbin*® i.v. appliziert.
- 1.–2. Wo. (2 ×/Wo.) i.m.-Inj.: 0,5 ml Nativblut + 1 Amp. *Gnaphalium-Injektopas SL*® + 1 Amp. *Rheuma-Pasc SL*®
- 3.–6. Wo. (1 ×/Wo.) i.m.-Inj.: 0,5 ml Nativblut + 1 Amp. *Gnaphalium-Injektopas SL*® + 1 Amp. *Rheuma-Pasc SL*®
- Zunächst weiterhin nachfolgende Inj. in größeren Intervallen.

Zusatztherapie
Krankengymnastik, Massage, Elektrotherapie. Bei jedem Gespräch mit dem Patienten muss erneut auf die Wichtigkeit der konsequent durchgeführten täglichen Bewegungsübungen hingewiesen werden.

Eigenblutinjektion mit hämolysiertem Eigenblut

Bei chronischer Periarthritis humeroscapularis lohnt ein dreiwöchiger Therapieversuch mit hämolysiertem Eigenblut: Es werden keinerlei Medikamentenzusätze zugefügt. Auch Vitamin-C-Infusionen entfallen. Meist tritt innerhalb von drei Wochen eine deutliche Besserung ein. Sollte sich die Besserung nicht abzeichnen, kann diese Form der Eigenblutbehandlung abgebrochen werden.

- Nativblut und *Ampuwa*® ca. 1 Min. lang durchmischen, erst danach erfolgt die Inj.
- 1. und 2. Wo. (2 ×/Wo.) i.m.-Inj.: 2,0 ml Nativblut + 0,5 ml *Ampuwa*®

Epicondylitis humeri (Tennisellenbogen)

Die Mikrotraumatisierungen infolge Überbeanspruchung, begünstigt durch Alterung, führen zur Degeneration der Muskelansätze. Begünstigende Faktoren: Arbeiten mit Dorsalextension im Handgelenk und gestrecktem Ellenbogen, z.B. Verkäuferin hinter Kühltheke, Tennis (Rückhandschlag). Symptome sind deutlicher Druckschmerz im Epicondylusbereich, der evtl. bis in Vorderarm ausstrahlen kann, Bewegungsschmerzen und Kraftlosigkeit.

Bei Blockierung der unteren HWS und oberen BWS ist zunächst eine gezielte Chirotherapie nützlich. Andernfalls kann sofort eine Injektionsbehandlung mit Eigenblut durchgeführt werden.

Eigenblutinjektion: Basistherapie

- 1.–2. Wo. (3 ×/Wo.):
  – s.c.-Inj. an die Schmerzpunkte: *2 Amp. Notakehl*® *D5 + 1 Amp. Sanuvis*® *+ 1 Amp. Lidocain* oder *Procain*
  – i.m.-Inj.: 0,5 ml Nativblut + 1 Amp. *Spondylose-Injektopas SL*®
- 3.–4. Wo. (2 ×/Wo.) Inj. wie 1.–2. Wo.
- Bei HWS-Belastung: s.c.-Inj. 0,5 ml Nativblut + 1 Amp. *Notakehl*® D5 + 1 Amp. *Sanuvis*® + 1 Amp. *Lidocain* oder *Procain* in die druckschmerzhaften Punkte im Nacken-Schulter-Bereich
- Weitere Inj. v.a. bei chronisch rezidivierenden Beschwerden

Zusatztherapie

- **Medikamentöse Therapie:**
  – *Notakehl*® D4: 3 × tgl. 1 Kps. v.d. Essen
  – *Mapurit*®: morgens und mittags je 1 Kps. n.d. Essen
  – *Dulcamara Similiaplex* im tgl. Wechsel mit *Symphytum Similiaplex*: 4 × tgl. 20 Tr. mit etwas Flüssigkeit
- **Äußere Anwendungen (Salbenverbände):**
  – Salbenverband mit *Spolera*® Salbe und *Enelbin*®-Paste N: *Spolera*® Salbe auf die schmerzhafte Stelle auftragen, danach *Enelbin*®-Paste N auf eine Kompresse gleichmäßig verteilen und diese auf Stelle auflegen, mit einer elastischen Binde fixieren; Verbandswechsel erfolgt nach 8 Std.
  – Salbenverband mit *Ichthyolsalbe*® 40%: Salbe auf die schmerzhafte Stelle auftragen und mit Mullkompresse bedecken, diese mit einer elastischen Binde fixieren; Verbandswechsel erfolgt nach 12–24 Std.
  – Evtl. ist auch das Anlegen eines Cantharidenpflasters am Oberarm für einen Tag sinnvoll.

Tendovaginitis (Sehnenscheidenentzündung)

Durch chronische Überlastung infolge monotoner Beanspruchung (Computerarbeit) verursachte Entzündung des 1. Sehnenfachs (M. abductor pollicis longus, M.extensor pollicis brevis). Die Tenodvaginitis tritt bevorzugt bei Frauen zwischen dem 30. und 60. Lebensjahr auf.

Symptome: funktionsabhängiger Schmerz im Bereich der Tabatière mit Ausstrahlung in Daumen und Unterarm; lokale schmerzhafte Schwellung.

Die Eigenblutbehandlung führt häufig zu einer schnellen Linderung der Beschwerden, v.a. wenn mechanische Belastungen die auslösende Ursache waren. Sie kann als Monotherapie durchgeführt werden oder bei rheumatischer Grunderkrankung als Begleittherapie.

Eigenblutinjektion

Basistherapie
- 1.–2. Wo. (3 ×/Wo.):
  - i.c.-Inj. an die Schmerzpunkte: 1 Amp. *Notakehl® D5* + 1 Amp. *Sanuvis®* + 1 Amp. *Lidocain* oder *Procain*
  - i.m.-Inj.: 0,5 ml Nativblut + 1 Amp. *Notakehl® D5*
- Ab 3. Wo. (2 ×/Wo.) Inj. wie 1.–2. Wo.
- Je nach Befinden können in größeren Intervallen weitere Inj. verabfolgt werden, hauptsächlich dann, wenn es sich um ein chronisch rezidivierendes Leiden handelt.

Zusatztherapie
- **Medikamentöse Therapie:**
  - *Notakehl® D4*: 3 × tgl. 1 Kps. v.d. Essen
  - *Mapurit®*: morgens und mittags je 1 Kps. n.d. Essen
  - *Symphytum Similiaplex*: 6 × tgl. 20 Tr. mit etwas Flüssigkeit
  - *Allya®*: 3 × tgl. 2 Tbl.
- **Äußere Anwendungen (Salbenverbände):**
  - Salbenverband mit *Spolera® Salbe* und *Enelbin®-Paste N*: Spolera® Salbe auf die schmerzhafte Stelle auftragen, danach Enelbin®-Paste N auf eine Kompresse gleichmäßig verteilen und diese auf Stelle auflegen, mit einer elastischen Binde fixieren; Verbandswechsel erfolgt nach 8 Std.
  - Salbenverband mit *Ichthyolsalbe®* 40%: Salbe auf die schmerzhafte Stelle auftragen und mit Mullkompresse bedecken, diese mit einer elastischen Binde fixieren; Verbandswechsel erfolgt nach 12–24 Std.
  - Evtl. ist auch das Anlegen eines Cantharidenpflasters am Oberarm für einen Tag sinnvoll.
  - Evtl. Ruhigstellung mittels Tapeverband oder Gipsschiene

Eigenblutinjektion mit hämolysiertem Eigenblut

Die Mischungen jeweils 1–2 Min. gut durchschütteln.
- 1.–2. Wo. (3 ×/Wo.)
  - i.c.-Inj. an die Schmerzpunkte: 1 Amp. *Notakehl® D5* + 1 Amp. *Sanuvis®* + 1 Amp. *Lidocain* oder *Procain*
  - i.m.-Inj.: 1,0 ml *Ampuwa®* + 2,0 ml Nativblut gut durchschütteln
- Ab 3. Wo. (2 ×/Wo.) Inj. wie 1.–2. Wo.

Eine **Zusatztherapie** wie unter „Eigenblutinjektion" (➤ oben) ist sinnvoll.

Ischialgie

Mechanische Irritation der Nervenwurzeln (L4,) L5 und S1 (S2) verursacht in Gesäß und Beine ausstrahlende Schmerzen und neurologische Störungen mit strenger segmentaler Begrenzung. In 90% der Fälle Folge eines Bandscheibenprotrusion oder einer Spondylosis deformans der LWS, auch infolge Muskelverkürzungen (z.B. ischiokrural oder M. piriformis).

Symptome: akute Schmerzen (stechend, reißend, bohrend, brennend), die vom Rücken über das Gesäß in die Leiste oder bis zum Knie dermatomübergreifend ausstrahlen. Verschlechterung nachts, bei Bewegung, unpassender Lage, Druck oder Kaltwerden. Evtl. Taubheitsgefühl lateralen Fußkante.

Die Beseitigung der Ursache ist zunächst die Basis jeder Therapie.

Eigenblutinjektion: akute Ischialgie

Es werden i.c.-Inj. in die schmerzhaften Druckpunkte sowie zur Unterstützung Eigenblutinjektionen verabfolgt. Für die i.c.-Inj. werden zunächst schmerzhafte Druckpunkte aufgesucht (3–4 Druckschmerzpunkte im M. gluteus maximus sowie im Nervenverlauf). Schmerzpunkte vorsichtig abtasten und mit Farbstift markieren (beim Desinfizieren wieder entfernen).

Basistherapie
- 1.–2. Wo. (3 ×/Wo.):
  - i.c.-Inj.: 0,5 ml Nativblut + 1 Amp. *Herzhormon®* (Dr. Bösser) in Druckschmerzpunkte. Alternativ: i.c.-Inj. in die Druckschmerzpunkte und segmental mit 1 Amp. *Lidocain* oder *Procain* und 5 Amp. *Notakehl® D5*
  - i.m.-Inj.: 0,5 ml Nativblut + 1 Amp. *Rheuma-Pasc SL®* Injektionslösung, auf die andere Seite i.m.-Inj. 1 Amp. *Dolo-Injektopas SL®*
- 3.–4. Wo. (2 ×/Wo.) Inj. wie 1.–2. Wo.

Zusatztherapie
- **Medikamentöse Therapie:**
  - *Notakehl® D4*: 3 × tgl. 1 Kps. v.d. Essen
  - *Vitamin C*: 2 TL Ascorbinsäure Plv. über den Tag verteilt mit Saft einnehmen
  - *Allya®*: 3 × tgl. 2 Tbl.
- **Äußere Anwendungen:**
  - *Quentakehl® D3*: v.d. Schlafengehen 1 Supp. einführen
  - 2 Hände Kochsalz mit Wasser zu einem Brei verrühren und auf die schmerzenden Stellen auftragen. Maximal 3 Min. einwirken lassen. Salzbrei abwaschen und schmerzenden Stellen mit *Teddie-Med A Salbe* einreiben.

Eigenblutinjektion: chronische Ischialgie

Basistherapie
Es werden i.c.-Inj. in die schmerzhaften Druckpunkte (➤ akute Ischialgie) oder segmental sowie zur Unterstützung Eigenblutinjektion verabfolgt.
- **Inj. in Druckschmerzpunkte:**
  - 1. Wo. (2 ×/Wo.) i.c.-Inj.: 1 Amp. *Lidocain* oder *Procain* + 5 Amp. *Notakehl® D5*
  - Ab 2. Wo. (1 ×/Wo.) i.c.-Inj.: 1 Amp. *Lidocain* oder *Procain* + 5 Amp. *Notakehl® D5*
- **Eigenblutinjektionen:**
  - 1.–2. Wo. (2 ×/Wo.) i.m.-Inj. 2,0 ml Nativblut + 1 Amp. *Rheuma-Pasc SL®* Injektionslösung- auf die andere Seite i.m.-Inj. 1 Amp. *Dolo-Injektopas SL®*
  - 3.–6. Wo. (1 ×/Wo.) Inj. wie 1.–2. Wo. Fortsetzung der Inj. bis zur Behebung der Beschwerden, nach 6. Wo. in größeren Intervallen.

Eigenblutinjektion mit hämolysiertem Eigenblut
Bei therapieresistenten Fällen ist die Durchführung einer hämolysierten Eigenblutbehandlung zu empfehlen. Wenn nach der dritten Inj. keine deutliche Besserung eingetreten ist, sollte mit einer anderen Form der Eigenblutbehandlung weiter fortgefahren werden.
- Nativblut und *Ampuwa®* ca. 1 Min. lang durchmischen, erst danach erfolgt die Inj.
- 1. und 2. Wo. (2 ×/Wo.) i.m.-Inj.: 2,0 ml Nativblut + 1,0 ml *Ampuwa®*

4.17.4 Neuralgien

Trigeminusneuralgie

Anfallsweise blitzartig einschießende einseitige Schmerzen im Gebiet des N. trigeminus. Ursachen: „idiopathisch" (Kompression der Nervenwurzel durch Gefäß am Hirnstamm?) oder symptomatisch (Verdacht v.a. bei doppelseitigem Befall, neurologischen Ausfällen und Beteiligung des 1. Astes).

Symptome: rezidivierend auftretende, sekunden- bis minutenlange Schmerzattacken, die durch geringfügige Reize (z.B. Kauen, Berührung, Windhauch, Zähneputzen) ausgelöst werden. Meist sind die Schmerzen einseitig im Bereich des 2. und 3. Trigeminusastes (DD: Zahnschmerzen) lokalisiert, seltener im Bereich des 1. Astes (DD: Migräne, Zosterneuralgie); während der Schmerzattacke kommt es zu Kontraktionen der mimischen Muskulatur (DD: Epilepsie), danach zu vegetativen Reizerscheinungen wie Hautrötung und Drüsensekretion.

Zusätzlich zur konventionellen Medikationen (Carbamazepin® oder Imipramin®) sollte mit Hilfe der Eigenblutbehandlung versucht werden, den Verlauf günstig zu beeinflussen und insbesondere die Schmerzattacken zu reduzieren.

Eigenblutinjektion: Basistherapie

- **Nach akutem Schmerzanfall** (1.–3. Tag):
  - i.v.-Inj.: 4 Amp. *Quentakehl® D5* langsam injizieren

– i.m.-Inj.: 0,5 ml Nativblut + 1 Amp. *Quentakehl® D5*, auf die andere Gesäßseite i.m.-Inj.: *Neurovit-Injektopas®* im Wechsel mit *Vitamin-B-Komplex-Injektopas®*
- **Weitere Inj.** (2 ×/Wo.):
  – i.v.-Inj.: 2 Amp. *Quentakehl® D5* langsam
  – i.m.-Inj.: 0,5 ml Nativblut + 1 Amp. *Quentakehl® D5*, auf die andere Gesäßseite i.m.-Inj.: 0,5 ml Nativblut + 1 Amp. *Vitamin-B$_6$ Injektopas®* 25 mg

Insgesamt 12–15 Inj., monatl. eine Wiederholungsinj. als Erhaltungsdosis.

Zusatztherapie

- *Quentakehl® D4:* 3 × tgl. 1 Kps. v.d. Essen, *Latensin®*: Mo. 2 Kps. (nüchtern) und 3 Std. nüchtern bleiben
- *Leptospermusan®*, alternativ *Aconitum Similiaplex* im tgl. Wechsel mit *Dioscorea Similiaplex*: (je 3 × 20 Tr.)

Interkostalneuralgie

Anfallsartige Schmerzen in den Interkostalräumen ausgelöst durch Veränderungen im Bereich der Rippen (infolge Zerrung, Frakturen, Periostitis, Wirbelsäulenerkrankungen, Tumoren oder auch Pleuritis). Symptome: Schmerzen bei bestimmten Drehungen und Bewegungsabläufen.

Eigenblutinjektion: Basistherapie

Zur Unterstützung aller sonstigen therapeutischen Maßnahmen ist die Eigenbluttherapie sehr sinnvoll und hilfreich.
- 1. und 2. Tag:
  – i.v.-Inj.: 2 Amp. *Quentakehl® D5* langsam injizieren
  – i.m.-Inj.: 0,5 ml Nativblut + 1 Amp. *Quentakehl® D5*, auf die andere Gesäßseite i.m.-Inj.: 0,5 ml Nativblut + 1 Amp. *Vitamin-B$_6$ Injektopas®* 25 mg
- Weitere Inj. (2 ×/Wo.) wie 1. und 2. Tag

Insgesamt 12 Inj., monatl. eine Wiederholungsinj. als Erhaltungsdosis.

Zusatztherapie

- *Quentakehl® D4:* 3 × tgl. 1 Kps. v.d. Essen, *Latensin®*: Mo. 1 Kps. (nüchtern) und 3 Std. nüchtern bleiben
- *Aconitum Similiaplex:* im tgl. Wechsel mit *Dioscorea Similiaplex*: (je 3 × 20 Tr.)

4.18 Erkrankungen der Haut

Die Behandlung mit Eigenblut spielt bei sehr vielen Hauterkrankungen eine bedeutsame Rolle. Durch Kombination von Eigenblut und verschiedenen Zusätzen wie z.B. Sulfur, Acid. formicum, Thuja bewirkt v.a. die Immunmodulation eine wesentliche Verbesserung der körpereigenen Abwehr und beeinflusst damit die Hauterkrankungen positiv. Bereits 1913 publizierte der Dermatologe *Spiethoff* seine Erfahrungen in der Behandlung verschiedener Hautkrankheiten mit Eigenblut. Er unterschied drei unterschiedliche Verfahren: die Eigenserummethode, die intramuskuläre Reinjektion von unbehandeltem Nativblut und die die venöse Reinjektion von Eigenblut nach unmittelbar vorhergegangenem Aderlass. Diese Verfahren wurden von *Spiethoff* und anderen bedeutenden Dermatologen über Jahrzehnte erfolgreich eingesetzt. Durch das Aufkommen neuer Therapiemethoden und die Entwicklung stark wirksamer Arzneien wurde die Eigenblutbehandlung in der Dermatologie zunächst verdrängt, um seit einigen Jahren wieder eine neuen Renaissance zu erleben.

4.18.1 Bakterielle Hauterkrankungen

Furunkel

Bei der akut eitrigen Entzündung eines Haarbalgs und/oder seiner Talgdrüse entwickelt sich ein schmerzhafter Knoten (bis walnussgroß) mit zentralem Eiterpfropf, zudem bestehen Überwärmung und Fluktuati-

on. Prädilektionsstellen sind Nacken, Gesäß, Oberschenkelinnenseiten, Oberlippe. Begünstigende Faktoren: evtl. dispositionelle Gegebenheiten, Stoffwechselstörungen und ungünstige Immunverhältnisse.

> Insbesondere bei Auftreten mehrerer Furunkel bzw. bei häufigen Rezidiven („Furunkulose") sind folgende Erkrankungen auszuschließen: Diabetes mellitus, chronische Infekte und Leukämie, ggf. AIDS.

Die Eigenblutbehandlung der Furunkulose hat diese Therapieform populär gemacht. So injizierten *Spiethoff* und später auch *Haferkamp* zunächst kleinere Mengen Eigenblut, indem sie jeden 3. Tag eine Eigenblutinjektion verabreichten, mit 1,0 ml i.m. beginnend und langsam auf 10,0 ml Nativblut steigend. Nach der fünften Inj. wurden die Injektionsintervalle auf 5 Tage erhöht. Bei akutem Solitärfurunkel gaben sie 2 × hintereinander in 24-stündigen Abständen je 10,0 ml unverändertes Nativblut i.m.

Viele Autoren haben auf die beeindruckende Wirkung der Eigenblutbehandlung bei Furunkulose und auf das Solitärfurunkel hingewiesen. Sie haben die Wirksamkeit dieser Therapieform an Hand unzähliger Erfolge belegt, sie gelten daher auch als Pioniere der Eigenbluttherapie: *Bier, Spiethoff, Koschade* und *Haferkamp*.

Wenn auch heute bei der Entstehung eines Karbunkels sofort Antibiotika verabfolgt wird, was auch zwingend notwendig ist, sollte während und nach der Antibiotikatherapie die Eigenbluttherapie eingesetzt werden. Hierbei hat sich vorwiegend die Behandlung mit aktiviertem Eigenblut ohne medikamentöse Zusätze am besten bewährt. Auch die Anwendung von hämolysiertem Eigenblut ist sehr von Nutzen.

Potenziertes Eigenblut für Kinder

Basistherapie
Verabreicht werden jeweils 5 Tr. auf die Zunge. Dauer der Therapie: 6 Wo.
- 1 ×/Wo.: C7 Potenz
- 1 ×/Wo.: C9 Potenz
- 1 ×/Wo.: C12 Potenz

Zusatztherapie
- **Medikamentöse Therapie:**
  - *Notakehl® D5:* 3 × tgl. 1 Tbl. ½ Std. v.d. Essen, nach 4 Wo. ersetzen durch: *Utilin®*: Mo. 1 Kps. (nüchtern) und 3 Std. nüchtern bleiben
  - *Latensin® schwach:* Fr. 2 Kps. (nüchtern) und 3 Std. nüchtern bleiben
  - *Sanuvis®:* über den gesamten Zeitraum 3 × tgl. 20 Tr. mit ½ Glas Wasser v.d. Essen
  - Teemischung für Kinder (zur Ausleitung; auf ausreichende Flüssigkeitszufuhr achten): Urtica herb., Taraxaci rad. c. herb., Cynosbati fruct., Anisi fruct. (aa 30.0). D.S. 1 TL auf 1 Tasse Wasser als Aufguss, 5 Min. ziehen lassen; morgens und abends je 1 Tasse trinken
- **Allgemeinmaßnahmen zur Prophylaxe:** unbedingt auf Reinlichkeit achten. Tgl. Wäschewechsel ist unumgänglich. Häufiges Duschen oder Baden unter Verwendung saurer Syndets ist notwendig. Tgl. Handtuchwechsel ist erforderlich. Fingernägel kurz schneiden.

Akutes Solitärfurunkel

Eigenblutinjektion
1.–3. Tag – i.m.-Inj.: 2,0 ml Nativblut + 1 Amp. *Myristica sebifera D6*

Zusatztherapie
- *Hepar sulfuris D3:* im akuten Fall halbstündlich 1 Tbl. im Mund zergehen lassen, *Myristica sebifera D2:* im akuten Fall halbstündlich 1 Tbl. im Mund zergehen lassen
- Tee (zur Ausleitung, viel Flüssigkeitszufuhr): Urtica herb., Taraxaci rad. c. herb., Cynosbati fruct., Anisi fruct. (aa 30.0). D.S. 1 TL auf 1 Tasse Wasser als Aufguss, 5 Min. ziehen lassen; morgens und abends je 1 Tasse trinken
- Phönix-Entgiftungstherapie (➤ Kap. 4.4.4)

Akute Furunkulose

Basistherapie
- 1.–2. Wo. (3 ×/Wo.) i.m.-Inj.: 0,5 ml Nativblut + 1 Amp. *Notakehl® D5*, nach der Blutentnahme i.v.-Inj. 2 Amp. *Notakehl®* D5

- 3.–6. Wo. (2 ×/Wo.) i.m.-Inj.: 0,5 ml Nativblut + 1 Amp. *Sanukehl® Staph D5*, auf die andere Seite i.m.-Inj. 1 Amp. *Citrokehl®*

Eigenblutinjektion mit hämolysiertem Eigenblut

Insbesondere bei ausgedehnter Furunkulose ist die Durchführung der hämolysierten Eigenbluttherapie sehr zu empfehlen. Man ist selbst immer wieder überrascht und erstaunt, wie schnell ein Rückgang der Symptome zu beobachten ist.

Nativblut und *Ampuwa®* ca. 1 Min. lang durchmischen, erst danach erfolgt die Inj.

- 1. Wo. (3 ×/Wo.) i.m.-Inj.: 2,0 ml Nativblut + 1,0 ml *Ampuwa®*
- 2.–4. Wo. (2 ×/Wo.) i.m.-Inj.: 2,0 ml Nativblut + 1,0 ml *Ampuwa®*

Zusatztherapie

Sowohl bei der Basistherapie als auch bei der Eigenblutinjektion mit hämolysiertem Eigenblut ist die Zusatztherapie durchzuführen.

- *Notakehl® D4*: 3 × tgl. 1 Kps. ½ Std. v.d. Essen, nach 4 Wo. ersetzen durch *Utilin®*: Mo. 1 Kps. (nüchtern) und 3 Std. nüchtern bleiben
- *Latensin® schwach*: Fr. 2 Kps. (nüchtern) und 3 Std. nüchtern bleiben
- *Sanuvis®*: über den gesamten Zeitraum 3 × tgl. 20 Tr. mit ½ Glas Wasser v.d. Essen
- Phönix-Entgiftungstherapie (➤ Kap. 4.4.4)
- Flüssigkeitszufuhr von mindestens 2 l Flüssigkeit tgl., um ausreichende Entgiftungsleistung des Organismus zu gewährleisten

Chronische Furunkulose

Basistherapie: Eigenblutinjektionen

- 1.–4. Wo. (2 ×/Wo.) i.m.-Inj.: 0,5 ml Nativblut + 1 Amp. *Notakehl® D5*, nach der Blutentnahme i.v.-Inj. 2 Amp. *Notakehl® D5*
- 5.–8. Wo. (2 ×/Wo.) i.m.-Inj.: 0,5 ml Nativblut + 1 Amp. *Sanukehl® Staph D5*, auf die andere Seite i.m.-Inj. 1 Amp. *Citrokehl®*

Eigenblutinjektion mit hämolysiertem Eigenblut

Nativblut und *Ampuwa®* ca. 1 Min. lang durchmischen, erst danach erfolgt die Inj.

- 1. Wo. (3 ×/Wo.) i.m.-Inj.: 2,0 ml Nativblut + 1,0 ml *Ampuwa®*
- 2.–4. Wo. (2 ×/Wo.) i.m.-Inj.: 2,0 ml Nativblut + 1,0 ml *Ampuwa®*

Zusatztherapie

Sowohl bei der Basistherapie als auch bei der Eigenblutinjektion mit hämolysiertem Eigenblut ist die Zusatztherapie durchzuführen.

- *Notakehl® D4*: 3 × tgl. 1 Kps. ½ Std. v.d. Essen, nach 4 Wo. werden die *Notakehl® D4* Kps. abgesetzt und ersetzt durch: *Utilin®*: Mo. 1 Kps. (nüchtern) und 3 Std. nüchtern bleiben
- *Latensin® schwach*: Fr. 2 Kps. (nüchtern) und 3 Std. nüchtern bleiben
- *Sanuvis®*: über den gesamten Zeitraum 3 × tgl. 20 Tr. mit ½ Glas Wasser v.d. Essen
- Phönix-Entgiftungstherapie (➤ Kap. 4.4.4)

Abszess

Eiteransammlung in einer nicht präformierten Höhle (z.B. Mamma-, Spritzen-, periproktitischer Abszess, Schweißdrüsenabszess der Axilla, Wundabszess). Erreger sind meist Staphylokokken. Als Symptome treten auf: typische Entzündungszeichen (Schwellung, Rötung, Überwärmung, klopfender und Druckschmerz), Fluktuation, evtl. (eitrige) Sekretion, selten Allgemeinsymptome (Fieber, Abgeschlagenheit).

> Abszesse müssen chirurgisch behandelt werden.

Eigenblutinjektion

Zur Förderung der, prä- und postoperativen Reifungs- bzw. Heilprozesse sowie zur Rezidivprophylaxe ist die Eigenblutbehandlung sehr gut geeignet.

Basistherapie

- 1.–4. Wo. (3 ×/Wo.) i.m.-Inj.: 2,0 ml Nativblut + 1 Amp. *Lymphdiaral-Injektopas L®*
- 5.–6. Wo. (2 ×/Wo.) i.m.-Inj.: 2,0 ml Nativblut + 1 Amp. *Lymphdiaral-Injektopas L®*

Zusatztherapie

- *Hepar sulfuris Similiaplex:* zur beschleunigten Reifung stdl. 1 Tbl. im Mund zergehen lassen
- *Mercurius solubilis Similiaplex:* zur beschleunigten Resorption 3 × tgl. 2 Tbl. im Mund zergehen lassen
- *Pascoleucyn N®:* 5 × tgl. 30 Tr. mit Flüssigkeit verdünnt, *Lymphdiaral® Basistropfen N:* 4 × tgl. 20 Tr. mit Flüssigkeit verdünnt
- *Vitamin C:* 2 TL Ascorbinsäure Plv. über den Tag verteilt mit Saft einnehmen
- Teerezeptur (Flüssigkeitszufuhr zur Ausleitung): Urtica herb., Taraxaci rad. c. herb., Cynosbati fruct., Anisi fruct. (aa 30.0). D.S. 1 TL auf 1 Tasse Wasser als Aufguss, 5 Min. ziehen lassen; morgens und abends je 1 Tasse trinken

Eigenblutinjektion mit hämolysiertem Eigenblut

Bei allen septischen Prozessen wird die Eigenblutbehandlung als unterstützende Maßnahme immer wieder empfohlen. Sie trägt zu einem deutlich schnelleren Heilungsverlauf bei und hilft Rezidive zu vermeiden.

Nativblut und *Ampuwa®* ca. 1 Min. lang durchmischen, erst danach erfolgt die Inj.

- 1. Wo. (3 ×/Wo.) i.m.-Inj.: 2,0 ml Nativblut + 1,0 ml *Ampuwa®*
- 2.–4. Wo. (2 ×/Wo.) i.m.-Inj.: 2,0 ml Nativblut + 1,0 ml *Ampuwa®*

Eine **Zusatztherapie** wie unter „Eigenblutinjektion" ist sinnvoll.

Phlegmone

Flächenhaft fortschreitende, eitrige Entzündung des Bindegewebes (subkutan, intramuskulär oder subfaszial). Erreger sind meist Streptokokken, aber auch Staphylokokken oder Mischflora. Oft dienen Bagatellverletzungen als Eintrittspforte.

Symptome: unscharf begrenzte Rötung, Schwellung, Überwärmung, Schmerz, seltener Fieber (DD: Erysipel), verbunden mit schwerem Krankheitsgefühl, Lymphangitis („Blutvergiftung"), Lymphadenitis, Phlebitis.

Nach Heranreifen der Phlegmone, was sich nach Außen durch die Fluktuation darstellt, wird der chirurgische Eingriff unter Antibiotikaschutz vorgenommen. Durch eine prä- und postoperative Eigenblutbehandlung in Kombination mit Vitamin-C-Gaben, lassen sich möglicherweise auftretende Folgeerscheinungen, wie zum Beispiel Gelenkrheumatismus, Endokarditis oder Glomerulonephritis vermeiden.

Eigenblutinjektion: Basistherapie

- 1.–4. Wo. (3 ×/Wo.) i.m.-Inj.: 2,0 ml Nativblut + 1 Amp. *Lymphdiaral-Injektopas L®*, nach der Blutentnahme Infusion von 7,5 g *Pascorbin®*
- 5.–6. Wo. (2 ×/Wo.) Inj. wie 1.–4. Wo.

Zusatztherapie

- *Hepar sulfuris Similiaplex:* zur beschleunigten Reifung stdl. 1 Tbl. im Mund zergehen lassen
- *Mercurius solubilis Similiaplex:* zur beschleunigten Resorption 3 × tgl. 2 Tbl. im Mund zergehen lassen
- *Pascoleucyn N®:* 5 × tgl. 30 Tr. mit Flüssigkeit verdünnt, *Lymphdiaral® Basistropfen N:* 4 × tgl. 20 Tr. mit Flüssigkeit verdünnt
- *Vitamin C:* 2 TL Ascorbinsäure Plv. über den Tag verteilt mit Saft einnehmen
- Teerezeptur: (Flüssigkeitszufuhr zur Ausleitung): Urtica herb., Taraxaci rad. c. herb., Cynosbati fruct., Anisi fruct. (aa 30.0). D.S. 1 TL auf 1 Tasse Wasser als Aufguss, 5 Min. ziehen lassen; morgens und abends je 1 Tasse trinken

Follikulitis

Entzündung eines Haarfollikels mit spitzkugeligen, gelblich-grünen, linsengroßen Papulopusteln. Prädilektionsstellen sind Bart, Rücken, Oberschenkelinnenseite, Gesäß. Die Ausbreitung der Staphylokokkeninfektion wird durch Schweiß und heißes Klima begünstigt.

Klären Sie zunächst ab, ob eine bakterielle oder mykotische Infektion besteht. Bei beiden Infektionsformen ist die Anwendung der Eigenbluttherapie sinnvoll, nur die Medikamentenzusätze sind unterschiedlicher Art.

Eigenblutinjektion

Vorbehandlung
Zunächst werden 3 ×/Wo. 1 Amp. *Notakehl®* D5 i.v. verabreicht und gleichzeitig 1 Amp. *Notakehl®* D5 i.m. Nach zwei Wochen wird mit der Eigenblutinjektion begonnen.

Basistherapie
- 1.–4. Wo. (3 ×/Wo.) i.m.-Inj.: 2,0 ml Nativblut + 1 Amp. *Sanukehl®* Staph D5
- 5.–6. Wo. (2 ×/Wo.) i.m.-Inj.: 2,0 ml Nativblut + 1 Amp. *Sanukehl®* Staph D5

Eine Zusatztherapie wie unter „akuter Furunkulose" (➤ oben) ist angezeigt.

Eigenblutinjektion mit hämolysiertem Eigenblut

Nativblut und *Ampuwa®* ca. 1 Min. lang durchmischen, erst danach erfolgt die Inj.
- 1. Wo. (3 ×/Wo.) i.m.-Inj.: 2,0 ml Nativblut + 1,0 ml *Ampuwa®*
- 2.–4. Wo. (2 ×/Wo.) i.m.-Inj.: 2,0 ml Nativblut + 1,0 ml *Ampuwa®*

Eine Zusatztherapie wie unter „akuter Furunkulose" (➤ oben) ist sinnvoll.

Erysipel (Wundrose)

Meist durch β-hämolysierende Streptokokken der Gruppe A oder Staphylokokkus aureus (Inkubationszeit: wenige Std. bis zu 2 Tage) ausgelöste Infektion von Dermis und Subkutis. Von einer Eintrittspforte ausgehend (z.B. Zehenzwischenraum bei Interdigitalmykose) erfolgt die lymphogene Ausbreitung, evtl. mit Lymphangitis und Lymphadenitis. Vorkommen v.a. an Unterschenkeln und im Gesicht (Eintritt durch Mundwinkelrhagaden).

Symptome: anfangs meist scharf begrenzte „flammende" Rötung mit Schwellung, Juckreiz, Druckschmerzhaftigkeit und Überwärmung. Evtl. bestehen druckschmerzhafte Lymphknoten. Zudem treten folgende Beschwerden auf: Krankheitsgefühl, Schüttelfrost und hohes Fieber (kann bei rezidivierendem Erysipel fehlen oder gering ausgeprägt sein).

Haferkamp hat in sehr ausführlich über die Eigenblutbehandlung des Erysipels berichtet: Beim ersten Auftreten der Symptome wurde sofort 10 ml Nativblut i.m. verabreicht, diese Inj. wurde alle 24 Std. wiederholt. Bereits nach der ersten Inj. trat eine deutliche Besserung des Allgemeinzustands ein, nach der zweiten Inj. konnte ein Rückgang der Hautinfektion beobachtet werden.

> Diese Therapieempfehlungen sind heute durch die Antibiotikabehandlung überholt. Allerdings ist die Rezidivneigung groß, und hier ist die Eigenbluttherapie angezeigt.

Eigenblutinjektion

Basistherapie zur Rezidivprophylaxe
- 1.–4. Wo. (3 ×/Wo.) i.m.-Inj.: 2,0 ml Nativblut + 1 Amp. *Traumeel®* S + 1 Amp. *Rhus tox Injeel* + 1 Amp. *Strept. haemolyticus Injeel*
- 5.–6. Wo. (2 ×/Wo.) i.m.-Inj. wie 1.–4. Wo.

Basistherapie bei mehrfachen Rezidiven
Bei mehrfach aufgetretenen Rezidiven ist eine Injektionskur mit *Rebas®* D4 angezeigt. *Rebas®* enthält Zubereitungen aus isolierten Peyer-Plaques von Kälbern und ist ein Arzneimittel zur Stärkung der humoralen Abwehr und zur Wiederherstellung eines intakten Immunsystems.
1.–4. Wo. (5 ×/Wo.) i.m.-Inj.: 1 Amp. *Rebas®* D4

Zusatztherapie
Sowohl zur Rezidivprophylaxe als auch bei mehrfach aufgetretenen Rezidiven ist die Zusatztherapie angezeigt.
- *Graphites D4:* 3 × tgl. 1 Tbl. v.d. Essen im Mund zergehen lassen, *Silicea D4:* 3 × tgl. 1 Tbl. n.d. Essen im Mund zergehen lassen
- Phönix-Entgiftungstherapie (➤ Kap. 4.4.4)
- *Vitamin C:* mehrfach tgl. 1 Msp. voll Ascorbinsäure Plv. mit Saft einnehmen

Impetigo contagiosa (Borkenflechte)

Oberflächliche Infektion mit Blasenbildung meist durch Streptokokken der Gruppe A oder Staphylococcus aureus. Meist sind Kleinkinder betroffen, oft im Sommer. Die Erkrankung (hochkontagiös, Endemiegefahr) entwickelt sich bevorzugt bei räumlicher Enge (z.B. Heime) und schlechter Körperhygiene, evtl. begleitend zur Neurodermitis oder bei Varizellen.

Symptome: Beginn mit Bläschen im Gesicht und an den Extremitäten, die platzen und unter Bildung von „honiggelben" Krusten abheilen. Evtl. besteht ein reduzierter Allgemeinzustand, Fieber. Durch Kratzen entstehen neue Herde.

Prophylaxe: tgl. Wäschewechsel (Kleidung), häufiges Wechseln der Bettwäsche, Fingernägel kurz schneiden.

Die Eigenbluttherapie wird eingesetzt, um evtl. Spätkomplikationen zu vermeiden.

Potenziertes Eigenblut für Kinder

Basistherapie
Verabreicht werden jeweils 5 Tr. auf die Zunge. Dauer der Therapie: 6 Wo.
- 1 ×/Wo.: C7 Potenz
- 1 ×/Wo.: C9 Potenz
- 1 ×/Wo.: C12 Potenz
- 1 ×/Wo.: C15 Potenz

Zusatztherapie
- *Notakehl® D5:* 3 × tgl. 1 Tbl. im Mund zergehen lassen
- *Latensin® schwach:* Mo. 2 Kps. öffnen und Inhalt in den Mund streuen, 3 Std. nüchtern bleiben, *Utilin®:* Fr. 1 Kps. öffnen und Inhalt in den Mund streuen, 3 Std. nüchtern bleiben

Eigenblutinjektion: Basistherapie

- 1.–2. Wo. (2 ×/Wo.): i.m.-Inj.: 0,5 ml Nativblut + 1 Amp. *Notakehl® D5* + 1 Amp. *Pefrakehl® D6*
- 3.–5. Wo. (1 ×/Wo.) i.m.-Inj.: 0,5 ml Nativblut + 1 Amp. *Notakehl® D5* + 1 Amp. *Pefrakehl® D6*

4.18.2 Virale Hauterkrankungen

Herpes simplex

Infektion mit Herpes-simplex-Virus, bei HSV Typ 1 meist orofaziale (Herpes labialis), bei HSV Typ 2 meist genitale Manifestation (Herpes genitalis). In 90%d. F. verläuft die Infektion inapparent unter Hinterlassung einer Immunität.

Primärinfektion (meist akut fieberhaft): Gingivostomatitis herpetica (Spontanheilung nach 2–3 Wo.), Vulvovaginitis herpetica, Herpes-Meningoenzephalitis. *Sekundärinfektion (meist milder Verlauf):* Herpes simplex labialis oder genitalis, z.B ausgelöst durch UV-Exposition, Verbrennung, Menstruation, Stress, fieberhafter Inf. (z.B. Grippe, Pneumonien, Meningitis).

Symptome: Nach dem Prodromi (Juckreiz, evtl. Schmerz, Spannungsgefühl) entwickeln sich auf gerötetem Grund gruppiert aufschließende pralle, etwa stecknadelkopfgroße Bläschen. Nach ca. 3 Tagen trübt der Bläscheninhalt ein, danach Aufplatzen mit Krustenbildung, meist erfolgt die narbenlose Abheilung nach ca. 1 Wo.

Bereits bei den ersten Anzeichen sollte eine Eigenblutinjektion erfolgen, die nicht selten den entstehenden Prozess sofort wieder zum Abklingen bringt. Spezifische Medikamentenzusätze können zur Wirkungsverstärkung hinzugefügt werden.

Eigenblutinjektion

Basistherapie
Die beiden Therapieschemata sind alternativ einzusetzen.
- 1.–2. Wo. (2 ×/Wo.) i.m.-Inj.: 2,0 ml Nativblut + 1 Amp. *Latensin® mittel*
- 1.–2. Wo. (2 ×/Wo.) i.m.-Inj.: 2,0 ml Nativblut + 1 Amp. *Herpes-simplex-Nosode D15* und *D400* oder 1 Amp. *Herpes-simplex-Nosode D30* und *D400*

Zusatztherapie
- *L-Lysine 500 mg:* im akuten Stadium 3 × tgl. 2 Kps., später 3 × tgl. 1 Kps. bis zum Abklingen. Die Aminosäure L-Lysine vermindert die Pro-

duktion der Aminosäure Arginin, die das Herpesvirus zum „Andoggen" an die menschliche Zelle benötigt.
- *Latensin®schwach:* Mo. und Fr. jeweils 1 Kps. (nüchtern) und 3 Std. nüchtern bleiben
- *Ascorbinsäure.:* etwas Pulver zu Brei anrühren und mehrmals tgl. auf die befallenen Stellen auftragen

Hämolysiertes Eigenblut

Nativblut und *Ampuwa®* ca. 1 Min. lang durchmischen, erst danach erfolgt die Inj.
- 1. Wo. (3 ×/Wo.) i.m.-Inj.: 1,5 ml Nativblut + 1,0 ml *Ampuwa®*
- 2. Wo. (2 ×/Wo.) i.m.-Inj.: 1,5 ml Nativblut + 1,0 ml *Ampuwa®*

Eine Zusatztherapie wie unter „Eigenblutinjektion" (oben) ist sinnvoll.

Herpesneigung

Durch eine gezielte Eigenblutbehandlung kann bei disponierten Personen die Immunitätslage wesentlich verbessert und die Rezidivneigung unterbunden werden.

Eigenblutinjektion: Basistherapie

- 1.–4. Wo. (2 ×/Wo.) i.m.-Inj.: 2,0 ml Nativblut + 1 Amp. *Latensin® mittel*
- 5.–6. Wo. (1 ×/Wo.) i.m.-Inj.: 2,0 ml Nativblut + 1 Amp. *Latensin® mittel*

Zusatztherapie

- *Latensin®schwach:* Mo. 2 Kps. (nüchtern) und 3 Std. nüchtern bleiben
- *L-Lysine Kps. 500 mg:* 3 × tgl. 2 Kps. n.d. Frühstück
- *Vitamin C:* 1 TL Ascorbinsäure Plv. über den Tag verteilt mit Saft einnehmen
- Homöopathische Rezeptur: Rhus toxicodendron D4, Thuja D4, Lithium D3 (aa 10.0). M.D.S. 3 × tgl. 20 Tr. mit Flüssigkeit verdünnt

Herpes zoster (Gürtelrose)

Der Zweitinfektion mit Varicella-Zoster-Virus liegt eine Reaktivierung latent in Spinalganglien persistierender Viren bei (temporär) abgesunkener Immunität (z.B. postinfektiös, paraneoplastisch) zugrunde. Bevorzugt erkranken Menschen im Alter zwischen 60–70 J. Der Bläscheninhalt ist bis zur Eintrocknung infektiös.

Symptome: zunächst starke neuralgiforme Schmerzen im entsprechenden Dermatom und reduzierter Allgemeinzustand. Einige Tage später entwickeln sich gruppiert stehende Bläschen auf gerötetem Grund, nach einer weiteren Woche erfolgt meist die Abheilung unter Krustenbildung. Bei geschwächten Patienten tritt möglicherweise ein Gangrän auf.

Besonders gefürchtet sind postzosterische Neuralgien. Durch eine umfassende Eigenbluttherapie kann diesen Komplikationen entgegengewirkt und der Krankheitsverlauf wesentlich verkürzt werden.

Eigenblutinjektion

Basistherapie Schema A
Ausgangssubstanz sind 3 Amp. *Quentakehl D5.*
- 1., 2., 3. und 5. Tag: i.v.-Inj. mit 2/3 dieses Präparats, i.m.-Inj. mit 2,0 ml Nativblut + ⅓ dieses Präparats
- Weitere Inj. 2 ×/Wo. bis zum Ende des Abheilungsprozess auf der Haut.

Basistherapie Schema B
Bei bereits länger bestehendem Herpes zoster oder bei sehr geschwächten Patienten ist die Anti-Virus-Therapie nach *Kastner* angezeigt. Eine Therapie, die in aussichtslosen Fällen sehr hilfreich ist.

Vorgehen:
- Amp. der Ziffer I (➤ unten) in 10 ml-Spritze aufziehen und zur Hälfte langsam i.v. injizieren
- 0,3 ml Eigenblut aufziehen und die verbleibende Hälfte der Amp. mit dem Blut kräftig vermischen und intraglutäal injizieren
- Durch die noch liegende Kanüle anschließend 1 Amp. der *Ziffer II* (➤ unten; getrennt von den übrigen Injektionen) verabfolgt.

Zu injizierende Präparate:
- 1.–10. Tag:
  - *Engystol® N, Gripp-Injeel, Galium-Injeel, Phosphor-Injeel, Lac caninum-Injeel, Conium-Injeel*
  - *Funiculus umbilicalis suis Injeel*
- 1. und 7. Tag: *Manganum phosph. -njeel, Natrium pyruvicum-Injeel, Natr. Oxalaceticum-Injeel*
- 2. und 8 Tag: *Acid. Citricum-Injeel, Acid. cis-aconiticum-Injeel*
- 3. und 9. Tag: *Baryum oxalsuccinicum-Injeel, Acid. a-ketoglutaricum-Injeel*
- 4. und 10. Tag: *Acid. Succinicum-Injeel, Acid. Fumaricum-Injeel, Acid. DL-malicum-Injeel*
- 1. und 6. Tag: *Hydrochinon-Injeel*
- 2. und 7. Tag: *Anthrachinon-Injeel*
- 3. und 8. Tag: *Glyoxal-Injeel*
- 4. und 9. Tag: *Trichinoyl-Injeel*
- 5. und 10. Tag: *Para-Benzochinon-Injeel*

Zusatztherapie für Schema A, und B
- **Medikamentöse Therapie:**
  - *Quentakehl® D4.:* 3 × tgl. 1–2 Kps. v.d. Essen
  - *L-Lysine Kps. 500 mg:* 3 × tgl. 3 Kps., später 3 × tgl. 2 Kps.
  - *Vitamin C 1500 mg* (Max Douglas Labor): 4 × tgl. 1 Tbl.
  - *Resveratrol* (Dr. Sass): 3 × tgl. 3 Kps.
- **Äußere Anwendungen (alternativ):**
  - *Tegarome du Docteur Valnet®:* Mischung aus ätherischen Ölen mehrmals tgl. auf die befallenen Stellen auftragen; wirkt schmerzlindernd und beugt Sekundärinfektionen vor
  - *Saxifragae D1:* mehrmals tgl. auftragen
  - *Resveratrox Salbe* 2 × tgl. auftragen (hervorragende Wirkung)

Vitamin-C-Infusion

Wegen der schlechten Immunlage des Patienten ist die Zwischenschaltung von Vitamin-C-Infusionen sehr wirkungsvoll. Allerdings sei darauf hingewiesen, dass bei Verabfolgung von Vitamin C als Infusion kurzzeitig ein Temperaturanstieg auftritt.

- 1.-2. Wo. (5 ×/Wo.) 500 ml 0,9% NaCl + 30 g *Pascorbin®* + 1200 mg reduz. Glutathion
- 3. Wo. (3 ×/Wo.) 600 ml 0,9% NaCl + 45 g *Pascorbin®* + 1800 mg reduz. Glutathion
- 4. Wo. (3 ×/Wo.) 500 ml NaCl 0,9% + 30 g *Pascorbin®* + 1200 mg reduz. Glutathion

> Zur Vitamin-C-Infusionstherapie nur Vitamin C ohne Stabilisatoren und Konservierungsstoffe verwenden (z.B. Pascorbin®).

Warzen (Verrucae vulgaris)

Sehr häufige, benigne, durch DNA-Viren verursachte Neubildung der Haut, die v.a. bei Kindern und Jugendlichen auftritt. Selbstheilungstendenz in ca. 25%, hohe Rezidivrate, ansteckend.

Symptome: Es entwickeln sich runde, halbkugelige, evtl. papillomatöse Knötchen mit rauer Oberfläche, sie sind trocken und evtl. rissig. Häufig entstehen punktförmige Einblutungen, eine rasenartige Vermehrung ist möglich.

Verrucae vulgaris sind der Eigenbluttherapie gut zugänglich. So berichten *Sezary* und *Horovitz* über zahlreiche erfolgreiche Warzenbehandlungen durch Eigenblutinjektionen, wobei sie 3 ×/Wo. jeweils 10 ml Nativblut i.m. verabreichten.

Eigenblutinjektion: Basistherapie

- 1. Wo. (3 ×/Wo.) i.m.-Inj.: 3,0 ml Nativblut
- 2.–4. Wo. (2 ×/Wo.) i.m.-Inj.: 3,0 ml Nativblut

Zusatztherapie

- **Medikamentöse Therapie:**
  - *Antimonium crudum D6:* 3 × tgl. 8 Globuli über einen Zeitraum von 3 Monaten, *Thuja occidentalis D6:* 3 × tgl. 15 Tr. v.d. Essen
  - *Vitamin C:* 1 TL Ascorbinsäure Plv. über den Tag verteilt mit Saft einnehmen
- **Äußere Anwendungen:**
  - *Thuja occidentalis Urtinktur:* 4 × tgl. Warze einpinseln
  - *Resveratrox Salbe:* mehrfach tgl. auftragen

> Da Warzen aufgrund eines Magnesiummangels entstehen können, sollte unter Umständen eine Substitution von Magnesium vorgenommen werden.

Alterswarzen (Verrucae senilis)

Häufig im späten Lebensalter, bevorzugt an Seborrhoe-Prädilektionsstellen, auftretende gelbliche bis schwarze, scharf begrenzte, breitbasige, stark verhornte Hautgebilde.

Neben der Stärkung des Immunsystems sollte hier auch die Stoffwechselleistung des Körpers und damit die Entgiftungsfunktion angeregt werden.

Eigenblutbehandlung: Basistherapie

2 ×/Wo.: i.m.-Inj.: 2,0 ml Nativblut + 2 Amp. *Cholo-2-Injektopas SL*

Zusatztherapie

- **Medikamentöse Therapie:**
  - *Thuja occidentalis D12 Dil.:* 2 × tgl. 5 Tr. mit etwas Wasser
  - *Sanuvis®:* 3 × tgl. 60 Tr. auf ½ Glas Wasser v.d. Essen, *Fortakehl® D5:* 2 × tgl. 1 Tbl. 1 Std. n.d. Essen im Mund zergehen lassen
  - *Lycopodium D12:* morgens und abends je 1 Tbl. im Mund zergehen lassen bei dunklen, auch gezackt aussehenden Warzen, bei eher dunklen Teint und bestehender Hepatopathie
  - Bei gleichzeitigen Gallenblasenbeschwerden: *Phönix Plumbum spag.*, 3 × tgl. 30 Tr. mit etwas Wasser verdünnt n.d. Essen
- **Äußere Anwendung:** *Resveratrox Salbe* mehrfach tgl. auftragen

4.18.3 Insektenstiche

Symptome: lokale Entzündungszeichen (Rötung, Schwellung, Hitze und Schmerz), evtl. Diarrhö und Kreislaufversagen. V.a. Wespen- oder Bienenstiche können einhergehen mit Bildung eines Ödems, akuter Urtikaria und evtl. anaphylaktischem Schock.

Bei gefährdeten Personen können Eigenblutinj. dazu beitragen, die gefährlichen Reaktionen und Komplikationen (anaphylaktischer Schock) auf ein Minimum zu begrenzen. Zur Stabilisierung der allergischen Situation werden 12–15 Inj. verabfolgt.

Eigenblutinjektion: Prophylaxe

Bei Neigung zu Komplikationen kann als prophylaktische Maßnahme folgende Therapie durchgeführt werden:

Basistherapie

- 1.–2. Wo. (3 ×/Wo.) i.m.-Inj.: 0,5 ml Nativblut + 1 Amp. Apis D6 oder 1 Amp. *Acirufan®*
- 3.–5. Wo. (2 ×/Wo.) i.m.-Inj.: 0,5 ml Nativblut + 1 Amp. Apis D6 oder 1 Amp. *Acirufan®*

Zusatztherapie

- *Vitamin C:* 1 TL Ascorbinsäure Plv. über den Tag verteilt mit Saft einnehmen
- *Apis Homaccord®:* 3 × tgl. 20 Tr. mit etwas Flüssigkeit verdünnt, *Lymphomyosot®:* 3 × tgl. 20 Tr. mit etwas Flüssigkeit verdünnt

Eigenblutinjektion: bei infiziertem Insektenstich

Basistherapie

1.–3. Wo. (3 ×/Wo.) i.m.-Inj.: 0,5 ml Nativblut + 1 Amp. *Traumeel® S* + 1 Amp. *Belladonna-Homaccord®*, nach der Blutentnahme Infusion von *Pascorbin®* 7,5 g

Zusatztherapie

- **Medikamentöse Therapie:**
  - *Vitamin C:* 2 TL Ascorbinsäure Plv. über den Tag verteilt mit Saft einnehmen
  - *Sanukehl® Pseu D6:* 1 × tgl. 10 Tr. v.d. Schlafengehen
  - **Homöopathie:** *Ledum D6:* 5 × tgl. 1 Tbl. im Mund zergehen lassen bei Mücken- und Bremsenstiche; *Apis D6:* 5 × tgl. 1 Tbl. im Mund zergehen lassen bei Bienen und Wespenstichen
- **Äußere Anwendungen:** Ledum Urtinktur oder Tegarome oder Salbenverband mit *Traumeel® S* Salbe oder *Resveratrox* Salbe

Eigenblutinjektion mit hämolysiertem Eigenblut

- Nativblut und *Ampuwa*® ca. 1 Min. lang durchmischen, erst danach erfolgt die Inj.
- 1.–2. Wo. 3 ×/Wo.: i.m.-Inj.: 2,0 ml Nativblut + 0,5 ml *Ampuwa*®

4.18.4 Zeckenbiss (Lyme-Krankheit)

Die meist reizlos in der Hautoberfläche sitzende Zecke wird häufig von dem Patienten oder Angehörigen entfernt. Selten treten Schmerz und lokale Wundinfektionen auf. Möglicherweise entwickelt sich als Komplikation die durch Borrelia burgdorferi übertragene Lyme-Borreliose.
Symptome:

- Erstsymptom der Borreliose (eine bis vier Wochen nach dem Biss): Erythema chronicum migrans. An der Bissstelle entsteht eine erhabene Rötung, die sich ringförmig in die Umgebung ausbreitet, durch Abblassen des Zentrums entwickelt sich die charakteristische Ringform. Zusätzlich bestehen Missempfindungen im Bereich des Erythems, Fieber, Krankheitsgefühl, evtl. Myalien, Arthralgien. Nicht selten ein Anstieg der Transaminasen (d.h. Leberbeteiligung)
- Etwa acht Wochen bis vier Monate später nach dem Zeckenbiss beginnt das zweite Stadium mit neurologischen und möglicherweise kardiologischen Symptomen.
- Monate bzw. Jahre nach dem Zeckenbiss kann sich eine „Lyme-Arthritis", die vorwiegend im Kniegelenk auftritt, manifestieren. Evtl. chronische Enzephalomyelitis (MS-ähnliche Symptome), periphere Polyneuritis, Acrodermatitis chronica atrophicans.

Nach erfolgter Antibiotikatherapie ist die Eigenblutbehandlung in Kombination mit Vitamin-C-Infusionen sehr wichtig. Denn nicht selten tritt durch die Antibiotikatherapie nur eine geringe Besserung auf, während eine deutlich Beschwerdebesserung oder gar Genesung erst durch eine umfassende Eigenblut- und Vitamin-C-Behandlung erzielt wird. Ausschlaggebend ist natürlich auch, in welchem Stadium die Eigenblutbehandlung einsetzt.

Vitamin-C-Infusionsbehandlung

Erfahrungsgemäß ist die Infusionstherapie (➤ Kap. 5.2.1) im Stadium 3 angezeigt.
- 1. und 2. Wo. (3 ×/Wo.) 400 ml 0,9% NaCl + 200 ml *Vitamin C Injektopas*® (= 30 g Vitamin C)
- 3. und 4. Wo. (3 ×/Wo.) 600 ml 0,9% NaCl + 300 ml *Vitamin C Injektopas*® (= 45 g Vitamin C)

Eigenblutinjektion

Nach Beendigung der Infusionstherapie (➤ Kap. 5.2.1) beginnt die Eigenblutbehandlung unter Einbeziehung der Vitamin-C-Infusionen mit 15 g Vitamin C.

Basistherapie
- 1.–2. Wo. (3 ×/Wo.) i.m.-Inj.: 0,5 ml Nativblut + 1 Amp. *Notakehl*® D5 + 1 Amp. *Rebas*® D4, nach der Blutentnahme Infusion von 15 g *Pascorbin*®
- 3.–5. Wo. (2 ×/Wo.): Inj. wie 1.–2. Wo.
- 6.–8. Wo. (1 ×/Wo.) Inj. wie 1.–2. Wo.

Zusatztherapie
- *H15 Tbl.:* 3 × tgl. 3 Tbl., später 3 × tgl. 2 Tbl. mit viel Flüssigkeit verdünnt
- *Vitamin C:* 2 × tgl. 1 TL voll Ascorbinsäure Plv. über den Tag verteilt mit Saft einnehmen
- *Rebas*® *D4.:* v.d. Schlafengehen 3 Kps.
- *Hepar-Pasc:* 3 × tgl. 1 Tbl. n.d. Essen

4.18.5 Nichtinfektiöse entzündliche Hauterkrankungen

Prurigo simplex acuta infantum

Syn: Strophulus (infantum): Die sog. Juckpöckchen, eine mit Papelbildung (v.a. an Stamm, Gliedmaßenstreckseiten) einhergehende Dermatose des Kleinkinds, wird wahrscheinlich durch Parasiten (z.B. Milben, Stechmücken, Flöhe) hervorgerufen. Evtl. entwickelt sie sich auch als allergische Reaktion auf Schokoladenprodukte und unreifes Obst. Die Papeln jucken und zeigen an den Spitzen einen roten Hof, später evtl. mit Bläschen (v.a. bei Kindern mit exsudativer Diathese). Durch Kratzen bildet sich häufig eine Sekundärinfektion.

Spiethoff, *Busquet* und *Castellino* konnten durch Eigenblutinj. von 8 ml–10 ml i.m. verabfolgtem Nativblut Erfolge verzeichnen. Die Behandlungen verliefen ohne Komplikationen. Die anfänglich bestehende Leukozytose mit Eosinophilie begann bereits 24 Std. nach der 1. Inj. zurückzugehen.

Potenziertes Eigenblut für Kinder

Diese erfolgt im akuten Stadium und zur Rezidivprophylaxe.

Basistherapie

Verabreicht werden jeweils 5 Tr. auf die Zunge. Dauer der Therapie: C7 Potenz 1 ×/Tag 6 Tage lang; alle übrigen 6 Wo.
- 1 ×/Wo.: C9 Potenz
- 1 ×/Wo.: C12 Potenz
- 1 ×/Wo.: C15 Potenz

Zusatztherapie
- **Medikamentöse Therapie:**
  - *Sanukehl® Pseu D6:* v.d. Schlafengehen 6–10 Tr. in den Mund geben
  - *Synerga®:* 3 × tgl. 1 TL mit etwas Flüssigkeit v.d. Essen, *Neythymun®:* 3 × tgl. 5–15 Tr.
- **Äußere Anwendung (Kleiebad):** Badetemperatur 33–35°C, Badedauer 15–20 Min. Durch den Zusatz alkalischer Substanzen wie z.B. Kaiser Natron oder Borax wird die entzündungshemmende und juckreizstillende Wirkung der Kleie deutlich verstärkt. Nach dem Bad die Haut abtrocknen und auf die befallenen Stellen Zinksalbe auftragen.

Eigenblutinjektion

- 1.–2. Wo. (3 ×/Wo.) i.m.-Inj.: 0,5 ml Nativblut + 1 Amp. *Acirufan®*
- 3.–5. Wo. (2 ×/Wo.) i.m.-Inj.: 0,5 ml Nativblut + 1 Amp. *Acirufan®*

Eigenblutinjektion mit hämolysiertem Eigenblut

Nativblut und *Ampuwa®* ca. 1 Min. lang durchmischen, erst danach erfolgt die Inj.

- 1.–2. Wo. (3 ×/Wo.) i.m.-Inj.: 2,0 ml Nativblut + 0,5 ml *Ampuwa®*
- 3.–4. Wo. (2 ×/Wo.) i.m.-Inj.: 2,0 ml Nativblut + 0,5 ml *Ampuwa®*

Prurigo simplex chronica

Synonym: Prurigo chronica hebra. Prurigo-Form, die als Strophulus infantum (oben) einsetzt und sich erst postpubertär bessert. Symptome sind großknotige Effloreszenzen, heftiger Juckreiz, Exkoriationen, sekundäre Impetiginisation, evtl. inguinale und axilläre Lymphknotenschwellungen. Zudem besteht eine erhebliche Bluteosinophilie.

Da es sich unter Umständen um eine polyätiologisch ausgelöste Allergieform handelt, kommen hier die unterschiedlichen Wirkungsmechanismen der Eigenblutbehandlung und der Vitamin-C-Therapie zum Tragen.

Eigenblutinjektion

Basistherapie
- 1. Wo. (3 ×/Wo.) i.m.-Inj.: 0,5 ml Nativblut + 1 Amp. *Acirufan®*, nach der Blutentnahme Infusion von 7,5 g *Pascorbin®*
- 2. Wo. (2 ×/Wo.) i.m.-Inj.: 0,5 ml Nativblut + 1 Amp. *Acirufan®*, nach der Blutentnahme Infusion von 7,5 g *Pascorbin®*
- 3. Wo. (2 ×/Wo.) i.m.-Inj.: 1,0 ml Nativblut + 1 Amp. *Acirufan®*, nach der Blutentnahme Infusion von 15 g *Pascorbin®*
- 4. Wo. (2 ×/Wo.) i.m.-Inj.: 1,5 ml Nativblut + 1 Amp. *Acirufan®*, nach der Blutentnahme Infusion von 15 g *Pascorbin®*
- 5. Wo. (2 ×/Wo.) i.m.-Inj.: 2,0 ml Nativblut + 1 Amp. *Acirufan®*, nach der Blutentnahme Infusion von 15 g *Pascorbin®*

Zusatztherapie
- **Medikamentöse Therapie:**
  - *Vitamin C Kps. 500 mg* (Dr. Sass): 3 × tgl. 1 Kps.
  - *Synerga®:* 4 × tgl. 2 TL v.d. Essen mit etwas Flüssigkeit

- *Rebas® D4:* v.d. Schlafengehen 3 Kps., *Hevert-Dorm:* vorübergehend v.d. Schlafengehen 2–3 Tbl.
- **Äußere Anwendungen (Kleiebad):** Badetemperatur 33–35°C, Badedauer 15–20 Min. Durch den Zusatz alkalischer Substanzen wie beispielsweise Kaiser Natron oder Borax wird die entzündungshemmende und juckreizstillende Wirkung der Kleie deutlich verstärkt. Nach dem Baden die Haut vorsichtig abtrocknen und einreiben mit: Antihistaminikagel, Liquor carbonis detergens, Lotionen mit Menthol 2%, Lotionen mit Ascorbinsäure 5%

Eigenblutinjektion mit hämolysiertem Eigenblut

Nativblut und *Ampuwa®* ca. 1 Min. lang durchmischen, erst danach erfolgt die Inj.
- 1.–2. Wo. (3 ×/Wo.) i.m.-Inj.: 2,0 ml Nativblut + 0,5 ml *Ampuwa®*
- 3.–5. Wo. (2 ×/Wo.) i.m.-Inj.: 2,0 ml Nativblut + 0,5 ml *Ampuwa®*

Eine Zusatztherapie wie unter „Eigenblutinjektion" (➤ oben) ist sinnvoll.

Auto-Sanguis-Stufentherapie nach Reckeweg

Die fachgerechte Anwendung dieser Form der Eigenbluttherapie ruft beim Patienten eine intensive Anregung der Körperentgiftung hervor, sie wirkt zudem antiphlogistisch und stabilisierend auf die Zellmembran.
- 1. Wo. (2 ×/Wo.) Stufe 1–4 nach beschriebenem Schema i.m. oder s.c.
- 2.–4. Wo. (1 ×/Wo.) Stufe 1–4 nach beschriebenem Schema i.m. oder s.c. oder i.c. z.B. Akupunktur
- Nachfolgende Inj. 14-tägig: Stufe 1–4 nach beschriebenem Schema i.m. oder s.c. oder i.c. z.B. Akupunktur

Das Prinzip der Behandlung beruht darauf, dass ein Tropfen Eigenblut – z.B. nach einer i.v.-Inj. gewonnen, bei schlechten Venenverhältnissen genügt ein Bluttropfen aus der Fingerbeere oder aus dem Ohrläppchen mittels einer Lanzette – zur weiteren Potenzierung in derselben Spritze mit verschiedenen Heel-Amp. nacheinander potenziert, verschüttelt und nach jeder weiteren Verdünnung mit einer entsprechenden Heel-Amp. dem Patienten s.c., i.m. bzw. i.c. reinjiziert wird.

Durchführung
- **Stufe 1:** Nach Entnahme eines Bluttropfens in die gleiche Spritze ein indiziertes Injeel, Suis-Organpräparat oder ein Compositum Präparat aufziehen (max. 3 Ampullenpräparate, hier: *Hepar suis-Injeel, Coenzyme compositum, Ubichinon compositum*). Anschließend etwa 15 ×, den Spritzeninhalt kräftig durchschütteln. Diese erste Verdünnung injizieren (s.c. oder i.m.):
- **Stufe 2:** Die verwendete Spritze so gut wie möglich ausgespritzt, so dass sich im Konus nur noch Spuren der Injektionsflüssigkeit der ersten Stufe befinden. 1– 2 Amp. indizierte Präparate, z.B.: Composita oder Injeele (hier: *Cutis compositum*) evtl. auch höhere Potenzen, aufziehen und ebenfalls 15 × kräftig durchschütteln. Diese Verdünnung injizieren (i.m., s.c. oder segmental oder i.c. in Akupunkturpunkte)
- **Stufe 3:** Die verwendete Spritze wie zuvor zubereiten und geeignete Composita-Präparate, Injeele aufziehen (hier *Cutis suis-Injeel D200*), wiederum 15 × kräftig schütteln und danach injizieren (i.m., s.c. oder i.c.).
- **Stufe 4:** Vorgehen wie bei vorangegangenen Stufen, als Amp. werden verwendet: Histamin D200 Injeel und *Acidum formicicum D200-Injeel*

Eine **Zusatztherapie** wie unter „Eigenblutinjektion" ist sinnvoll.

> Die Injektionsintervalle sollten mindestens 4–5 Tage betragen, um dem Körper die Möglichkeit der Reaktion zu geben. Später werden die Wiederholungsinjektionen in noch größeren Zeitabständen durchgeführt. Ausschlaggebend sind auch hier das Krankheitsbild und die Reaktionslage des Patienten.

Prurigo simplex subacuta

Meist im 4.–7. Lebensjahrzehnt auftretende schubweise, über Monate bis Jahre verlaufende Dermatose, die sich an den Extremitätenstreckseiten, am Stamm, Gesäß, selten im Gesicht manifestiert. Es bilden sich juckende Papulovesikel mit urtikariellem Hof, Exkoriationen mit hämorrhagischer Kruste im Zentrum und oberflächlichen, leicht pigmentierten Närbchen.

Typisch für die Erkrankung ist die Juckreizanamnese, d.h. die Primäreffloreszenz wird zerkratzt, bis sie blutet, damit der quälende Juckreiz aufhört. Die unterschiedlichen Formen der Eigenbluttherapie sind hier sehr hilfreich. Insbesondere hilft sie den unangenehmen Juckreiz zu mildern.

Eigenblutinjektion: Basistherapie

- 1. Wo. (3 ×/Wo.) i.m.-Inj.: 0,5 ml Nativblut + 1 Amp. *Acirufan*®, nach der Blutentnahme Infusion von 7,5 g *Pascorbin*®
- 2. Wo. (2 ×/Wo.) i.m.-Inj.: 0,5 ml Nativblut + 1 Amp. *Acirufan*®, nach der Blutentnahme Infusion von 7,5 g *Pascorbin*,
- 3. Wo. (2 ×/Wo.) i.m.-Inj.: 1,0 ml Nativblut + 1 Amp. *Acirufan*®, nach der Blutentnahme Infusion von 15 g *Pascorbin*®
- 4. Wo. (2 ×/Wo.) i.m.-Inj.: 1,5 ml Nativblut + 1 Amp. *Acirufan*®, nach der Blutentnahme Infusion von 15 g *Pascorbin*®
- 5. Wo. (2 ×/Wo.) i.m.-Inj.: 2,0 ml Nativblut + 1 Amp. *Acirufan*®, nach der Blutentnahme Infusion von 15 g *Pascorbin*®

Eine **Zusatztherapie** ist angebracht (➤ Prurigo simplex chronica).

Eigenblutinjektion mit hämolysiertem Eigenblut

Nativblut und *Acirufan*® ca. 1 Min. lang durchmischen, erst danach erfolgt die Inj.

- 1.–2. Wo. (3 ×/Wo.) i.m.-Inj.: 0,5 ml Nativblut + 1 Amp. *Acirufan*®
- 3.–5. Wo. (2 ×/Wo.) i.m.-Inj.: 0,5 ml Nativblut + 1 Amp. *Acirufan*®

Eine **Zusatztherapie** ist angebracht (➤ Prurigo simplex chronica).

Auto-Sanguis-Stufentherapie nach Reckeweg

Die fachgerechte Anwendung dieser Form der Eigenbluttherapie ruft eine intensive Anregung der Körperentgiftung hervor, sie wirkt zudem antiphlogistisch und stabilisierend auf die Zellmembran. Zur Durchführung ➤ Prurigo simplex chronica.

4.18.6 Allergische Erkrankungen und atopischer Formenkreis

Atopisches Ekzem

Die chronisch-rezidivierende, entzündliche Hauterkrankung, die ca. 4% der Bevölkerung betrifft, tritt im Rahmen der Atopie auf. Es besteht ein polygener Vererbungsmechanismus. Bislang sind keine eindeutigen Ursachen nachgewiesen, es liegt eine erhöhte Neigung zu allergischen Typ-I-Reaktionen vor. Die Hautveränderungen können durch direkten Kontakt mit Allergenen (z.B. Hausstaubmilben oder Pollen) ausgelöst werden. Wichtigster Mechanismus in der Entstehung von Hautveränderungen: Kratzen des Patienten (auch psychische Einflüsse).

Die Erkrankung beginnt meist in den ersten zwei Lebensjahren, v.a. nach dem 3. Lebensmonat und bessert sich meist in der Pubertät, es gibt jedoch auch den langfristig rezidivierenden Verlauf.

- **Symptome** nach Lebensalter: Abhängig vom Lebensalter; vielfältige Verlaufsformen möglich:
  – Kleinkinder (bis 2 J.): akut nässende und verkrustende Hautveränderungen (Rötung, Bläschenbildung, Erosionen) v.a. im Gesicht, Bauch
  – Kinder/Jugendliche: subakute bis chronische Hautveränderungen (Rötung, Licheninfizierung, Rhagaden), v.a. an Ellenbeugen und Kniekehlen (Beugenekzem)
  – Erwachsene: Hautveränderungen (➤ oben) treten auch an Gesicht, Hals, oberem Stammbereich und Handrücken auf. Als spezielle Verlaufsform treten bei der sog. „Prurigoform" durch Kratzen hervorgerufene (Prurigo-)Knötchen auf.

- **Weitere Symptome:**
  - Alle Altersgruppen: starker Juckreiz und Trockenheit der Haut, meist mit ausgeprägten Kratzeffekten
  - Weitere Symptome: U.a. Hertoghe-Zeichen (Ausfall der seitlichen Augenbrauen), evtl. Haarausfall durch Kratzen, zusätzliche Unterlidfalte, weißer Dermographismus.

Häufig findet man bei diesen Patienten zudem Hepato- bzw. Cholezystopathien sowie Verdauungsstörungen mit und ohne Obstipation.

Hansen und *Bronzi* stellten unabhängig voneinander fest, dass Eigenblutinj. in den meisten Fällen die Alkalireserve und den pH-Wert des Bluts erhöhen und begründeten damit die gute Wirksamkeit des Eigenblutbehandlung bei chronischem Ekzem, vornehmlich der Neurodermitis. Entscheidend ist die richtige Dosierung: Angepasst an den Zustand des Patienten – es gibt kein allgemeingültiges Injektionsschema – muss einschleichend dosiert werden, um Überempfindlichkeitsreaktionen oder starke Erstverschlimmerungen zu vermeiden. Möglicherweise muss die zuerst verabfolgte Dosierung auch für die nächste Inj. beibehalten werden und eine langsame Steigerung der Eigenblutmenge erfolgen.

Da nicht selten psychische Belastungen und Konfliktsituationen das Hautgeschehen ungünstig beeinflussen, ist in manchen Fällen eine psychotherapeutische Behandlung angezeigt. Zudem sollte eine Ernährungsumstellung vorgenommen werden: Fette sind erheblich zu reduzieren, Kuhmilch einschließlich Kuhmilchprodukte zu meiden (evtl. durch Ziegenmilch oder Mandelmilch ersetzen).

Verzichtet werden sollte zudem auf stärkere körperliche Anstrengungen, Aufenthalt in überhitzten Räumen, heiße Bäder, plötzliche Abkühlung, Tragen wollener Kleidung.

Potenziertes Eigenblut für Kinder

Die potenzierte Eigenblutbehandlung bewirkt eine Reduzierung von der hyperergischen zur normergischen Reaktion. Gemäß dem Grundsatz „im akuten Stadium öfters geben und im chronischen Stadium seltener verabreichen" wird die potenzierte Eigenbluttherapie durchgeführt.

Basistherapie

Verabreicht werden jeweils 5 Tr. auf die Zunge. Dauer der Therapie: 6 Wo.
- 1 ×/Wo.: C7 Potenz
- 1 ×/Wo.: C9 Potenz
- 1 ×/Wo.: C10 Potenz
- 1 ×/Wo.: C12 Potenz

Zusatztherapie
- **Medikamentöse Basistherapie** (für 3 bis 6 Monate): *Sankombi® D5:* 1 × tgl. 5–10 Tr. vor einer Mahlzeit, *Synerga®:* 3 × tgl. 1 TL voll mit Flüssigkeit v.d. Essen, *Neythymun®:* 3 × tgl. 5–15 Tr.
- **Äußere Anwendungen:**
  - Kleiebad: Badetemperatur 33–35°C, Badedauer 15–20 Min. Durch den Zusatz alkalischer Substanzen wie z.B. Kaiser Natron oder Borax wird die entzündungshemmende und juckreizstillende Wirkung der Kleie deutlich verstärkt.
  - Hand- und Fußbäder mit *Töpfer Kleiebad*, 2 × tgl. 15 Min.
  - Kalte, feuchte Umschläge: in der akuten Phase mit nässenden, hochentzündlichen Erscheinungen und bei Juckkrisen (➤ Kasten)
  - Lotionen, Salben und Cremes (➤ Kasten)
  - Nachbehandlung: Die sebostatische Haut neigt zur Austrocknung und Irritation. Zu häufiges Baden oder Duschen unter Verwendung alkalischer Seifen ist später zu vermeiden. Stattdessen sollen Badezusätze wie z.B. *Balneum Hermal® F, Ölbad Cordes®* dem Badewasser zugefügt werden. Auch das sog. Kleopatrabad (¼ l Milch mit 2 EL Olivenöl vermischen und dem Badewasser zufügen) wird als sehr wohltuend und angenehm empfunden. Schaum- oder Duftbäder jeglicher Art sollten vermieden werden.

> **PRAXISTIPP**
> **Äußere Anwendungen: Umschläge, Salben und Cremes**
> **Umschläge (Zusätze):**
> Für feuchte Umschläge während der akuten Phase können folgende Zusätze verwendet werden
> - Physiologische Kochsalzlösung
> - *Chinosol®* (1 Tbl. 0,5 g auf 1 l abgekochtes Wasser) in ¼-stdl. Abständen wechseln, später in ½-stdl. Abständen bis die Haut abgetrocknet ist
> - *Magnesium sulfuricum* (8 TL auf 1 l abgekochtes Wasser)
> - Teerezeptur: Malvae flos (75.0), Tormentillae rhizoma (25.0). M. f. spec. D. S. 2 EL auf 1 l Wasser als Abkochung, abkühlen lassen (nach F. Weis)
>
> **Umschläge (Applikation):**
> - Feuchte Verbände (von Flüssigkeit völlig durchfeuchtete Frottiertücher) bei umschriebenen Veränderungen
> - Offene Verbände mit Kompressen: um besonders ausgeprägte, reinigende und kühlende Wirkung zu erzielen, z.B. bei sehr akuten Prozessen
>
> **Salben und Cremes:**
> - Die äußere Behandlung mit Lotionen, Salben oder Cremes ist individuell auf die Verträglichkeit des Patienten abzustimmen: Einige tolerieren normal fettende Cremegrundlagen ausgezeichnet, andere bevorzugen fettige oder überfettete Salbengrundlagen. Zur Anfangsbehandlung haben sich Salben mit entzündungshemmenden Charakter bewährt, wie z.B. Halicar® Salbe oder Halicar® Creme, Cefabene® Salbe oder Capsoft® Salbe
> - Zinköl: über Nacht befallenen Stellen damit einreiben

Eigenblutinjektion

Die Eigenblutbehandlung des endogenen Ekzems verdient Beachtung. Da die richtige Dosierung über Erfolg oder Misserfolg entscheidet, sollten die ersten Eigenblutinj. sehr gering dosiert sein, nicht selten ist eine einschleichende Dosierung notwendig.

Basistherapie ohne Medikamentenzusätze
Die Eigenblutinj. werden in langsam ansteigenden Dosierungen ohne Medikamentenzusätze injiziert:
- Tgl. ansteigend i.c.-Inj.: 0,1; 0,2; 0,3; 0,4; 0,5 ml Nativblut als Quaddel
- 3-tägig ansteigend s.c.-Inj.: 0,6; 0,7; 0,8; 0,9; 1,0 ml Nativblut
- 5-tägig ansteigend i.m.-Inj.: 1,0; 1,5; 2,0; 2,5; 3,0 ml Nativblut
- Alle 10 Tage i.m.-Inj.: 3,0 ml Nativblut
- Alle 20 Tage i.m.-Inj.: 5,0 ml Nativblut

Basistherapie mit Medikamentenzusätzen
Bei sehr empfindlich reagierenden Patienten kann das Blut durch destilliertes Wasser (Ampuwa®) verdünnt werden z.B.:
- 1. i.m.-Inj.: 0,2 ml Nativblut + 0,8 ml *Ampuwa®*
- 2. i.m.-Inj.: 0,3 ml Nativblut + 0,7 ml *Ampuwa®*
- 3. i.m.-Inj.: 0,4 ml Nativblut + 0,6 ml *Ampuwa®*
- 4. i.m.-Inj.: 0,5 ml Nativblut + 0,5 ml *Ampuwa®*
- 5. i.m.-Inj.: 0,6 ml Nativblut + 0,4 ml *Ampuwa®*
- 6. i.m.-Inj.: 0,7 ml Nativblut + 0,3 ml *Ampuwa®*
- 7. i.m.-Inj.: 0,8 ml Nativblut + 0,2 ml *Ampuwa®*
- 8. i.m.-Inj.: 0,9 ml Nativblut + 0,1 ml *Ampuwa®*

Erfahrungsgemäß werden die Inj. 2–3 ×/Wo. i.m. verabfolgt. Die Injektionsintervalle hängen von der Reaktionsweise des Patienten ab.

Basistherapie: Quaddelungen
Ruge und auch *Haferkamp* verabreichten bei jeglichen Ekzemen zunächst die i.c.-Inj. mit Eigenblut über die Haut verteilt, erst später wurden auch i.m.-Inj. verabfolgt. Beide Autoren waren der Meinung, dass durch die Quaddelung eine besondere Umstimmung der Haut zu erzielen sei. Heutzutage muss davon ausgegangen werden, dass nicht nur das Eigenblut allein, sondern vielmehr die in der Haut liegenden immunisatorischen (Stachelschicht) oder reflektorischen Momente eine wichtige Rolle spielen. Der hier mehrfach gesetzte Reiz durch 6 bis 8 intrakutane Quaddelungen verschlimmert zunächst die Hauterscheinung, um dann letztendlich abzuheilen.

Behandlungsbeispiel
- i.c.-Inj. (intrakutane Quaddeln): 6–8 Eigenblutquaddeln über die betroffenen Hautstellen; 2 Inj. im Abstand von 2–3 Tagen.
- i.c.-Inj. (intrakutane Quaddeln): 6–8 Eigenblutquaddeln über die betroffenen Hautstellen sowie i.m.-Inj. mit 3 ml Nativblut; je 2 Inj. im Abstand von 2–3 Tagen

Zusatztherapie für alle Basistherapien
Die medikamentöse Therapie wird für 3–6 Monate durchgeführt:
- *Synerga®*: 3 × tgl. 1 TL voll mit Flüssigkeit v.d. Essen

- *Neythymun®*: 3 × tgl. 5–15 Tr.
- *Utilin®*: Mo.1 Kps. (nüchtern) und 3 Std. nüchtern bleiben, später wird anstelle von Utilin® Utilin® „S" über mehrere Monate eingesetzt
- *Latensin® Kps. schwach* Fr. 1 Kps. (nüchtern) und 3 Std. nüchtern bleiben

Eigenblutinjektion mit hämolysiertem Eigenblut

- Nativblut und *Ampuwa®* ca. 1 Min. lang durchmischen, erst danach erfolgt die Inj.
- 1. Wo. (3 ×/Wo.) i.m.-Inj.: 2,0 ml Nativblut + 0,5 ml *Ampuwa®*
- 2.–6. Wo. (2 ×/Wo.) i.m.-Inj.: 2,0 ml Nativblut + 0,5 ml *Ampuwa®*

Eine **Zusatztherapie** (➤ Eigenblutinjektion oben) ist sinnvoll.

Urtikaria

Syn. Nesselsucht. Die Entzündungsreaktion der Haut geht einher mit der Bildung von umschriebenen, flüchtigen Schwellungen (Urtica = Brennnessel). Die akute Verlaufsform (Dauer: < 6 Wo.) wird meist ausgelöst durch exogene Noxen, die chronische Verlaufsform (Dauer > 6 Wo.) durch endogene Noxen. Ursachen sind: Freisetzung von Mediatoren aus Mastzellen bei allergischer Typ-I-Reaktion oder nichtallergischer Reaktion auf Nahrungsmittel, Additiva, Medikamente (z.B. Opiate, Rö-KM, Muskelrelaxanzien, NSAR), physikalische Auslöser (z.B. Kälte, Druck, Licht).

Symptome:
- Umschriebene, flüchtige Erhabenheiten der Haut, rötlich, oft mit zentraler Abblassung. Zudem besteht erheblicher Juckreiz!
- Auch tiefer gelegene Schwellungen (Angioödem bzw. Quincke-Ödem): Schwerpunkt in der Subkutis, Komplikation: Glottisödem!
- Mögliche systemische Beteiligung: Magen-Darm-Beschwerden, Flush, Asthma, Kopfschmerz, selten auch anaphylaktischer Schock.

Zunächst müssen die auslösenden Noxen eliminiert werden. Insbesondere bei chronischer Urtikaria ist die Mitbehandlung von Magen, Darm und Leber zwingend, um einen evtl. bestehenden Fokus auszuschalten.

Bei allen Formen der akuten und chronischen Urtikaria haben sich Eigenblutinj. bewährt. Darauf haben bereits *Tenckhoff, Balyat, Busquet* hingewiesen, die bei zahlreichen Patienten die Eigenblutinj. der Calciumtherapie vorzogen.

Eigenblutinjektion

Basistherapie: Akute Urtikaria
- 1. Tag – i.m.-Inj.: 3,0 ml Nativblut
- 2. und 3. Tag – i.m.-Inj.: 5,0 ml Nativblut

Basistherapie: Chronische Urtikaria
- 1., 3. und 5. Tag – i.m.-Inj.: 2,0 ml Nativblut + 1 Amp. *Acirufan®* oder 1 Amp. *Colibiogen*
- Weitere Inj. 2 ×/Wo. bis zur Besserung des Zustandes.

Neben den aufgeführten Amp. haben sich auch *Cardiospermum D4* Amp. oder *Histamin D30* Amp. zur Eigenblutmischung für die Behandlung der chronischen Urtikaria bewährt.

Zusatztherapie: akute und chronische Urtikaria
- *Apis D6*: 3 × tgl. 20 Tr. mit etwas Flüssigkeit n.d. Essen, *Synerga®*: 4 × tgl. 2 TL mit Flüssigkeit verdünnt v.d. Essen
- *Kalziumascorbat*: 2 TL über den Tag verteilt

Eigenblutinjektion mit hämolysiertem Eigenblut

Akute Urtikaria

Nativblut und *Ampuwa®* ca. 1 Min. lang durchmischen, erst danach erfolgt die Inj.
- 1. Wo. (3 ×/Wo.) i.m.-Inj.: 2,0 ml Nativblut + 0,5 ml *Ampuwa®*
- 2.–6. Wo. (2 ×/Wo.) i.m.-Inj.: 2,0 ml Nativblut + 0,5 ml *Ampuwa®*

Eine **Zusatztherapie** ist sinnvoll (➤ Eigenblutinjektion).

Chronische Urtikaria

Nativblut und *Ampuwa®* ca. 1 Min. lang durchmischen, erst danach erfolgt die Inj.

- 1. Wo. (3 ×/Wo.) i.m.-Inj.: 2,0 ml Nativblut + 0,5 ml *Ampuwa*®
- 2.–6. Wo. (2 ×/Wo.) i.m.-Inj.: 2,0 ml Nativblut + 0,5 ml *Ampuwa*®

Eine **Zusatztherapie** ist sinnvoll (➤ Eigenblutinjektion).

Quincke-Ödem

Die akute allergische Reaktion v.a. auf Medikamente (Penicillinderivate, Lokalanästhetika, Insulin), aber auch auf Nahrungsmittelzusatzstoffe und eiweißhaltige Nahrungsmittel geht oft einher mit flüchtiger oft massiver Schwellungen der Subkutis (meist Lippen und Lidregion), seltener der Zunge und anderer Organe. Durch Ausbildung eines Larynxödems kann Erstickung drohen. Es besteht kein Juckreiz.

ACHTUNG
Ein akutes Quincke-Ödem muss u.a. mit Glukokortikoiden behandelt werden. Die Eigenblutbehandlung wird eingesetzt, um Rezidive zu vermeiden.

Eigenblutinjektion: Basistherapie

Koschade behandelte eine Unzahl von Urtikariafällen und Quincke-Ödem ausschließlich mit Eigenblut. Er konnte immer wieder beobachten, dass nach 1, 2 oder 6 Inj. von 2–5 ml Nativblut s.c. verabfolgt eine Ausheilung erfolgte.
- 1. Wo. (3 ×/Wo.) i.m.-Inj.: 0,5 ml Nativblut + 1 Amp. *Acirufan*® oder *Colibiogen*®
- 2.–4. Wo. (2 ×/Wo.) i.m.-Inj.: 0,5 ml Nativblut + 1 Amp. *Acirufan*® oder *Colibiogen*®
- 5.–6. Wo. (1 ×/Wo) i.m.-Inj.: 0,5 ml Nativblut + 1 Amp. *Acirufan*® oder *Colibiogen*®

Zusatztherapie

- *Synerga*®: 4 × tgl. 2 TL mit Flüssigkeit verdünnt v.d. Essen
- *Kalziumascorbat*: 2 TL über den Tag verteilt

Kontaktekzem

Die vorwiegend epidermale Entzündungsreaktion entwickelt sich durch Kontakt mit toxischen Substanzen (Säuren, Laugen, Detergenzien, Reinigungsmittel, zu häufiges Waschen) oder Allergenen, i.d.R. 24–72 Std. nach Allergenkontakt. Prädisponierte Berufsgruppen sind Friseure, Maurer und Maler. In 75% d.F. liegt ein toxisches Kontaktekzem vor.

Symptome:
- Juckreiz, je nach auslösendem Agens steht eine allergische (allergisches Kontaktekzem: gerötete Haut mit Bläschen, zunächst nässend, später verkrustend und schuppend) oder toxische Reaktion (toxisches Kontaktekzem: Rötung und Schuppung, i.d.R. keine Blasen) im Vordergrund.
- Bei chronischem Verlauf durch wiederholte Exposition treten durch langfristiges Kratzen bedingte Veränderungen auf: Exkoriationen, Lichenifikation (vergröberte Hautlinien, Hautverdickung), ferner Schuppung und Rhagaden.

Allergisches Kontaktekzem

Zunächst sind die auslösende Noxen zu ermitteln und auszuschalten. Die Eigenbluttherapie, in ihren unterschiedlichen Anwendungsmethoden, ist hier ein sehr wertvolles Therapeutikum, um eine schnelle Besserung von Juckreiz und Allgemeinsymptomen zu erzielen.

Eigenblutinjektionen: Basistherapie
- 1. Wo. (3 ×/Wo.) i.m.-Inj.: 0,5 ml Nativblut + 1 Amp. *Allergie-Injektopas*® oder 1 Amp. *Colibiogen*®
- 2.–4. Wo. (2 ×/Wo.) Inj. wie 1. Wo.
- 5.–6. Wo. (1 ×/Wo.) Inj. wie 1. Wo.

Zusatztherapie
- *Synerga*®: 3 × tgl. 2 TL mit Wasser verdünnt v.d. Essen
- *Kalziumascorbat*: 2 TL über den Tag verteilt mit Flüssigkeit verdünnt
- *Pascallerg*®: 4 × tgl. 2 Tbl. n.d. Essen

Eigenblutinjektion mit hämolysiertem Eigenblut
Neben den entzündlichen Hauterkrankungen sind es v.a. die allergischen Dermatosen, die sehr gut auf die Verabreichung von hämolysiertem Eigenblut ansprechen.

Nativblut und *Ampuwa*® ca. 1 Min. lang durchmischen, erst danach erfolgt die Inj.
- 1. Wo. (4 ×/Wo.) i.m.-Inj.: 2,0 ml Nativblut + 0,5 ml *Ampuwa*®
- 2. Wo. (3 ×/Wo.) i.m.-Inj.: 2,0 ml Nativblut + 0,5 ml *Ampuwa*®

Eine **Zusatztherapie** ist sinnvoll (oben: Eigenblutinjektion)

Toxisches Kontaktekzem

Eigenblutinjektion: Basistherapie
Die geschädigte Hautflora wird durch die Eigenbluttherapie günstig beeinflusst, so dass sich die Überempfindlichkeit gegenüber Noxen zurückbildet. Die Eigenblutinj. werden in langsam ansteigenden Dosierungen ohne Medikamentenzusätze injiziert: Allerdings sollte der Patient zusätzlich neben der Eigenblutbehandlung 1 ×/Wo. 7,5 g *Pascorbin*® infundiert werden.
- Tgl. ansteigend i.c.-Inj.: 0,1; 0,2; 0,3; 0,4; 0,5 ml Nativblut als Quaddel
- 3-tägig ansteigend s.c.-Inj.: 0,6; 0,7; 0,8; 0,9; 1,0 ml Nativblut
- 5-tägig ansteigend i.m.-Inj.: 1,0; 1,5; 2,0; 2,5; 3,0 ml Nativblut
- Alle 10 Tage – i.m.-Inj.: 3,0 ml Nativblut
- Alle 20 Tage – i.m.-Inj.: 5,0 ml Nativblut

Zusatztherapie
- **Medikamentöse Therapie:** *Hepar-Pasc:* 3 × tgl. 1 Tbl., *Cistus Similiaplex N:* 3 × tgl. 20 Tr. mit etwas Flüssigkeit, *Viola tricolor Similiaplex:* 3 × tgl. 20 Tr. mit etwas Flüssigkeit
- **Äußere Anwendungen:** *Halicar*® Salbe: 3 × tgl. auftragen im Wechsel mit *Sanuvis*® D1 Salbe

> **PRAXISTIPP**
> **Empfehlungen für den Patienten**
> - **Händewaschen:** Hände grundsätzlich nur mit lauwarmen Wasser und ausschließlich mit Baby Seife waschen, nach jedem Waschen sehr gut abtrocknen
> - **Meiden möglicher Noxen:** Direkten Kontakt meiden mit Möbelpolituren, Schuhcreme, Bohnerwachs, Autopolituren, Lösungsmitteln (Nitroverdünner, Terpentin, Benzin, Alkohol, Tetrachlorkohlenstoff, Aceton), starken Reinigungsmitteln wie z.B. Toilettenreinigern, Rohrfrei, Desinfektionsmitteln
> - **Schutz der Hände:** Handschuhe verwenden; unter Gummihandschuhen dünne Stoffhandschuhe tragen oder nur Plastikhandschuhe verwenden.

Eigenblutinjektion mit hämolysiertem Eigenblut
Nativblut und *Ampuwa*® ca. 1 Min. lang durchmischen, erst danach erfolgt die Inj.
- 1. Wo. (3 ×/Wo.) i.m.-Inj.: 2,0 ml Nativblut + 0,5 ml *Ampuwa*®
- 2. Wo. (2 ×/Wo.) .m.-Inj.: 2,0 ml Nativblut + 0,5 ml *Ampuwa*®

Zusatztherapie und **Empfehlungen** für den Patienten „➤ Eigenblutinjektion".

Dyshidrotisches Ekzem

Die chronisch-rezidivierende mit Bläschenbildung einhergehende, entzündliche Hauterkrankung wird meist durch eine Kontaktallergie verursacht. Evtl. liegt auch eine atopische Dermatitis, immunologische Reaktionen auf Mykosen zugrunde. Es tritt bevorzugt während der warmen Jahreszeit auf.

Symptome: sargoartige, juckende Bläschen und Pusteln oder Sekundäreffloreszenzen an den Fußsohlen und insbesondere an den Handtellern, evtl. liegt ein symmetrischer Befall vor. Durch den intensiven Juckreiz besteht die Gefahr der Verbreitung und Rezidivneigung.

Eigenblutinjektion: Basistherapie

Als Umstimmungsmaßnahme ist die Behandlung mit Eigenblut effizient. Die Eigenblutinj. werden in langsam ansteigenden Dosierungen ohne Medikamentenzusätze injiziert:

Den Eigenblutinj. werden keinerlei Ampullenpräparate hinzugefügt.
- Tgl. ansteigend i.c.-Inj.: 0,1; 0,2; 0,3; 0,4; 0,5 ml Nativblut als Quaddel
- 3-tägig ansteigend s.c.-Inj.: 0,6; 0,7; 0,8; 0,9; 1,0 ml Nativblut
- 5-tägig ansteigend i.m.-Inj.: 1,0; 1,5; 2,0; 2,5; 3,0 ml Nativblut
- Alle 10 Tage – i.m.-Inj.: 3,0 ml Nativblut
- Alle 20 Tage – i.m.-Inj.: 5,0 ml Nativblut

Zusatztherapie

- **Medikamentöse Therapie**
  - *Hepar-Pasc:* 3 × tgl. 1 Tbl. n.d. Essen
  - *Phönix-Entgiftungstherapie* (4.4.4): um möglicherweise Darmallergene als auslösende Ursache zu vermeiden, erfolgt eine Darm- und Stoffwechselsanierung
  - Bei wasserklaren Bläschen mit Neigung zur Pustelbildung: *Rhus toxicodendron D12* Dil., 2 × tgl. 5 Tr.
  - Bei mit Flüssigkeit gefüllten, krustenbildenden Bläschen, starkem Juckreiz und brennenden Schmerzen: *Mezereum D6*, 2 × tgl. 5 Tr.
  - Kleine Bläschen mit Eiterungstendenz und extremem Juckreiz und starker Schweißbildung: *Psorinum-Nosode D30*, 1 ×/Wo. 5 Globuli oder seltener
- **Äußere Anwendungen:** gerbende Hand- oder Fußbäder mit Eichenrinde oder *Tannolact®* Pulver. Salben können versuchsweise appliziert werden (z.B. *Sanuvis® D1 Salbe, Halicar® Salbe, Tannolact® Salbe* oder *Calmurid® Creme*)

4.18.7 Seborrhoisches Ekzem

Das Ekzem ungeklärter Ursache tritt insbesondere beim konstitutionellen Seborrhoiker auf. Es entwickeln sich unscharf begrenzte Erytheme, v.a. am behaarten Kopf, im Gesicht und Brust- und Rückenbereich. Die auslösenden Ursachen sind weitgehend unbekannt.

Die Erkrankung ist langwierig und erfordert von Seiten des Patienten und auch des Behandlers Geduld. Die Eigenblutbehandlung hilft v.a. beim chronischen oft therapieresistenten Ekzem, Heilungsprozesse wieder in Gang zu setzen. Bereits *Spiethoff* konnte diese Beobachtung an einer Vielzahl von Patienten mit chronischen Ekzemen beobachten.

Potenziertes Eigenblut für Kinder

Gemäß dem Grundsatz „im akuten Stadium öfters geben und im chronischen Stadium seltener verabreichen" wird die potenzierte Eigenbluttherapie durchgeführt.

Verabreicht werden jeweils 5 Tr. auf die Zunge. Dauer der Therapie: 6 Wo.
- 1 ×/Wo.: C7 Potenz
- 1 ×/Wo.: C9 Potenz
- 1 ×/Wo.: C10 Potenz
- 1 ×/Wo.: C12 Potenz

Eigenblutinjektion

Oft ist zu beobachten, dass durch die Eigenblutbehandlung die Applikation von Salben und Pasten viel deutlicher und intensiver anspricht. Zudem werden v.a. bei großflächiger Verbreitung der Juckreiz gelindert und Heilungsprozesse beschleunigt. Bei bereits ausgeschöpften Behandlungsmethoden kann durch eine fachgerechte Eigenblutbehandlung zumindest eine Linderung der Beschwerden erreicht werden. Zur Vermeidung aggressiver und unangenehmer Erstverschlimmerungen hat sich das von *Haferkamp* empfohlene Injektionsschema vortrefflich bewährt.

Basistherapie

Die Eigenblutinj. werden in langsam ansteigenden Dosierungen ohne Medikamentenzusätze injiziert:
- Tgl. ansteigend i.c.-Inj.: 0,1; 0,2; 0,3; 0,4; 0,5 ml Nativblut als Quaddel
- 3-tägig ansteigend s.c.-Inj.: 0,6; 0,7; 0,8; 0,9; 1,0 ml Nativblut
- 5-tägig ansteigend i.m.-Inj.: 1,0; 1,5; 2,0; 2,5; 3,0 ml Nativblut
- Alle 10 Tage – i.m.-Inj.: 3,0 ml Nativblut
- Alle 20 Tage – i.m.-Inj.: 5,0 ml Nativblut

Zusatztherapie
- **Medikamentöse Therapie:**
  - *Hepar-Pasc:* 3 × tgl. 1 Tbl., *Viola tricolor Similiaplex:* 3 × tgl. 20 Tr. mit etwas Flüssigkeit einnehmen
  - *Latensin®schwach:* Mo. 1 Kps. (nüchtern) und 3 Std. nüchtern bleiben
  - *Sanuvis®:* 3 × tgl. 60 Tr. mit ½ Glas Wasser verdünnt einnehmen
- **Ernährungstherapie:** Jeder Ekzematiker ist reizarm und entquellend zu ernähren. Fastentage und eine sich anschließende Rohkosternährung tragen zum Erfolg bei. Am ersten Fastentag wird der Darm durch die Einnahme von Magnesium sulfur. (20 g auf ½ Glas Wasser morgens nüchtern getrunken) gründlich entleert (zur Ernährungsumstellung ➤ Literaturverzeichnis). Alkohol, v.a. Cognac (verursacht Skrotalpruritus), Obstwässer, starker Kaffee (Afterjuckreiz) oder Tee und reichlicher Nikotinkonsum, Süßigkeiten und Zitrusfrüchte sind zunächst nicht erlaubt, da diese Reizstoffe nicht selten Juckkrisen auslösen oder unterhalten.
- **Lebensführung:**
  - Ekzempatienten brauchen Ruhe, denn innere Konflikte haben großen Anteil an der Erkrankung. Der Patient muss insbesondere lernen – sein Leben ist meist mit vielen unwesentlichen Dingen belastet – das Wesentliche vom Unwesentlichen zu unterscheiden.
  - Klimawechsel ist oft sinnvoll, wobei See- oder Höhenklima über 1500 m häufig erscheinungsfrei machen.
  - Weichspüler und Waschmittel mit starken Aufhellern sind zu meiden.
- **Äußere Anwendungen (Bäder oder Ganzwaschungen):** Bäder (max. Badetemperatur 30°C) oder Ganzwaschungen stillen v.a. den unangenehmen Juckreiz. Zusätze von Zinnkraut oder Eichenrinde können beigefügt werden. Besonders angenehm werden Kleiebäder empfunden, wie z.B. *Töpfer® Kleie Hautbad, Silvapin® Weizenkleie-Extrakt*. Häufiges Baden kann trotz rückfettender Substanzen zur Hautaustrocknung führen: Die Zugabe von ¼ l Milch und 2 EL Olivenöl vermeidet bei häufigem Baden, dass die Haut rau wird. Nach solch einem Bad muss die Haut im Bett „nachtrocknen" und darf nicht eingefettet werden.

4.18.8 Akneartige Hauterkrankungen

Akne vulgaris

Die entzündliche Erkrankung des Haarfollikel-Talgdrüsen-Komplexes tritt bevorzugt in der Pubertät auf. Sie wird verursacht durch Androgene, die Talgdrüsen stimulieren oder durch einen Stau von Talg- und Hornmaterial, der das Wachstum von Propionibacterium acnes begünstigt (follikuläre Hyperkeratose). Symptome sind kleine, oberflächliche Zysten (Komedonen, „Mitessern"), Papeln und Pusteln, in schweren Fällen größere Zysten, Knoten und Abszesse, die unter Narbenbildung abheilen (Acne conglobata). Betroffen sind v.a. talgdrüsenreiche Gebiete, d.h. Gesicht, Rücken, Dekolleté, Schultern.

Möglicherweise tritt eine Verschlimmerung bei Genuss fettreicher Nahrungsmittel (z.B. Schokolade) sowie im Frühjahr und Herbst auf. Auffallend ist, dass bei vielen Aknepatienten Störungen im Magen-Darm-Kanal vorliegen.

Eigenblutinjektion

Die Eigenbluttherapie wurde trotz wechselhafter Erfolge bei Akne vulgaris immer wieder angewendet: Während die am Rücken lokalisierte Akne durch intrakutane und intramuskuläre Eigenblutinj. gut beeinflusst werden kann, sind die Ergebnisse im Gesichtsbereich nicht immer zufriedenstellend. Möglicherweise werden die teilweise auftretenden Misserfolge auch durch undiszipliniertes Verhalten des Patienten (Ernährung, Trinkgewohnheiten, Medikamenteneinnahme und Hautpflege) mitbedingt.

Basistherapie
- 1. Wo. (3 ×/Wo.) i.m.-Inj.: 0,5 ml Nativblut + 1 Amp. *Pascoleucyn-Injektopas* + 1 ×/Wo. i.m.-Inj.: 1 Amp. *Latensin®*
- 2.–4. Wo. (2 ×/Wo.) Inj. wie 1. Wo.
- 5.–7. Wo. (1 ×/Wo.) Inj. wie 1. Wo.

Zusatztherapie
Die Erfahrungen haben deutlich gezeigt, dass nach vorausgegangener Mesenchymentschlackung und Stoffwechselaktivierung die nachfolgenden Behand-

lungsmethoden wesentlich besser und wirkungsvoll zum Tragen kommen.
- **1. Phase**: Phönix-Entgiftungstherapie (➤ Kap. 4.4.4)
- **2. Phase** (10 Tage lang):
  – *Sulfur Oligoplex* oder *Sulfur colloid. D6–D4:* 3 × tgl. 1 Tbl. im Mund zergehen lassen *Euphorbia Oligoplex:* 3 × tgl. 15 Tr. auf 1 EL Wasser geben und v.d. Essen oder *Ichthyolum D2–D1:* 3 × tgl. 5 Tr. mit etwas Wasser
  – *Levurinetten®N:* 2 × tgl. 12 Stück über 3 Mon.
- **Bei prämenstrueller Verschlimmerung:** *Agnolyt®*, 1 × tgl. 60 Tr. morgens nüchtern (evtl. auch bei jungen Männern günstige Wirkung)

Pflege
- Keine fetten Salben, sondern Lotionen, wie z.B. *Aknichthol® N Lotio* oder *Jaikal® Akne-Lotion*, verwenden
- Haut nicht zu stark entfetten, da sonst die Talgsekretion angeregt wird
- Zur milden Entfettung der Haut Kernseife, alkoholische Lösungen oder Syndets, wie z.B. *Satina, Eubos,* verwenden.

Allgemeinmaßnahmen
- Viel Bewegung an frischer Luft und auf ausreichende Flüssigkeitszufuhr achten.
- Eier, Süßigkeiten, Schweinefleisch, Kuchen, Schlagsahne, stark gebratene Nahrungsmittel, Soßen, Mayonnaise, jodierte Salze, Nüsse und alle Käsesorten sind vorübergehend zu meiden.
- Gemüse, Salate und Früchte sind zu bevorzugen. zu Bei ausgeprägter Akne ist eine vegetabile Vollrohkost vorübergehend notwendig.

Eigenblutinjektion mit hämolysiertem Eigenblut

Durch die hämolysierte Eigenbluttherapie treten bei Akne vulgaris innerhalb kürzester Zeit deutliche Besserungen ein.
Nativblut und *Ampuwa®* ca. 1 Min. lang durchmischen, erst danach erfolgt die Inj.
- 1. Wo. (3 ×/Wo.) i.m.-Inj.: 2,0 ml Nativblut + 0,5 ml *Ampuwa®*
- 2. Wo. (2 ×/Wo.) i.m.-Inj.: 2,0 ml Nativblut + 0,5 ml *Ampuwa®*

Zusatztherapie, **Pflege** und **Allgemeine Maßnahmen** (➤ Eigenblutinjektion).

Akne rosazea

Ursachen der multifaktoriell bedingten Hauterkrankung sind u.a. Gefäßnervenlabilität, seborrhoische Konstitution, fokaler Infekt, Polyglobulie; seltener Leber-, Magen-, Darmstörungen. Die ekzematoiden, akneiforme, oder lupoiden Knötchen und Pusteln sind senfkorn- bis erbsgroß und treten bevorzugt an Stirn, Wangen, Kinn und Nase auf. Zudem bestehen Rötung, kleinlamelläre Schuppung, Teleangiektasien. Vereinzelt entwickelt sich eine Konjunktivitis, Blepharitis, Keratitis, bei Männern evtl. Hautverdickungen und knollenartige Wucherungen v.a. an der Nase.

Die aktivierte Eigenbluttherapie zeigt deutlich bessere Erfolge als die Behandlung mit Nativblut, denn aktiviertes Eigenblut besitzt einen erheblich höheren Stimulationseffekt auf das ganze Immunsystem als unverändertes Eigenblut.

Eigenblutinjektion mit hämolysiertem Eigenblut: Basistherapie

Manchmal gelingt es mit wenigen Inj. von hämolysiertem Eigenblut eine zunehmende Besserung des Krankheitsbildes zu erzielen. Zusätzlich werden 2 ×/Wo. i.m.-Inj. (mit Sanum-Präparaten) vorgenommen.

Eigenblutinjektionen

Nativblut und *Ampuwa®* ca. 1 Min. lang durchmischen, erst danach erfolgt die Inj.
- 1.–3. Wo. (3 ×/Wo.) i.m.-Inj.: 2,0 ml Nativblut + 0,5 ml *Ampuwa®*
- 4.–6. Wo. (2 ×/Wo.) i.m.-Inj.: 2,0 ml Nativblut + 0,5 ml *Ampuwa®*
- ab 7. Wo. (1 ×/Wo.) i.m.-Inj.: 2,0 ml Nativblut + 0,5 ml *Ampuwa®*

Danach erfolgen die Inj. in größeren Intervallen.

i.m.-Injektionen
- 2x/Wo: i.m.-Inj.: Amp. *Pefrakehl®* D6 + 1 Amp. *Notakehl®* D5 + 1 Amp. *Sanuvis®*
- 1/Wo. oder 14-täglig: Zwischenschaltung nachfolgender Inj. als alleinige Inj.; i.m.-Inj.: 1 Amp. *Sanukehl® Staph D5 im* Wechsel mit 1 Amp. *Sanukehl® Myc D5*. Häufigkeit und Zeitabstände der Verabfolgung sind abhängig von der Stärke der Reaktion des Patienten. Bei starken Erstverschlimmerungen werden die Injektionsabstände vergrößert (auf ausreichende Flüssigkeitszufuhr achten).

Zusatztherapie

- **Antimykotische Therapie:** bei Candida-albicans-Infektion (➤ Kap. 4.18.13, Mykosen der Haut)
- **Homöopathie:**
  - *Aurum metallicum D12:* 3 × tgl. 1 Tbl. im Mund zergehen lassen; bei ausgeprägter Neigung zu Papel- und Pustelbildung
  - *Arnica montana D12:* 3 × tgl. 5 Tr.; bei symmetrischer Lokalisation und Teleangiektasien
  - *Lachesis mutus D12:* 2 × tgl. 1 Tbl. im Mund zergehen lassen; bei Neigung zu Zyanose, Rhinophym und Alkoholabusus
- **Stoffwechseltee** (Rezeptur zur Ausleitung): Dulcamarae stipit. (20.0), Taraxaci rad. c. herb. (30.0), Urticae herb. (50.0), Graminis rhiz. (20.0), Cynosbati fruct. (30.0). M. f. spec. D. S. 1 TL auf 1 Tasse als Aufguss, 5 Min. ziehen lassen, tgl. 2 Tassen ungesüßt trinken

Weitere Zusatztherapien (alternativ)

- **Medikamentöse Therapie (I):** *Utilin® S:* Mo. 1 Kps. (nüchtern) und 3 Std. nüchtern bleiben, *Latensin® schwach:* Fr. 1 Kps. (nüchtern) und 3 Std. nüchtern bleiben, *Sanuvis® Tropfen:* 3 × tgl. 40–60 Tr. mit einem ½ Glas Wasser v.d. Essen
- **Medikamentöse Therapie (II):** *Horvi-Crotalus®-Reintoxin:* 3 × tgl. 6 Tr. perlingual ½ Std. v.d. Essen, *Horviton®:* 3 × tgl. 2 Drg. n.d. Essen, *Hepar-Pasc.:* 3 × tgl. 1 Tbl.

Pflege

- Zur Reinigung ausgesprochen milde Seifen oder Syndets verwenden.
- Kamillendampfbäder für das Gesicht sollen zunächst tgl., später weniger häufig durchgeführt werden.

4.18.9 Erythemato-squamöse und hyperkeratotische Hauterkrankungen

Psoriasis vulgaris

Syn. Schuppenflechte. Von der chronisch schubweise verlaufenden, entzündliche Hauterkrankungen mit Hyperproliferation der Epidermis sind ca. 2% der Bevölkerung betroffen. Ursachen sind erbliche Disposition (polygener Erbgang) in Kombination mit endogenen und exogenen Auslösefaktoren (physikalische, chemische Reize; Infektionen; Alkohol; Stress; Medikamente (z.B. NSAR, β-Blocker, Lithium) Schwangerschaft. Häufigkeitsgipfel: zwischen dem 15. und 30. sowie zwischen dem 50. und 60. Lebensjahr.
Symptome:
- Scharf begrenztes Erythem mit charakteristischer groblamellär, silbrig glänzender Schuppung. Durch Abkratzen einer Schuppe tritt ein silbrig-weiß-glänzender Fleck in Erscheinung (Kerzenfleckphänomen), durch weiteres Abkratzen der Läsion erscheint ein dünnes Häutchen über den Papillenspitzen (Phänomen des letzten Häutchens), es kommt zu punktförmigen Blutaustrittsstellen (Zeichen des „blutigen Taus").
- Bevorzugte Lokalisation an Ellenbogen, Knien, behaartem Kopf, Handtellern, Fußsohlen, Körperfalten und Schleimhäuten. Oftmals vergesellschaftet mit einer Haut- oder Schleimhautmykose.
- Häufig Nagelveränderungen: Tüpfelnägel, Ölflecken, Krümelnägel.

Viele Dermatologen haben die Auswirkung von Eigenblutbehandlungen bei Psoriasis untersucht: Ausgemacht wurden sehr gute Heilerfolge bis hin zu totalen Misserfolgen. Da die Erkrankung in Schüben verläuft und zudem Spontanheilungen oder Besserungen auch ohne große Behandlung eintreten können, ist eine objektive Auswertung der Behandlungserfolge allerdings nicht ohne weiteres möglich. Während *Spiethoff, Menschow* u.a. über gute Erfahrungen mit der i.m. verabfolgten Eigenbluttherapie berichteten, sahen *Königsberger, Weiß* u.a. keinerlei Erfolge. *Alexander* stellte fest, dass insbesondere die von *Weitgasser* empfohlene intrakutane Anwendung von Eigenblut bei Psoriasis weitaus größere Erfolge bringt als z.B. eine i.m. applizierte Eigenblutinjektionen. Dies wurde von *Cohn* bestätigt.

Die zahlreichen Versuche zeigten, dass bei den meisten Patienten zunächst eine deutliche Besserung eintrat, während die Rezidivneigung war bei vielen weiter bestehen blieb. Dessen ungeachtet sollten bei jeder Psoriasistherapie die unterschiedlichen Eigenblutanwendungen zum Einsatz kommen. Durch Zusatz verschiedener Medikamente kann die Wirkung der deutlich verstärkt werden.

Eigenblutinjektion mit hämolysiertem Eigenblut

Nativblut und *Ampuwa®* ca. 1 Min. lang durchmischen, erst danach erfolgt die Inj.
- 1.–3. Wo. (3 ×/Wo.) i.m.-Inj.: 2,0 ml Nativblut + 0,5 ml *Ampuwa®*
- 4.–8. Wo. (2 ×/Wo.) i.m.-Inj.: 2,0 ml Nativblut + 0,5 ml *Ampuwa®*

Weiter Inj. erfolgen zunächst 14-tägig, später 3- oder 4-wöchentlich.

Eigenblutinjektion

Angegeben sind zwei Therapieschemata (I und II), die alternativ durchgeführt werden können.

Basistherapie (Schema I)

Die Injektionsbehandlung erfolgt ohne Zusatz von Eigenblut. Nach der 2. und 3. Inj. kann die Injektionsstelle für 1–2 Tage gerötet und leicht schmerzhaft sein. Diese Reaktionen klingen danach wieder ab. 10 Tage nach der 3. Inj. beginnt die Eigenbluttherapie.
- **Injektionsbehandlung:**
  - 1. i.m.-Inj.: 1 Amp. *Mucokehl® D5* + 1 Amp. *Utilin® D4* + 1 Amp. *Ubichinon compositum*, 3 bis 4 Tage später
  - 2. i.m.-Inj.: 1 Amp. *Recarcin® D4* + 1 Amp. *Utilin® stark* + 1 Amp. *Ubichinon compositum*, 2 bis 3 Wo. später
  - 3. i.m.-Inj.: 1 Amp. *Recacin® stark* + 1 Amp. *Utilin® stark* + 1 Amp. *Ubichinon compositum*
- **Eigenblutinjektionen:** Inj. in langsam ansteigenden Dosierungen ohne Medikamentenzusätzeoder Ampullenpräparate:
  - Tgl. ansteigend i.c.-Inj.: 0,1; 0,2; 0,3; 0,4; 0,5 ml Nativblut als Quaddel
  - 3-tägig ansteigend s.c.-Inj.: 0,6; 0,7; 0,8; 0,9; 1,0 ml Nativblut
  - 5-tägig ansteigend i.m.-Inj.: 1,0; 1,5; 2,0; 2,5; 3,0 ml Nativblut
  - Alle 10 Tage – i.m.-Inj.: 3,0 ml Nativblut
  - Alle 20 Tage – i.m.-Inj.: 5,0 ml Nativblut

Basistherapie Schema (II)

Die Inj. werden 4 Wo. lang durchgeführt. Anschließend beginnt die Eigenbluttherapie.
- **Injektionsbehandlung**
  - Montag – i.m.-Inj.: 1 Amp. *Utilin® D4* + 1 Amp. *Sanuvis®*
  - Freitag – i.m.-Inj.: 1 Amp. *Recarcin® stark* + 1 Amp. *Sanuvis®*
  - Dauer der Kur: 4 Wo.
- **Eigenblutinjektionen**
  - 1.–2. Wo. (3 ×/Wo.) i.m.-Inj.: 0,5 ml Nativblut + 1 Amp. *Sanuvis®* oder *Acirufan®*
  - 3.–6. Wo. (2 ×/Wo.) i.m.-Inj.: 0,5 ml Nativblut + 1 Amp. *Sanuvis®* oder *Acirufan®*

Weitere Inj. in größeren Intervallen, maßgebend ist die Reaktionslage des Patienten

Zusatztherapie für Schema A und B
- **Medikamentöse Therapie:** *Utilin®*: Mo. 1 Kps. (nüchtern) und 3 Std. nüchtern bleiben, *Recarcin®*: Fr. 1 Kps. (nüchtern) und 3 Std. nüchtern bleiben, *Sanuvis®*: 3 × tgl. 1 TL voll v.d. Essen mit Flüssigkeit verdünnt
- **Äußere Anwendungen (Bäder):** *APS® Balneum Bad* nach Vorschrift anwenden oder Lösung mit Badesalz vom Toten Meer, 4–5 EL auf ein Wannenbad
- **Äußere Anwendungen (Salben):**
  - *Sanuvis® D1 Salbe* oder *Rubisan® Salbe* 3–4 × tgl. auftragen

- **Bei Kopfschuppen:** Acidum salicyl. (2.5), Resorcinum (1.5), Glycerinum (10.0), Spiritus dil. (ad 50.0). M.D.S. 2 × tgl. Kopfhaut einreiben
- **Bei Psoriasis plantaris mit starker Schuppenbildung:** Acidum salicyl. (0.2), Lanolin Vaseline (aa ad 100.0). M.f.ungt. Salbe 2 × tgl. auf befallene Hautstellen auftragen
- **Bei Krustenbildung auf dem Kopf:** Rizinusöl auf die Kopfhaut auftragen und 6–8 Std. einwirken lassen. Anschließend Haare mit Kindershampoo waschen und für den letzten Spülgang verdünntes Essigwasser nehmen.
- **Bei Psoriatischer Arthritis:** *Latensin*® *schwach*, Mo. 2 Kps. (nüchtern) und 3 Std. nüchtern bleiben, *Recarcin*®, Fr. 1 Kps. (nüchtern) und 3 Std. nüchtern bleiben, *Utilin*® *S* 14-tägig anstelle von *Latensin*® 1 Kps. *Utilin*® *S stark* einnehmen
- **Ernährungstherapie:**
  - Evtl. Substitution von müssen Zink, Folsäure, Eisen oder Vitamin B$_{12}$ (Laborbefund)
  - Ernährungsumstellung auf Frischkost nach den Empfehlungen von Bircher-Benner (Literaturverzeichnis)
  - Auf geregelte Verdauung achten, evtl. muss eine Darmsymbioselenkung durchgeführt werden.

Orts- und Klimawechsel in Verbindung mit Meerwassertherapie können den Heilungsprozess beschleunigen, die Wirkung ist sehr nachhaltig.

Parapsoriasis en plaques

Die Psoriaisis mit jahrelang bestehenden, gelblich-rötlichen, pseudoatrophischen Erythemen am Rumpf („Leopardenhaut") tritt bevorzugt bei Männern auf. Die Erkrankungsursachen sind unbekannt. Bei großherdigen Formen ist der Übergang in eine Mycosis fungoides möglich.

Symptome: Bei den unregelmäßigen und unscharf begrenzten atrophischen Herden liegt eine erhebliche Pigmentverschiebung vor. Zudem bestehen Teleangiektasien, teilweise mit kleieförmiger Schuppung und runzeliger Oberfläche. Sehr oft klagen die Patienten über ausgeprägten Juckreiz.

Eigenblutinjektion mit hämolysiertem Eigenblut: Basistherapie

Dieses chronische Krankheitsgeschehen lässt sich nur sehr schwer beeinflussen. Die Eigenbluttherapie hilft Juckreiz und Allgemeinbefinden deutlich zu bessern. Zunächst findet eine Injektionsbehandlung ohne Zusatz von Eigenblut statt. Nach der 2. und 3. Inj. kann die Injektionsstelle für 1–2 Tage gerötet und leicht schmerzhaft sein. Diese Reaktionen klingen danach wieder ab.

10 Tage nach der 3. Inj. beginnt die Eigenbluttherapie. Die 2. Inj. erfolgt 3–4 Tage nach der 1. Inj., die 3. Inj. wird 2–3 Wochen nach der 2. Inj. verabfolgt.

- **Injektionsbehandlung ohne Eigenblut**
  - 1. i.m.-Inj.: 1 Amp. *Mucokehl*® *D5* + 1 Amp. *Utilin*® *D4* + 1 Amp. *Ubichinon compositum*
  - 2. i.m.-Inj.: 1 Amp. *Recarcin*® *D4* + *1 Amp. Utilin*® *stark* + 1 Amp. *Ubichinon compositum*
  - 3. i.m.-Inj.: 1 Amp. *Recacin*® *stark* + *1 Amp. Utilin*® *stark* + 1 Amp. *Ubichinon compositum*
- **Eigenbluttherapie:** Nativblut und *Ampuwa*® ca. 1 Min. lang durchmischen, erst danach erfolgt die Inj.
  - 1.–3. Wo. (3 ×/Wo.) i.m.-Inj.: 2,0 ml Nativblut + 0,5 ml *Ampuwa*®
  - 4.–8. Wo. (2 ×/Wo.) i.m.-Inj.: 2,0 ml Nativblut + 0,5 ml *Ampuwa*®
  - Nachfolgende Inj. zunächst 14-tägig, später 3- oder 4-wöchentlich.

Zusatztherapie

- *Utilin*® *S.*: Mo. 1 Kps. (nüchtern) und 3 Std. nüchtern bleiben, *Recarcin*®: Fr. 1 Kps. (nüchtern) und 3 Std. nüchtern bleiben
- *Sanuvis*®: 3 × tgl. 1 TL voll v.d. Essen mit Flüssigkeit verdünnt

4.18.10 Mechanische Traumen und postoperative Zustände

Zur Behebung von Hautirritationen nach Traumen oder operativen Maßnahmen und zur besseren Wundheilung und Narbenbildung, ist die Eigenblutbehandlung eine wertvolle Hilfe.

Eigenblutinjektion: Basistherapie

- 1.–3. Wo. (3 ×/Wo.) i.m.-Inj.: 0,5 ml Nativblut + 2 Amp. *Traumeel® S*, nach der Blutentnahme Infusion von 7,5 g *Pascorbin®*
- 4.–6. Wo. (2 ×/Wo.) Inj. wie 1.–3. Wo.

Zusatztherapie

- **Medikamentöse Therapie:**
  - *Bromelain POS:* 4 × tgl. 2 Drg., nach einigen Tagen 3 × tgl. 2 Drg.
  - Hömöopathische Rezeptur: Ruta D4, Arnica D4, Hypericum D3 (aa 50.0). M.D.S. prä- und postoperativ 3 × tgl. 20–30 Tr. mit Flüssigkeit verdünnt; nach Hautverletzungen durch Unfall usw. 5 × tgl. 20 Tr.
- **Äußere Anwendung (stumpfe Traumen):** *Spolera® Salbe* auftragen und darüber eine Kompresse mit *Enelbin®-Paste N* legen, Verband über Nacht einwirken lassen.

4.18.11 Ulcus cruris

Die tiefen Hautdefekte mit Gewebeverlust bis ins Korium entwickeln sich auf dem Boden einer chronisch venösen Hypertension infolge einer chronisch venösen Insuffizienz (Stadium III), einer ausgeprägten Varikosis oder bei insuffizienten Vv. perforantes.
Symptome:.
- Lokalisation: meist im Bereich des Innenknöchels
- Scharf begrenzter Substanzdefekt, das sich münzgroß entwickelt; Ulkusumgebung i.d.R. pathologisch verändert: Induration, Stauungsdermatitis. Evtl. schmerzlos, aber auch hochgradige Schmerzen sind möglich

Schon in früheren Zeiten haben *Nourney* und *Richter* über positive Erfahrungen bei der Behandlung der entzündlichen Ulcera cruris durch Eigenblut berichtet. Sie injizierten das Eigenblut teilweise i.m. und teilweise gaben sie 10–20 ml Nativblut auf eine Mullkompresse, bis sie richtig durchfeuchtet war und legten diese Kompresse auf die Wunde. Mit einer Binde wurde die Kompresse fixiert und für drei Tage auf der Wunde belassen. Nach Abnahme des Verbands zeigte sich eine starke Randepithelisierung, zudem war die Granulation in der Wunde selbst deutlich besser geworden. Diese Erfahrung kann bestätigt werden.

Eigenblutinjektion: Basistherapie

- **Stark verschmutzte oder schmierige Wunden:**
  - 1.–3. Wo. (3 ×/Wo.) i.m.-Inj.: 0,5 ml Nativblut + 1 Amp. *Notakehl® D5,* nach der Blutentnahme Infusion von 7,5 g *Pascorbin®*
  - 4.–6. Wo. (2 ×/Wo.) Inj. wie 1.–3. Wo.
- **Saubere Wunden:**
  - 2 ×/Wo.: i.v.-Inj. und i.m.-Inj. mit je 1 Amp. *Mucokehl® D5*
  - 1 ×/Wo.: *Mucokehl® D5* (oder 14-tägig *Mucokehl® D6*) zur Ausleitung

Bei therapieresistentem Ulcus cruris ist die monatliche Zwischenschaltung von *Sanukehl® Pseu* als i.m.-Inj. notwendig.

Zusatztherapie

Zusatztherapie (medikamentöse Therapie)
- *Mucokehl® D4:* Montag bis Freitag 2 × tgl. 1 Kps. v.d. Frühstück und 1 Kps. v.d. Schlafengehen
  Mucokehl® D6: Samstag und Sonntag 1 × 10 Tr. v.d. Essen
- *Vitamin C* 1500 mg (Max Tbl. Douglas Labor): 4 × tgl. 1 Tbl.
- Homöopathische Rezeptur: Apis D3, Echinacea Urtinktur, Calendula D3 (aa 30.0) M.D.S. 3 × tgl. 30 Tr. mit etwas Flüssigkeit verdünnt

> **PRAXISTIPP**
> **Zusatztherapie (äußere Anwendungen)**
> **Wundbehandlung für verschmutzte Wunden:**
> - Umschläge oder Spülungen mit Kaliumpermanganat Lösung, Rivanol® Lösung oder Zinnkrauttee
> - Calendula Urtinktur, Echinacea Urtinktur, Hydrastis Urtinktur, Arnica Urtinktur (aa 15.0). M.D.S. mit ½ l abgekochtem Wasser verdünnen und Umschläge durchführen
>
> **Salbenverbände (im tägl. Wechsel):** Die Wundbehandlung kann beliebig oft bis zur Epithelisierung des Gewebes wiederholt werden.
> - Wundrand: *Mucokehl® D3 Salbe.* tgl um den Wundrand auftragen
> - Wundinnenfläche:
>   – 4 Tage tgl. *Actovegin® 800 Gelee*, anschließend 4 Tage tgl. *Grüne Salbe „Schmidt"® N*,
>   – 1 Tag 2–4 Tr. *Mucokehl® D5 Tr.* in die Wunde geben und mit *Mucokehl® D3* Salbenkompresse abdecken
>   – 1 Tag *Dermazellon®* Puder in die Wunde geben und mit *Robuvalen*®-Heilpaste abdecken (Kompresse)
>   – 1 Tag 1–2 Tr. *Balsamum peruvian* in die Wunde geben, Wunde mit einer *Mucokehl® D3* Salbe bestrichenen Kompresse bedecken

4.18.12 Dekubitusbehandlung

Die ischämische Nekrose der Haut und Unterhaut tritt v.a. in den Bereichen auf, an denen länger als 2 Std. durch bestimmten Auflagedruck die Kapillardurchblutung unterbrochen ist. Beim Gesunden sorgt der entstehende Ischämieschmerz für eine reflektorische Lageänderung. Meist tritt der Dekubitus an Knochenvorsprüngen auf (v.a. Kreuzbein, Fersen, Fußknöchel und Hüfte).

Risikofaktoren:
- Immobilität: U.a. bei Demenz, Z.n. Fraktur, Querschnittslähmung, Depression, Spastik, Gelenkkontrakturen
- Motorische und/oder sensible Ausfälle: Z.B. nach Schlaganfall fehlendes Druckempfinden und fehlende Reaktion auf Druck, verbunden mit Immobilität, PNP
- Durchblutungsstörungen und metabolische Mangelzustände der Haut: Z.B. nach Trauma, pAVK, Diabetes mellitus
- Ödeme: z.B. bei CVI, Rechtsherzinsuffizienz oder Lymphödem
- Adipositas
- Kachexie

Die Symptome in Abhängigkeit des Schweregrads sind: Hautrötung, reversibel nach Druckentlastung (Stadium I), Blasenbildung oder Abschürfung (Stadium II), Nekrose bis zum subkutanen Fettgewebe (Stadium III), tiefere Nekrose (Stadium IV).

Da ein Dekubitalgeschwür als Infektionsherd einen geschwächten Organismus zusätzlich belasten kann, sollte zusätzlich zu den pflegerischen Maßnahmen eine möglichst rasche Abheilung des Dekubitalgeschwürs erzielt werden. Alle Wundheilungsvorgänge werden durch Eigenblutinj. positiv beeinflusst. In Kombination mit Vitamin C als Infusion in Megadosierung besteht eine weitere Möglichkeit zur schnellen und problemlosen Wundheilung.

Eigenblutinjektion: lokale Anwendung

- Aus der Vene 2,0 ml Nativblut entnehmen und 1 Amp. *Mucokehl® D5* beifügen. Mischung von Hand verschütteln und die kombinierte Eigenblutlösung vorsichtig in die Wunde einträufeln, Wunde z.B. mit *Actihaemyl® Wundgaze* und Mullkompressen abdecken.
- Wundränder zuvor etwa 0,5 cm breit mit Zinkpaste dick bestreichen, so dass sich in der Wunde ein richtiger Blutsee bilden kann.
- Zunächst tgl., später jeden 2. Tag den Verband wechseln.

Bereits nach wenigen örtlichen Eigenblutanwendungen lässt sich eine stärkere Randepithelisierung und eine zunehmende Granulationsbildung beobachten. Die Behandlung kann bis zur Wundschließung weiter durchgeführt werden. Sobald die Granulation eingesetzt hat, können auch Salben zur Anwendung kommen, z.B. Phönix Kalophön Salbe, Calendula-Salbe.

Statt Nativblut kann auch aktiviertes Eigenblut verwendet werden. Trotz großartiger Erfolg bereits nach wenigen Behandlungen – auch *Haferkamp* verweist auf die ausgezeichnete Wirkung von UV-bestrahlten Eigenblutverbänden – ist es unverständlich, dass diese Methode bei der Behandlung infizierter oder granulationsgeschädigter Wunden so wenig Anwendung findet.

Eigenblutinjektion
Basistherapie
- 1.–3. Wo. (3 ×/Wo.) i.m.-Inj.: 0,5 ml Nativblut + 1 Amp. *Mucokehl® D5*, nach der Blutentnahme Infusion von 7,5 g *Pascorbin®*
- 4.–6. Wo. (2 ×/Wo.) Inj. wie 1.–3. Wo.

Monatlich Wiederholungsinj. möglich – einschließlich Vitamin-C-Infusion.

Zusatztherapie (medikamentöse Therapie)
- *Mucokehl® D5 Tbl.*: 3 × tgl. 1 Tbl. im Mund zergehen lassen
- *Vitamin C 500 mg* (Dr. Sass Kps.): 3 × tgl. 1 Kps.
- Homöopathische Rezeptur: Apis D3, Echinacea Urtinktur, Calendula D3 (aa 30.0). M.D.S. 3 × tgl. 20 Tr. mit etwas Wasser verdünnt

Äußere Anwendung (Wundbehandlung)
Durch diese genannten Maßnahmen können schlecht heilende Geschwürsbildungen mit schmierigen Belägen in kurzer Zeit sauber werden und damit kann eine gesunde Granulation einsetzen. Bei schlechter Granulationsbildung wird durch die lokale Eigenblutanwendung die Granulationsförderung angeregt.
- **Wundreinigung:** Zur Behebung der örtlichen Infektion ist zunächst die Wundreinigung notwendig. Dies geschieht, wenn Sitzbäder nicht möglich sind, durch lokale Umschläge bzw. Wundspülungen, z.B. mit *Rivanol®-Lösung*, Kaliumpermanganat-Lösung, physiologische Kochsalzlösung. GGf. mehrmals wiederholen.
- **Umschläge, Badezusatz (Teerezepturen):**
  – Bardanae radix, Galii apar herb., Rumicist acet. fol., Juglandis fol. (aa 10.0), Rubi frut. fol., Quercus cort., Verbenae herb., Rosae flos (aa 15.0). M f. spec. D. S. 60 g in 2 l Wasser abkochen und Umschläge auf der erkrankten Stelle durchführen oder den Absud dem Badewasser zufügen
  – Bei stark verunreinigtem Dekubitalgeschwür: Calendula Urtinktur, Echinacea Urtinktur, Hydrastis Urtinktur, Arnica Urtinktur (aa 15.0). M.D.S. mit ½ l abgekochtem Wasser verdünnen, zu Umschlägen verwenden
  – Abkochungen von Zinnkraut oder Kamillentee
- **Salbenverbände (im tägl. Wechsel)**
  ➤ Kap. 4.18.11)

4.18.13 Mykosen der Haut und Schleimhaut

Candidiasis

Die Infektion mit fakultativ pathogenen Hefepilzen der Gattung Candida (in 80% C. albicans) wird begünstigt durch Abwehrschwäche, z.B. durch Alter (Säuglinge, Greise) und Begleiterkrankungen (Diabetes mellitus, konsumierende Erkrankungen, HIV). Zudem können Medikamente (Kortikosteroide, Zytostatika, Kontrazeptiva, Antibiotika), Schwangerschaft, Mangelernährung, feucht-warmes Milieu in intertriginösen Regionen die Entwicklung einer Mykose begünstigen.

Symptome: Je nach Lokalisation treten unterschiedliche Hauterscheinungen au:
- Kutane Candidose: In der Axillar- und Inguinalregion oder im Windelbereich gerötete, mazerierte, teils weißlich-schmierig belegte Areale mit satellitenartig in der Peripherie angeordneten Papeln oder Pusteln
- Interdigitale Candidose: Rötung mit zentraler Erosion
- Orale Candidose: Weißliche, leicht abwischbare Plaques; Perlèche
- Candida-Paronychie: chronische Entzündung des Nagelfalzes, gehäuft bei F. Zunächst leichte Schwellung des proximalen Nagelfalzes, später Verlust der Kutikula und Entleerung von Eiter. Durch Verlust der Kutikula evtl. sekundäre Inf. mit Staph. aureus oder Pseudomonas aeruginosa chron. Entzündung
- Genitale Candidose: Gelblich-weißliche, abstreifbare Beläge, flockiger Ausfluss, Juckreiz
- Candidainf. im Windelbereich
- Candidasepsis

Zunächst muss das Grundleiden gesucht und die auslösende Ursache therapiert werden. Zur Behandlung der Mykose und insbesondere zur Rezidivprophylaxe ist die Eigenbluttherapie eine sinnvolle Ergänzung.

Eigenblutinjektion: Basistherapie

Die Injektionsbehandlung erfolgt ohne Zusatz von Eigenblut. Nach der 2. und 3. Inj. kann die Injektionsstelle für 1–2 Tage gerötet und leicht schmerzhaft sein. Diese Reaktionen klingen danach wieder ab. Etwa drei Wochen nach den Inj. beginnt die Eigenblutbehandlung.

Die 2. Inj. erfolgt 3–4 Tage nach der 1. Inj., die 3. Inj. wird 2–3 Wochen nach der 2. Inj. verabfolgt.
- **Injektionsbehandlung:**
  - 1. i.m.-Inj.: 1 Amp. *Mucokehl® D5* + 1 Amp. *Utilin® D4* + 1 Amp. *Ubichinon compositum*
  - 2. i.m.-Inj.: 1 Amp. *Recarcin® D4* + 1 Amp. *Utilin® stark* + 1 Amp. *Ubichinon compositum*
  - 3. i.m.-Inj.: 1 Amp. *Recacin® stark* + 1 Amp. *Utilin® stark* + 1 Amp. *Ubichinon compositum*
- **Eigenblutinjektionen:**
  - 1.–3. Wo. (3 ×/Wo.) i.m.-Inj.: 0,5 ml Nativblut + 1 Amp. *Rebas® D4*, nach der Blutentnahme Infusion von 7,5 g *Pascorbin®*
  - 4.–6. Wo. (2 ×/Wo.) Inj. wie 1.–3. Wo.

Über eine gewisse Zeit monatlich Wiederholungsinjektion möglich.

Zusatztherapie

- **Medikamentöse Therapie:** *Fortakehl® D5:* 3 Tage nach der ersten Mischinjektion 2 × tgl. 1 Tbl. 1 Std. n.d. Essen im Mund zergehen lassen, für die Dauer von 14 Tagen, 2 Wo. später *Fortakehl® D5* absetzen und ersetzen durch: *Pefrakehl® D5:* 1 × tgl. 10 Tr. für die Dauer von 8 Wo.
- **Äußere Anwendungen:**
  - Morgens die Hautstellen mit Wasser unter Hinzufügung von Obstessig reinigen, anschließend Haut gut trocknen (fönen)
  - Antimykotische Cremes wie z.B. *Albicansan® D3, Pefrakehl® D3, Tonoftal® Lösung* usw. auftragen
  - Sitzbäder: sind bei intertriginöser Candidiasis sehr hilfreich; Quercus cortex 200.0, eine Handvoll Rinde oder mehr auf 1 l Wasser, ½ Std. kochen, anschließend durchfiltern und dem Wasser in der Sitzbadewanne zufügen. Alternativ: mit *Tannolact®* Pulver, morgens und abends für 15 Min. ein Sitzbad durchführen

Trichomykosen

Die Dermophyten-Erkrankung der Haare tritt bevorzugt bei Männern (Bart) und Kindern auf. Begünstigende Faktoren sind eine schlechte Immunlage und unzureichende hygienische Maßnahmen.

Symptome: erythemato-papulöse, kreisförmige, manchmal verkrustete, scharf begrenzte Herde, evtl. knotige Infiltrate mit kleinen oberflächlichen Pusteln, regionären Lymphknotenschwellung, heftiger Juckreiz.

Neben einer antimykotischen Therapie ist die Eigenblutbehandlung sehr empfehlenswert. Sie hilft immunologische Schwächen auszugleichen und Rezidive zu vermeiden.

Eigenblutinjektion: Basistherapie

Vor jeder Eigenblutbehandlung wird folgende Injektionstherapie durchgeführt: für die Dauer von drei Tagen erfolgt jeweils eine Vitamin-C-Infusion mit 15 g Vitamin C, dann beginnt das nachfolgende Behandlungsschema. Vier Wochen nach Behandlungsbeginnn wird die Eigenblutbehandlung begonnen:

Weisen Sie den Patienten darauf hin, dass nach der 2. bzw. 3. Inj. Reaktionen auf der Haut und auch leichte Schmerzen an der Injektionsstelle auftreten können. Nach 2–3 Tagen sind diese Beschwerden wieder abgeklungen.
- **Injektionstherapie:** Injektionsdauer und -intervalle sind vom Zustand des Patienten und dem Ansprechen der Medikamente abhängig.
  - 1. i.m.-Inj.: 1 Amp. *Mucokehl® D5* + 1 Amp. *Utilin® D4* + 1 Amp. *Ubichinon compositum*
  - 3–4 Tage nach 1.Inj.: 1 Amp. *Utilin® stark* + 1 Amp. *Recarcin® D4* + 1 Amp. *Ubichinon compositum*
  - 2–3 Wo. nach 2. Inj.: 1 Amp. *Utilin® stark* + 1 Amp. *Recarcin® stark* + 1 Amp. *Ubichinon compositum*

– Weitere Inj.: 1 Amp. *Sanukehl®D5*: 14 Tage nach letzter Inj. 1 ×/Wo., danach alle 2 Wo., dann alle 3 Wo.
- **Eigenblutinjektionen:**
  – 1.–3. Wo. (3 ×/Wo.) i.m.-Inj.: 0,5 ml Nativblut + 1 Amp. *Rebas® D4*, auf die andere Gesäßseite i.m.-Inj.: 2 Amp. *Citrokehl®*
  – 4.–6. Wo. (2 ×/Wo.) Inj. wie 1.–3. Wo.
  – Über eine gewisse Zeit monatlich 1 Wiederholungsinjektion möglich.

Zusatztherapie

- **Medikamentöse Therapie:**
  – *Fortakehl® D5*.: 3 Tage nach der ersten Mischinjektion 2 × tgl. 1 Tbl. 1 Std. n.d. Essen im Mund zergehen lassen, für die Dauer von 14 Tagen, 2 Wo. später *Fortakehl® D5 Tbl.* absetzen und ersetzen durch: *Pefrakehl® D5*: 1 × tgl. 10 Tr. für die Dauer von 8 Wo.
  – Phönix-Entgiftungstherapie (4.4.4)
- **Äußere Anwendung:** *Tonoftal®*, mehrfach tgl. auf die befallenen Stellen dünn auftragen

Windeldermatitis bei inkontinenten Patienten

Die Entwicklung der Hautirritation durch mikrobielle Zersetzung von Fäzes und Harn infolge Luftabschlusses durch fettende Salben oder Einmalwindeln wird begünstigt durch Pflegefehler. Bei 75% der Fälle Besiedelung mit Hefepilzen.

Symptome: Rötung, Papeln, Bläschen, Erosionen der „gewölbten" Areale, die Tiefe der Hautfalten bleibt frei, sehr starker Juckreiz, Brennen und zeitweise Schmerzen.

Die Eigenblutbehandlung ist als unterstützende Maßnahme gedacht, um v.a. das geschädigte Immunsystem wieder zu aktivieren und Rezidive zu vermeiden. Zunächst wird mit einer gezielten antimykotischen Therapie begonnen, dann schließt sich die Eigenblutbehandlung an.

Injektionsbehandlung ohne Eigenblut

Für die Dauer von drei Tagen wird jeweils eine Vitamin-C-Infusion mit 15 g Vitamin C durchgeführt, dann beginnt das nachfolgende Behandlungsschema.

Basistherapie

Weisen Sie den Patienten darauf hin, dass nach der 2. bzw. 3. Inj. Reaktionen auf der Haut und auch leichte Schmerzen an der Injektionsstelle auftreten können. Nach 2–3 Tagen sind diese Beschwerden wieder abgeklungen.

- 1. i.m.-Inj.: 1 Amp. *Mucokehl® D5* + 1 Amp. *Utilin® D4* + 1 Amp. *Ubichinon compositum*
- 3 bis 4 Tage nach 1 Inj.: 1 Amp. *Utilin® stark* + 1 Amp. *Recarcin® D4* + 1 Amp. *Ubichinon compositum*
- 2 bis 3 Wo. nach 2 Inj.: 1 Amp. *Utilin® stark* + 1 Amp. *Recarcin® stark* + 1 Amp. *Ubichinon compositum*

Zusatztherapie

- **Medikamentöse Therapie:** *Fortakehl® D5*: 3 Tage nach der ersten Mischinjektion 2 × tgl. 1 Tbl. 1 Std. n.d. Essen im Mund zergehen lassen, für die Dauer von 14 Tagen 2 Wo. später *Fortakehl® D5 Tbl.* absetzen und ersetzen durch: *Pefrakehl® D5*: 1 × tgl. 10 Tr. für die Dauer von 8 Wo.
- **Äußere Anwendungen – Umschläge** (bei nässenden Entzündungen): zunächst mit 1% Eosinlösung behandeln und dadurch trockenlegen; auf die trockene Haut wird Zinköl aufgetragen und nach Behebung der akuten Hauterscheinungen *Albicansan® D3* Salbe
- **Äußere Anwendungen – juckreizstillende Bäder:**
  – Kleiebad: Badetemperatur 33–35°C, Badedauer 15–30 Min. Durch den Zusatz von alkalischen Substanzen wie z.B. Kaiser Natron oder Borax wird die Wirkung der Kleie noch wesentlich erhöht
  – Sitzbad in Viola tricoloris: 2–3 EL Viola tricoloris mit 1 l kochendem Wasser übergießen und 15 Min. ziehen lassen; den Aufguss dem Badewasser zufügen

- Vereinzelte Entzündungsherde: 10 Tr. Calendula Urtinktur auf ½ Tasse lauwarmes, abgekochtes Wasser geben; Hautstellen vorsichtig abtupfen und anschließend trocken föhnen

Die Patienten bzw. die Pflegenden müssen konsequent die Hygiene beachten! Beim Waschen der Leibwäsche in den letzten Spülgang 1 Tasse Essig hinzufügen. Keine Weichspüler verwenden.

Eigenblutinjektion: Basistherapie

- 1.–3. Wo. (3 ×/Wo.) i.m.-Inj.: 0,5 ml Nativblut + 1 Amp. *Rebas® D4*, die andere Gesäßseite i.m.-Inj.: 2 Amp. *Citrokehl®*
- 4.–6. Wo. (2 ×/Wo.) Inj. wie 1.–3. Wo.
- Monatlich Wiederholungsinjekt. möglich.

4.19 Erkrankungen beim alten Menschen

Die Geriatrie ist ein sehr dankbares Gebiet für die Eigenbluttherapie, um das Immungeschehen des alternden Organismus positiv zu beeinflussen. Denn mit zunehmendem Alter reduziert sich die Abwehrbereitschaft des Organismus und die Erkrankungsbereitschaft erhöht sich.

4.19.1 Physiologischer Alterungsprozess

Das Altern

Altern ist ein langsamer Prozess der Veränderung und der Wandlung innerhalb eines lebensgeschichtlichen Ablaufs. Altern bedeutet aber auch, dass ein Zeitpunkt eintritt, wo die Regulationsmechanismen nicht mehr in optimaler Harmonie ineinander greifen: Anpassungsmechanismen erlöschen oder sind funktionsgemindert, gleichzeitig werden neue Adaptionsmechanismen ausgebildet oder sie erhalten eine neue Qualität. Während es Organgewebe gibt, die durch ständige Erneuerungsprozesse gewissermaßen nicht altern, z.B. die Epithelien des Darmkanals, die täglich in Millionenzahl neu gebildet werden, gibt es andererseits Zellen, die keinem Regenerationsprozess unterliegen wie z.B. die Ganglienzellen des ZNS. Sie haben keine Mitose, keine Zellteilung, und ihre Zahl nimmt im Alter stark ab – ein Vorgang, der bestimmte Alterungsvorgänge erklärt.

Alter und Krankheit

Unser Leben ist ein ständiger Anpassungsprozess an unsere Umwelt. Mit fortschreitendem Alter vermindert sich die Adaptionsfähigkeit und führt somit zu einem Anstieg der Morbidität. Ein Charakteristikum der Alterskrankheit – *Gsell* spricht von acht alterstypischen Krankheiten Arteriosklerose, Arthrose, Lungenemphysem, Altersdiabetes, Prostatahypertrophie, Krebserkrankungen, senile Demenz, Altersveränderungen an den Sinnesorganen – besteht darin, dass sie vorwiegend multipel auftreten: Da mit steigendem Lebensalter die Multimorbidität zunimmt, können z.B. bei über siebzigjährigen Patienten vier bis acht verschiedene Erkrankungen gleichzeitig vorliegen.

Diese multiplen Krankheitsbilder erfordern nicht selten eine Mehrfachtherapie, erschwerend kommt hinzu dass sich die unterschiedlich wirkenden Medikamente in ihrer Wirksamkeit gegenseitig aufheben oder verstärken und durch Metabolisierungsprozesse zur Intoxikation mit letalem Ausgang führen können.

Die meisten der hier aufgeführten Erkrankungen gehören zu den sog. „ruhenden Leiden", die durch körperliche oder seelische Belastung sehr schnell dekompensieren und lebensbedrohliche Formen annehmen können.

Nicht selten verschweigen ältere Menschen ihre Krankheit oder Behinderung und gestehen nicht ein, dass die Sehkraft und das Gehör nachgelassen haben, dass beim Wasserlassen Schwierigkeiten auftreten oder zeitweise depressive Stimmungslagen den Tag bestimmen.

Abwehrschwäche im Alter

Durch das Alter tritt eine veränderte Infektionsbereitschaft ein, d.h., die Möglichkeit an bestimmten bakteriellen und virusbedingten Leiden zu erkranken, ist im höheren Lebensalter um ein vielfaches größer. Ursachen sind zum einen die altersbedingte reduzierte Bildung von Immunkörpern, zum anderen zahlreiche resistenzmindernde Faktoren, wie z.B. Stoffwechselkrankheiten, degenerative Leiden oder konsumierende Erkrankungen, die zwangsläufig eine Resistenzabnahme bewirken. Auffallend ist auch die mangelhafte Fieber- und Leukozytenreaktion bei Infektionen und die Zunahme der Autoimmunkrankheiten.

Entwicklung der Mesenchymblockade

Für diese ansteigende Reaktionsstarre im Organismus prägten *Pischinger* und *Keller* den Begriff „Mesenchymblockade": Sie haben nachgewiesen, dass das Bindegewebsorgan Mesenchym eine Vielzahl von Aufgaben zu erfüllen hat. Als wesentliche Aufgabe gewährleisten sie den osmotischen Druck und das Säure-Basen-Gleichgewicht. Nach *Pischinger* ist das Mesenchym Träger „der undifferenzierten und unbewussten Lebensfunktionen und bestimmt primär die physikochemische und bioelektrische Situation". Es ist Träger der Ganzheitsfunktion im Organismus und stellt damit die Grundlage der allgemeinen und unspezifischen Abwehrregulationen dar.

- Der physiologische Alterungsprozess bedeutet auch, dass der Organismus, der täglich einer erhebliche Belastung, durch Noxen aller Art ausgesetzt war: Körperfremde Stoffe, wurden durch eigens dafür bestimmte, aus dem RES bzw. Bindegewebe gebildeten Abwehrzellen unschädlich gemacht. Wie jede andere Zelle, so wird auch die RES-Zelle durch ständige Belastung, hinzukommende Mangelzustände und Giftstoffe strukturell und leistungsmäßig geschädigt. Die mesenchymalen Schutzstoffe können dann nicht mehr in ausreichender Menge und Qualität erzeugt werden. Auch die Phagozytosenaktivität gegenüber kranken Zellen und die Entgiftungspotenz der RES-Zellen werden geringer. Es kommt zwangsläufig zu einer Ansammlung von Zelltrümmern, Stoffwechselmetaboliten und Toxinen. Die unbewältigten Gifte können zwar zunächst in der Mesenchymzelle gespeichert werden.
- Wenn aber auf Dauer der Schlackenanfall größer ist als das Entgiftungsvermögen, so wird die Speicherkapazität schließlich erschöpfen und die Gifte können ungehindert in Blut und Gewebe übertreten. Dadurch ist eine wesentliche Voraussetzung für die Entwicklung chronischer Erkrankungen geschaffen.

Mesenchymentschlackung

Es ist daher das oberste Gebot für den älteren Patienten die vernachlässigten „Kanäle" des Körpers zu öffnen, um die Mesenchymentschlackung zu erreichen und dadurch eine Entlastung des überforderten Gesamtstoffwechsels herbeizuführen: Dies geschieht durch: Entgiftung und Terrainsanierung, Steigerung der körpereigenen Abwehrkäfte und damit Belebung der Immunstimulisierung.

4.19.2 Altersdepression

Depressive Erkrankungen können akut, aber auch schleichend beginnen und bestehen zunächst aus Leistungsminderung, Verstimmungen und sehr schnelle Erschöpfbarkeit, meist auch Einschlaf- oder Durchschlafstörungen. Evtl. besteht eine verminderte Konzentrations- und Erinnerungsfähigkeit. Allgemeinsymptome: müde, gequälter Gesichtsausdruck, fahle und blasse Haut, trockener Mund und ständig belegte Zunge. Evtl. entwickelt sich durch unregelmäßige Nahrungsaufnahme eine Obstipation.

Die Flucht in die Altersdepression ist wohl die häufigste psychische Erkrankung im fortschreitenden Alter. Man findet sie vorwiegend bei Männern vor dem 60. Lebensjahr und zwar meistens bei Menschen, die von jeher still, zurückhaltend und verschlossen waren. Mit Zunahme der depressiven Zustände kommt es immer mehr zur Isolation, zur Selbstvernachlässigung und Abmagerung, schließlich zur ängstlichen Unruhe oder reaktiven Aggressivität. Die Ängstlichkeit kann sich hochgradig steigern, sie finden keine Ruhe mehr und laufen, über viele Körperbeschwerden klagend, umher.

Bei diesen Patienten stellt die kombinierte Eigenblutbehandlung mit Phytopharmaka und Vitamin-C-Infusionen eine milde Form der Umstimmung dar. Sowohl auf humoralem Weg wie auch über das vegetative Nervensystem wird eine Beeinflussung der Reaktionslage im Organismus bewirkt und somit eine Besserung des Gesamtzustands erreicht.

Eigenblutinjektion: Basistherapie

- 1.–2. Wo. (3 ×/Wo.) i.m.-Inj.: 0,5 ml Nativblut + 1 Amp. *Nervoregin,* nach der Blutentnahme Infusion von 7,5 g *Pascorbin*®
- 3.–6. Wo. (2 ×/Wo.) Inj. wie 1.–2. Wo.
- Anschließend monatlich 1 Wiederholungsinjektion.

Zusatztherapie

- *Vitamin C:* 1–2 TL Ascorbinsäure Plv. über den Tag verteilt mit Saft einnehmen
- *Hyperforat*®: 3 Tage 3 × tgl. 50 Tr. v.d. Essen, ab 4. Tag fortlaufend 3 × tgl. 30 Tr. v.d. Essen
- *Acidum phosphoricum D4:* 3 × tgl. 1 Tbl. im Mund zergehen lassen bei zunehmender Gleichgültigkeit, Konzentrationsschwäche und Niedergeschlagenheit in Folge von Kummer
- Teemischungen im Wechsel getrunken
  - Equiseti herb., Urticae herb., Hyperici herb., Millefolii herb. (aa 30.0). M.f.spec. D. S. 2 TL auf ¼ l Wasser als Aufguss 5 Min. ziehen lassen, 2 × tgl. 1 Tasse
  - Valerianae rad., Hyperici herb. (aa 25.0), Lupuli strob., Primulae flos, Lavendulae flos, Gei urbani radix (aa 10.0). M. f. spec. D. S. 1 TL auf 1 Tasse Wasser als Aufguss, 5 Min. ziehen lassen, 2 × tgl. 1 Tasse trinken

Viel wichtiger als die therapeutischen Empfehlungen ist das verstehende und teilnehmende Gespräch mit dem Patienten. Die Behandlung der Altersdepression erfordert sowohl vom Behandler sehr viel Geduld und Verständnis als auch von den Angehörigen Einfühlungsgabe, Liebe und Zuneigung gegenüber dem alten Menschen.

4.19.3 Pruritus senilis (Altersjuckreiz)

Generalisierter, evtl. äußerst quälender Juckreiz im Alter, verursacht v.a. durch die Exsikkation der Haut. Auch Gefäß- und Stoffwechselleiden (z.B. Arteriosklerose, Hypertonie, Leber- und Galleerkrankungen, Diabetes mellitus, Lymphogranulomatose, Tumoren). Symptome: zunächst an umschriebenen Stellen, evtl. Ausbreitung über den ganzen Körper.

Konservative Therapie

- **Bäder:** Bäder oder Ganzwaschungen werden von Patienten mit chronischem Juckreiz als sehr wohltuend empfunden. Um Hautaustrocknung durch häufiges Baden zu vermeiden, sollten ¼ l Milch und 2 EL Olivenöl dem Vollbad zugegeben werden. Zusätzlich können Zinnkraut- oder Kamillenextrakt oder Kleie-Bäder wie z.B. *Töpfer*® *Kleiebad,* verwendet werden. Bäder und Waschungen sollen nur mit lauwarmem Wasser durchgeführt werden, da sonst der Juckreiz verstärkt wird. Juckreizmildernd sind außerdem Bäder mit entsprechenden Detergentien wie z.B. *Ölbad Cordes*®*, Balneum Hermal*® *F Bad*
- **Hautpflege:** Besonders die alternde Haut benötigt viel Fett, daher ist an den Tagen, an denen kein Ölbad genommen wird, das Einfetten der Haut mit folgenden Rezepturen angezeigt.
  - Rp. für trockene Gesichtshaut: Cetiol, Lanette N (aa 1.2). Aqua dest. (ad 100.0). M.D.S. Reinigungsmilch 2 × tgl. im Gesicht auftragen, einwirken lassen und mit Wasser wieder abwaschen
  - Rp. nach der Reinigung: Zinci oxydat., Bismutum subnitric. (aa 1.2), Ungt. leniens (ad 30.0). M.D.S. Gesichtscreme nach der Reinigung auftragen
  - Rp. für die trockene Körperhaut: Eucerin cum aqua 75.0, Ungt. cereum ad 125.0, M.D.S. Hautcreme 1–2 × tgl. den Körper einreiben

Tritt nach Anwendung dieser Rezepturen keine merkliche Besserung des Juckreizes ein, liegt möglicherweise eine Stoffwechsel- oder Gefäßerkrankung zugrunde, die als primäre Ursache vorrangig zu behandeln ist. In diesem Fall werden die juckreizstillenden Maßnahmen begleitend durchgeführt.

Eigenblutinjektion

Eine konsequent durchgeführte Eigenbluttherapie, mit kleinen Dosen beginnend, kann eine wesentliche Erleichterung bringen. Bewährt haben sich zwei verschiedene Therapieschemata, die i.m.-Inj. und die i.c. bzw. s.c-Inj. von unverändertem Eigenblut.

> Hohe Dosen Eigenblut bewirken eher eine Verschlechterung des Zustandes!

Basistherapie Schema A
- 3 ×/Wo. i.m.-Inj.: 0,5 ml Nativblut
- 3 ×/Wo. i.m.-Inj.: 1,0 ml Nativblut
- 3 ×/Wo. i.m.-Inj.: 1,5 ml Nativblut
- 3 ×/Wo. i.m.-Inj.: 2,0 ml Nativblut
- 3 ×/Wo. i.m.-Inj.: 2,5 ml Nativblut
- 1 ×/Wo. i.m.-Inj.: sehr langsame Steigerung auf 3,0 ml Nativblut

Basistherapie Schema B
Inj. in langsam ansteigenden Dosierungen ohne Medikamentenzusätze:
- Tgl. ansteigend i.c.-Inj.: 0,1; 0,2; 0,3; 0,4; 0,5 ml Nativblut als Quaddel
- 3-tägig ansteigend s.c.-Inj.: 0,6; 0,7; 0,8; 0,9; 1,0 ml Nativblut
- 5-tägig ansteigend i.m.-Inj.: 1,0; 1,5; 2,0; 2,5; 3,0 ml Nativblut
- Alle 10 Tage – i.m.-Inj.: 3,0 ml Nativblut
- Danach alle 20 Tage – i.m.-Inj.: 3,0 ml Nativblut
- Bei ausgeprägtem Pruritus können zur Wirkungsverstärkung spezielle Medikamente zugemischt werden, z.B. *Acidum formicium D6* Amp., *Dolichos pruriens D4* Amp. oder *Acirufan*®

Zusatztherapie für Schema A und B
- Phönix-Entgiftungstherapie (➤ Kap. 4.4.4)
- Pruritus diabeticorum: *Myrtillus Similiaplex* 3 × tgl. 20 Tr. im tgl. Wechsel mit *Quassia Similiaplex*
- Trockenes Ekzem: *Cistus Similiaplex* 3 × tgl. 20 Tr.
- Nässendes Ekzem: *Viola tricolor Similiaplex*, 3 × tgl. 20 Tr.
- Tees: auf eine ausreichende Flüssigkeitszufuhr ist zu achten
  - Veronicae herb. D. S. 1 TL auf 1 Tasse als Aufguss, 5 Min. ziehen lassen, 4 Tassen tgl. trinken
  - Veronicae herb., Violae tricoloris herb. (aa 50.0). M. f.spec. D. S. 1 TL auf 1 Tasse als Aufguss, 5 Min. ziehen lassen, 3 Tassen tgl. trinken

Eigenblutinjektion mit hämolysiertem Eigenblut

- Nativblut und *Ampuwa*® ca. 1 Min. lang durchmischen, erst danach erfolgt die Inj.
- 1.–3. Wo. (3 ×/Wo.) i.m.-Inj.: 2,0 ml Nativblut + 0,5 ml *Ampuwa*®
- 4.–6. Wo. (2 ×/Wo.) i.m.-Inj.: 2,0 ml Nativblut + 0,5 ml *Ampuwa*®
- 7.–10. Wo. (1 ×/Wo.) i.m.-Inj.: 2,0 ml Nativblut + 0,5 ml *Ampuwa*®

Eine **Zusatztherapie** wie unter ➤ Eigenblutinjektion ist sinnvoll.

Vitamin-C-Infusion

auch 5.2.1
- 1. Wo. (3 ×/Wo.) 250 ml NaCl + 15 g *Pascorbin*®
- 2.–4. Wo. (3 ×/Wo.) 500 ml 0,9% NaCl + 30 g *Pascorbin*®

Verabreichen Sie grundsätzlich nach jeder Vitamin-C-Infusion, die höher als 15 g verabfolgt wurde, 1 Amp. *Ubichinon compositum* (i.m.). Ubichinon hält die Zellmembranen funktionsfähig, indem es sich direkt in deren Membrandoppelschichten einlagert. Intakte Membranen sind Voraussetzung, damit Vitamin C in höherer Konzentration auch die Zellen durchdringt und dort seine Wirkung entfalten kann.

4.19.4 Katarakt (grauer Star)

Der Durchsichtigkeitsverlusts der Augenlinse oder ihrer Kapsel ist entweder angeboren oder erworben (äußere Einwirkungen oder infolge anderer Grunderkrankung). Die häufigste Form ist der Altersstar (Cataracta senilis).

Varma u.a. haben bereits 1984 festgestellt, dass eine nicht ausreichende Versorgung des Organismus mit Vitamin C den grauen Star fördert. Sie haben bei vielen Patienten beobachtet, dass geringe Vitamin-C-Konzentrationen in den Linsen der Bildung des Katarakts vorausgingen.

Bewährt hat sich eine kombinierte Vitamin C (➤ Kap. 5.3.9) und Eigenblutbehandlung in Verbindung mit der sog. Waterloh-Kur (unter „Eigenblutinjektion").

Eigenblutinjektion: Basistherapie

Die Infusionstherapie mit Vitamin C (➤ Kap. 5.3.9) geht der Eigenblutbehandlung voraus.
- 1.–3. Wo. (3 ×/Wo.) i.m.-Inj.: 2,0 ml Nativblut + 1 Amp. *Mucokehl*® D5, nach der Blutentnahme i.v.-Inj.: 1 Amp. *Mucokehl*® D5
- 4.–6. Wo. (2 ×/Wo.) Inj. wie 1.–3. Wo.

Zusatztherapie

- **Medikamentöse Therapie:**
  - *Mucokehl*® D5: v.d. Frühstück und v.d. Schlafengehen jeweils 1 Tbl.
  - *Vitamin C:* 2 TL Ascorbinsäure Plv. über den Tag verteilt mit Saft
  - Waterloh-Kur: Calcium fluoratum, Magnesium fluoratum und Magnesium carbonicum werden im Wechsel verabreicht. Im Anschluss wir die Kur je nach Erfolg, 4–5 × wiederholt. 17 Tage lang morgens 1 Tbl. Calcium fluoratum D12, 17 Tage lang morgens 1 Tbl. Calcium fluoratum D6, 17 Tage lang morgens 1 Tbl. Magnesium fluoratum D12, 4 Wo. lang morgens 5 Tr. Magnesium carbonicum D8
- **Äußere Anwendungen:** *Mucokehl*® D5 Augentropfen: 2 × tgl. je 2 Tr. in jedes Auge geben

4.19.5 Glaukom (grüner Star)

Syn: Grüner Star. Die intraokulare Drucksteigerung mit schädigenden Folgen wird durch ein Missverhältnis zwischen Zu- und Abfluss des Kammerwassers, z.B. durch Abflussbehinderung infolge Linsenluxation oder Uveitis, durch Gefäßveränderungen, Verletzungen oder Tumoren und physiologische Alterungsprozesse hervorgerufen.

Symptome: subjektiv lange beschwerdefrei, später Gesichtsfeldausfälle (Bjerrum-Skotom), dauernd erhöhter Augeninndruck, Minderung der Sehkraft, Gefahr eines Glaukomanfalls.

Es wurde mehrfach darüber berichtet, dass durch Einnahme von Vitamin C der stark erhöhte intraokuläre Augendruck bei einer täglichen Aufnahme von 1–3 g erheblich zurückging. *Bietti*, *Virno* u.a. verabreichten ihren Patienten mit stark erhöhtem intraokuläre Augendruck täglich Vitamin C Dosen von 30–40 g. Dabei konnte festgestellt werden, dass der zu Beginn der Behandlung erhöhte intraokuläre Augendruck von 30–70 mm/Hg sich in den meisten Fällen auf die Hälfte verringerte (➤ Kap. 5.3.10, Infusionstherapie mit Vitamin C).

Eigenblutinjektion: Basistherapie

Die Infusionstherapie mit Vitamin C (➤ Kap. 5.3.10) geht der Eigenblutbehandlung voraus.
- 1.–3. Wo. (3 ×/Wo.) i.m.-Inj.: 2,0 ml Nativblut + 1 Amp. *Mucokehl*® D5, nach der Blutentnahme i.v.-Inj.: 1 Amp. *Mucokehl*® D5.
- 4.–6. Wo. (2 ×/Wo.) Inj. wie 1.–3. Wo.

Zusatztherapie

- **Medikamentöse Therapie:**
  - *Mucokehl*® D5: v.d. Frühstück und v.d. Schlafengehen jeweils 1 Tbl.
  - *Vitamin C:* 2 TL Ascorbinsäure Plv. über den Tag verteilt mit Saft
- **Äußere Anwendungen:** *Mucokehl*® D5 Augentropfen: 2 × tgl. je 2 Tr. in jedes Auge geben

4.19.6 Schlafstörungen

Etwa 40% der über 65-Jährigen leiden an chronischen Schlafstörungen, davon klagt etwa die Hälfte über gravierende Störungen. Schlafstörungen sind häufig die Ursache für Tagesmüdigkeit, Leistungsverlust, Stimmungsschwankungen, nächtliche Stürze.

Ursachen:
- Altersbedingte Veränderung des Schlafmusters: Abnahme der Schlafdauer auf durchschnittlich 6–7 Std.; verkürzte Tiefschlafphasen, häufigere kurze Aufwachperioden, erniedrigte Weckschwelle. Der Schlaf wird leichter durch Geräusche gestört.
- Psychische Belastungsfaktoren: Einsamkeit, Konflikte, Unterforderung (Reizarmut, wenig Aufgaben).
- Psychiatrische Erkrankungen: Depression, Demenz, Angsterkrankungen, Alkohol- und Medikamentenabhängigkeit.
- Situative Faktoren: Lärm, zu hohe Raumtemperatur (> 18°C), Partner („Schnarcher"), opulente Mahlzeiten am Abend, ungeeignetes Bett (z.B. zu weiche Matratze, zu schwere Bettdecke), Ortswechsel (Umzug ins Altenheim).
- Medikamente: z.B. Diuretika, Theophyllin.
- Somatische Ursachen: Schmerzen, nächtliche Wadenkrämpfe, Husten, kardiopulmonale Erkrankungen, Ödeme, nächtliche Hypoglykämien, Bewegungsmangel am Tag.

Die häufig verordneten Schlafmittel können statt der erwünschten schlaffördernden Wirkung als sog. Paradoxeffekt nächtliche Erregungszustände und starker Unruhe bewirken. Daneben ist die Suchtgefahr auch beim älteren Patienten nicht unerheblich.

Neben der ausführlichen Bewegung am Tage und dem Versuch, die Aktivität durch eine entsprechende Beschäftigung zu fördern, können Eigenblutinj. sehr förderlich sein. Bereits in den 30er-Jahren des 20. Jh. wurde beobachtet, dass nach der Verabfolgung von UV-bestrahltem Eigenblut der Schlaf länger und tiefer wurde und die Patienten morgens frischer und leistungsfähiger waren.

Eigenblutbehandlung: Basistherapie

4 Wo. (2 ×/Wo.) i.m.-Inj.: 0,5 ml Nativblut + 1 Amp. *Nervoregin*

Zusatztherapie

- Homöopathische Rezeptur: Passiflora D12, Avena sativa, Zincum valerianicum D4 M.D.S. v.d. Schlafengehen 20 Tr. mit etwas Wasser
- Phytotherapeutische Rezepturen:
  - Valerianae rad., Hyperici herb. (aa 25.0), Lupuli strobuli, Betonicae herb., Primulae flos, Lavendulae flos, Gei urbani rad. (aa 10.0). M. f. spec. D. S. 1 TL auf 1 Tasse als Aufguss, 5 Min. ziehen lassen und 1 Tasse ½ Std. v.d. Schlafengehen trinken
  - Rp. (nach *O. Schmidt*) Violae odorat. herb. c. rad. (10.0), Melissae herb., Valerianae rad., Millefolii herb. (aa 20.0). M.f.spec. D. S. 1 TL auf 1 Tasse als Aufguss, 5 Min. ziehen lassen und 1 Tasse ½ Std. v.d. Schlafengehen trinken
  - Valerianae rad., Lupuli strob. (aa 25.0). M.f.spec. D. S. 1 TL auf 1 Tasse als Aufguss, 5 Min. ziehen lassen und 1 Tasse ½ Std. v.d. Schlafengehen trinken unter Hinzufügung von 10 Tr. Passiflora D2 Dil.

4.20 Erkrankungen im Kindesalter

Viele Infektionskrankheiten, die vorwiegend im Kindesalter auftreten, lassen sich durch zusätzliche begleitende Maßnahmen, wie z.B. Verabreichung von potenziertem Eigenblut, sehr gut beeinflussen: Komplikationen lassen sich vermeiden und es tritt eine rasche Erholungsphase ein. Die von der Kinderärztin *Imhäuser* empfohlenen Anwendungen von potenziertem Eigenblut haben sich in der Praxis immer wieder bewährt.

4.20.1 Infektanfälligkeit

Bei Infektanfälligkeit treten gehäuft chronisch rezidiverende Infekte auf, v.a. Bronchitis, Laryngitis, Pseudokrupp, Konjunktivitis, Gastroenteritis. Begünstigende Faktoren sind v.a. familiäre Disposition, Fokalherde (z.B. Nebenhöhlen, Tonsillen, Zähne, Urogenitaltrakt oder Darm), einseitige Ernährungsweise, chronische Erkrankungen, schlechte Immunlage durch Stresssituationen oder Umweltbelastungen.

Die Infektanfälligkeit tritt bevorzugt auf bei Kindern mit lymphatischer Diathese. Diese Kinder befinden sich häufig in einem schlechten Allgemeinzustand, sie wirken blass und fahl, sind müde und lustlos. Ihre körperliche Haltung wirkt schlaff und schwach. Während sich im Kleinkindalter durch gezielte Maßnahmen eine konstitutionelle Verbesserung auf medikamentösem Wege recht gut erzielen lässt, ist die die lymphatische Diathese bei älteren Kindern und Erwachsenen – sie äußerst sich dadurch, dass der Patient sozusagen an seiner Krankheit klebt – nicht mehr so gut beeinflusbar. Die Therapie ist oft sehr langwierig. Die Behandlung der lymphatischen Diathese erfordert neben der spezifischen Arznei zusätzlich Arzneimittel, die das gesamte Lymphsystem regenerieren.

Potenziertes Eigenblut für Kinder (Basistherapie)

Durch eine gezielte Aufbautherapie für Kinder in Kombination mit potenziertem Eigenblut lässt sich der kindliche Abwehrmechanismus in beeindruckender Weise stabilisieren.

Verabreicht werden jeweils 5 Tr. auf die Zunge. Dauer der Therapie: 6 Wo.
- 1 ×/Wo.: C7 Potenz
- 1 ×/Wo.: C9 Potenz
- 1 ×/Wo.: C12 Potenz
- 1 ×/Wo.: C15 Potenz

Zusatztherapie

- Aufbautherapie für Kinder: Im 3-tägigen Wechsel werden insgesamt 3 Monate lang verabreicht: *Mercurius solubilis Phcp* 3 Tage 3 × tgl. 5/10/15 Globuli, *Dulcamara S Phcp* 3 Tage 3 × tgl. 5/10/15 Globuli, *Acidum nitricum S Phcp* 3 Tage 3 × tgl. 5/10/15 Globuli
- *Sankombi® D5:* 1 × tgl. 5–10 Tr. für die Dauer von 3 Monaten

4.20.2 Infektionskrankheiten

Die Eigenbluttherapie soll als Begleittherapie eingesetzt werden. Sie verhilft zu einer raschen Rekonvaleszenz. Die speziellen Krankheitsbilder werden im Einzelnen nicht ausgeführt.

Windpocken (Varizellen)

Potenziertes Eigenblut für Kinder: Basistherapie

- 1 Tag lang 2-stdl.: 2 Tr. einer C7 Potenz auf die Zunge. Der unangenehme Juckreiz lässt nach wenigen Std. bereits nach.
- Über 3 Wo. (3 ×/Wo.): C9 Potenz
- Über 4 Wo. (1 ×/Wo.): C12 Potenz

Zusatztherapie

- *Quentakehl® D4:* morgens 2 Kps. (nüchtern) und 1 Kps. v.d. Schlafengehen, *Sankombi® D5:* morgens und mittags je 5 Tr. auf die Zunge geben
- Aufbautherapie für Kinder: Im 3-tägigen Wechsel werden insgesamt 3 Monate lang verabreicht: *Mercurius solubilis Phcp* 3 Tage 3 × tgl. 5/10/15 Globuli, *Dulcamara S Phcp* 3 Tage 3 × tgl. 5/10/15 Globuli, *Acidum nitricum S Phcp* 3 Tage 3 × tgl. 5/10/15 Globuli

Pfeiffer-Drüsenfieber (Mononucleosis infectiosa)

Potenziertes Eigenblut für Kinder

Im Anschluss an die Basistherapie erfolgt eine konsequente Nachbehandlung (Eigenblutinjektion), um Spätfolgen wie zeitweilig auftretendes Fieber, Leber- oder Milzschwellungen, Infektanfälligkeit oder vegetative Störungen zu vermeiden.

Basistherapie
Während des akuten Krankheitsverlaufs jeden 2. Tag 5 Tr. einer Eigenblutpotenz C7 auf die Zunge geben, bis zur deutlichen Besserung.

Zusatztherapie
- 1., 3. und 5. Wo. (Mo.): *Utilin®*
- 2., und 4. Wo. (Mo.): *Latensin®*
- 1.–5. Wo. (Fr.): *Recarcin®*

Eigenblutinjektion

Ältere Kinder erhalten zur Regeneration und Nachbehandlung Eigenblutinjektionen.
- 1.–3. Wo. (3 ×/Wo.) i.m.-Inj.: 0,5 ml Nativblut + 1 Amp. *Rebas® D4*
- 4.–6. Wo. (2 ×/Wo.) i.m.-Inj.: 0,5 ml Nativblut + 1 Amp. *Rebas® D4*

Über einen gewissen Zeitraum erfolgt monatlich eine Wiederholungsinjektion.

Keuchhusten (Pertussis)

Potenziertes Eigenblut für Kinder: Basistherapie

- Jeden 2. Tag: 5 Tr. einer Eigenblutpotenz C5 auf die Zunge geben (etwa 5 ×)
- 5 Wo. (1 ×/Wo.): 5 Tr. einer Eigenblutpotenz C7 auf die Zunge geben
- 5 Wo. (1 ×/Wo.): 5 Tr. einer Eigenblutpotenz C9 auf die Zunge geben

Zusatztherapie

Zur Rekonvaleszenz nach einer Keuchhusteninfektion:
- Aufbautherapie für Kinder: Im 3-tägigen Wechsel werden insgesamt 3 Monate lang verabreicht: *Mercurius solubilis Phcp* 3 Tage 3 × tgl. 5/10/15 Globuli, *Dulcamara S Phcp* 3 Tage 3 × tgl. 5/10/15 Globuli, *Acidum nitricum S Phcp* 3 Tage 3 × tgl. 5/10/15 Globuli
- *Sankombi® D5:* morgens und mittags je 5 Tr. auf die Zunge geben

Masern (Morbilli)

Potenziertes Eigenblut für Kinder: Basistherapie

- Jeden 2. Tag: 5 Tr. einer Eigenblutpotenz C7 auf die Zunge geben (etwa 5 ×)
- 5 Wo. (1 ×/Wo.): 5 Tr. einer Eigenblutpotenz C9 auf die Zunge geben +
- 5 Wo. (1 ×/Wo.): 5 Tr. einer Eigenblutpotenz C12 auf die Zunge geben

Zusatztherapie

- Aufbautherapie für Kinder: Im 3-tägigen Wechsel werden insgesamt 3 Monate lang verabreicht: *Mercurius solubilis Phcp* 3 Tage 3 × tgl. 5/10/15 Globuli, *Dulcamara S Phcp* 3 Tage 3 × tgl. 5/10/15 Globuli, *Acidum nitricum S Phcp* 3 Tage 3 × tgl. 5/10/15 Globuli
- *Sankombi® D5:* morgens und mittags je 5 Tr. auf die Zunge geben

Scharlach

Potenziertes Eigenblut für Kinder: Basistherapie

- Jeden 2. Tag: 5 Tr. einer Eigenblutpotenz C5 auf die Zunge geben (etwa 5 ×)
- 5 Wo. (1 ×/Wo.): 5 Tr. einer Eigenblutpotenz C7 auf die Zunge geben
- 5 Wo. (1 ×/Wo.): 5 Tr. einer Eigenblutpotenz C9 auf die Zunge geben

Zusatztherapie

Zur Rekonvaleszenz nach einer Scharlachinfektion
- Aufbautherapie für Kinder: Im 3-tägigen Wechsel werden insgesamt 3 Monate lang verabreicht: *Mercurius solubilis Phcp* 3 Tage 3 × tgl. 5/10/15 Globuli, *Dulcamara S Phcp* 3 Tage 3 × tgl. 5/10/15 Globuli, *Acidum nitricum S Phcp* 3 Tage 3 × tgl. 5/10/15 Globuli
- *Sankombi® D5:* morgens und mittags je 5 Tr. auf die Zunge geben

Meningitis

Treten nach einer Meningitis vermehrt Kopfschmerzen, Wetterfühligkeit oder Konzentrationsstörungen auf, sollten den Kindern über einen längeren Zeitraum Eigenblutpotenzen verabfolgt werden.

Potenziertes Eigenblut für Kinder: Basistherapie

- 1 ×/Wo.: 5 Tr. einer Eigenblutpotenz C7 auf die Zunge geben
- 1 ×/Wo.: 5 Tr. einer Eigenblutpotenz C9 auf die Zunge geben
- 1 ×/Wo.: 5 Tr. einer Eigenblutpotenz C15 auf die Zunge geben

Zusatztherapie

- *Latensin®*: 1 ×/Wo. 1 Kps. (nüchtern) und 3 Std. nüchtern bleiben (Einnahme sollte mindestens 6–12 Monate erfolgen)
- Tropfenmischung: *Traumeel® S, Graphites-Homaccord®* (aa 50.0). M.D.S. 3 × tgl. 10 Tr. für die Dauer von 8 Wo.

Mumps (Parotitis epidemica)

Potenziertes Eigenblut für Kinder: Basistherapie

- Jeden 2. Tag: 5 Tr. einer Eigenblutpotenz C5 auf die Zunge geben (etwa 5 ×)
- 5 Wo. (1 ×/Wo.): 5 Tr. einer Eigenblutpotenz C7 auf die Zunge geben
- 5 Wo. (1 ×/Wo.): 5 Tr. einer Eigenblutpotenz C9 auf die Zunge geben

Zusatztherapie

- Aufbautherapie für Kinder: Im 3-tägigen Wechsel werden insgesamt 3 Monate lang verabreicht: *Mercurius solubilis Phcp* 3 Tage 3 × tgl. 5/10/15 Globuli, *Dulcamara S Phcp* 3 Tage 3 × tgl. 5/10/15 Globuli, *Acidum nitricum S Phcp* 3 Tage 3 × tgl. 5/10/15 Globuli
- *Sankombi® D5:* morgens und mittags je 5 Tr. auf die Zunge geben
- Komplikationen: bei Orchitis *Plumbum metallicum D6,* 2 × tgl. 1 Tbl. im Mund zergehen lassen, bei Adnexitis *Pulsatilla D4,* 3 × tgl. 1 Tbl. im Mund zergehen lassen

4.21 Sport und Eigenblut

Seit Jahren wird immer wieder versucht, durch modifizierte Eigenblutinj. Leistungssteigerungen bei Wettkämpfen zu erzielen. Tatsächlich bewirkt die aktivierte Eigenblutinjektion eine Ökonomisierung des Energieumsatzes und somit eine Leistungssteigerung im entscheidenden Augenblick. Auch zur Regeneration und Reparation nach sportlichen Höchstleistungen eignet sich die aktivierte Eigenbluttherapie hervorragend.

- **Leistungssteigerung:**
  - Durch eine Kombination von z.B. Actovegin® pro injectione und aktiviertem Eigenblut kann der zelluläre Energiestoffwechsel durch vermehrte Einschleusung und Utilisation von Glukose und Sauerstoff sehr günstig beeinflusst und gleichzeitig eine positive Wirkung auf den Erhaltungs- und Funktionsstoffwechsel erzielt werden.
  - Die Kombination von Vitamin-C-Infusionen und aktiviertem Eigenblut führt zur beträchtlichen Steigerung des Leistungsvermögens.
- **Abwehrsteigerung:** Eigenblut stärkt die Eigenabwehr durch Auslösung spezifischer Reize im Sinne einer verstärkten vegetativen Umschaltung des Organismus.
- **Sportverletzungen:** Auch bei traumatischen Sportverletzungen kann zusätzlich zu den chirurgischen Maßnahmen die aktivierte Eigenbluttherapie bedenkenlos eingesetzt werden, denn die Eigenblutbehandlung ist eine regulierende Therapie.

4.22 Herderkrankungen

Vor jeder Therapie sollten eine Ausschaltung von evtl. vorhandenen Störfeldern und eine Herdsanierung, wenn notwendig, erfolgen.

- **Tonsillen:** Sie können obwohl sie äußerlich gesund aussehen, nicht selten die Grundlage schwe-

lender, chronisch entzündlicher tonsillärer und paratonsillärer Herderkrankungen bilden und somit Wegbereiter chronischer Erkrankungen sein (Kontrolle durch den HNO-Arzt).
- **Zahnherde:** Schlechte Zähne müssen saniert, Wurzelentzündungen behoben und tote Zähne restlos entfernt werden. Bei dentogenen Fokaltoxikosen ist die chirurgische Sanierung wesentlich Bestandteil der Therapie. Zur prä- und postoperativen Behandlung kann die *Phönix-Entgiftungstherapie* (➤ Kap. 4.4.4) eingesetzt werden.
- **Nasennebenhöhlen:** Bevorzugt befallen sind die Kieferhöhle und das Siebbein, weniger die Stirnhöhle, selten die Keilbeinhöhle. Eine Erkrankung der Nasennebenhöhlen ist sehr häufig und wird nur allzuoft übersehen! Neben den üblichen Dampfinhalationen kann mit folgender Teemischung inhaliert werden.
Rp. Menthae pip. fol., Salviae fol., Violae odoratae flos, Basilici herb (aa 30.0): M. f. spec. D. S. 1 EL auf 1 l Wasser, kurz aufkochen und 3 Min. ziehen lassen. Anschließend 1 Tr. Pfefferminzöl hinzugeben und 2 × tgl. 10 Min. inhalieren.
- **Verdauungsapparat:**
  – Chronisch entzündliche Prozesse können ebenfalls Ausgangspunkt und Ursache von Erkrankungen sein: Starke Blähungen, Obstipation, unregelmäßige Stuhlgänge – schaumig oder penetrant riechend mit Schleimbeimengungen – Anazidität, Störungen der Leber und Gallenblasenfunktion, Pankreopathien sind ebenso zu beachten und zu therapieren wie eine rezidivierende Appendizitis.
  – Für die Grundlagentherapie und die Regeneration gestörter Darmverhältnisse ist die Nährflüssigkeit Microflorana®-F von eminenter Bedeutung. Zur Aktivierung des Leberparenchyms und zur Entgiftung der aus dem Darm stammenden toxischen Stoffwechselmetaboliten ist die Durchführung der **Phönix-Entgiftungstherapie** notwendig (➤ Kap. 4.4.4).
  – **Therapie der chronischen Appendizitis:** Therapeuten, die Ganzheitsmedizin betreiben, sind sich einig darüber, dass Darmherde als allergisierende Faktoren ernst genommen werden müssen. Das bedeutet, dass unter Umständen eine chirurgische Sanierung indiziert ist.
- **Gallenwege**
  – Eine Erkrankung der Gallenwege ist häufig die Ursache einer Dysbiose und verantwortlich dafür, dass das gesamte Abwehrsystem blockiert ist.
  – In der praktischen Anwendung zur Heilung hat sich: Phönix Plumbum spag., 3 × tgl. 30 Tr. mit Flüssigkeit n.d. Essen bewährt.
- **Urogenitalbereich:**
  – Infektionsquellen, ausgehend vom Nieren-Blasensystem werden häufig angetroffen, jedoch wird ihnen viel zu wenig Bedeutung beigemessen. Die Urinuntersuchung sollte zur Routineuntersuchung gehören und zwar durch Teststreifen und wenn erforderlich durch Anlegen einer Urinkultur. Bei vorliegenden Befunden muss entsprechend therapiert werden.
  – Der Genitalbereich, v.a. bei Frauen, bleibt nur allzuoft unbeachtet, obwohl feststeht, dass eine Reihe chronischer Krankheitsprozesse hier ihren Ursprung haben. Es bedarf im Zweifelsfall einer sorgfältigen ärztlichen Fachuntersuchung.

KAPITEL 5

Vitamin C zur Immunmodulation

5.1	**Grundlagen**	142
5.1.1	Physiologische Bedeutung von Vitamin C	142
5.1.2	Vitamin-C-Bedarf	145
5.2	**Vitamin-C-Behandlung**	146
5.2.1	Durchführung der Vitamin-C-Behandlung	146
5.2.2	Indikationen, Toxizität und Nebenwirkungen	148
5.3	**Behandlungsbeispiele**	150
5.3.1	Tumorprävention	151
5.3.2	Tumorbehandlung	151
5.3.3	Aktivierung oder Stabilisierung sportlicher Leistungen	151
5.3.4	Gefäßerkrankungen	151
5.3.5	Vitamin C als Antidot bei Vergiftungen	152
5.3.6	Rekonvaleszenz nach bakteriellen oder viralen Infektionen	152
5.3.7	Kollagenaufbau	152
5.3.8	Lipidämie	152
5.3.9	Katarakt	152
5.3.10	Glaukom	153
5.3.11	Verätzungen der Augen	153
5.3.12	Konjunktivitis	153
5.3.13	Akuter Gichtanfall	153
5.3.14	Alterungsprozesse	153
5.3.15	Wundheilung	154
5.3.16	Bakterielle Infektionen	154
5.3.17	Virale Infektionen	154
5.3.18	Leberschutztherapie	154
5.3.19	Ulcus ventriculi	154
5.3.20	Dekubitus (Druckgeschwüre)	154
5.3.21	Bandscheibenschäden	155
5.3.22	Allergie	155
5.3.23	Akute Pollinosis	155

Vitamin C mit seinen vielfältigen Funktionen im menschlichen Organismus und die Eigenbluttherapie mit ihrem breiten Wirkungsspektrum setzen, wenn sie kombiniert oder wechselweise dem Patienten verabreicht werden, Heilungsprozesse in Gang oder bewirken zumindest Linderung, wo jegliches therapeutische Bemühen bereits aufgegeben war. Vitamin C ist ein Nährstoff, der in der orthomolekularen Therapie bei sehr vielen Erkrankungen erfolgreich verabreicht wird. Namhafte Pioniere der Vitamin-C-Therapie haben durch tausendfache Therapieerfolge bei vielen lebensbedrohlichen Erkrankungen die Wirkung von Vitamin C unter Beweis gestellt: *Pauling, Klenner* (Poliobehandlung), *Cameron* (Nachweis der Wirksamkeit von Vitamin C bei Krebskranken), *Cathcart* (Behandlung mit Vitamin C im Megabereich bei Aids), *Issels* (Vitamin-C-Infusionen bei Krebskranken), *Seeger* (Hinweis zur Krebsbehandlung Vitamin C einzusetzen).

5.1 Grundlagen

5.1.1 Physiologische Bedeutung von Vitamin C

Die Ascorbinsäure ist ein Abkömmling der Kohlenhydrate und für den Menschen ein essentieller Nahrungsbestandteil, zu dessen Biosynthese er selbst nicht mehr imstande ist. Fast alle pflanzlichen und tierischen Lebewesen können aus der Glucose über mehrere enzymatische Stufen Ascorbinsäure synthetisieren. Im Laufe der Evolution hat der Mensch neben einigen wenigen Spezies, wie z.B. den Primaten und den Meerschweinchen, durch eine Genmutation die Fähigkeit verloren, die letzte Stufe der Ascorbinsäuresynthese, und zwar die Oxidation des L-Gulonsäurelactons durch die L-Gulonlactonoxidase, durchzuführen. Durch diesen mutationsbedingten Verlust eines Enzyms ist die Ascorbinsäure für den Menschen zu einem „Vitamin" geworden, dessen Substitution über die Nahrung geschehen muss.

Schon bald nach der Isolierung des Vitamin C hatte man erkannt, dass Ascorbinsäure ein chemisches Redoxsystem darstellt, das leicht und reversibel unter Wasserstoffabgabe zu Dehydro-L-ascorbinsäure oxidiert werden kann. Die Möglichkeit, als Wasserstoffdonator bei enzymatischen Hydroxylierungen aktiv zu werden, bewirkt eine Vielzahl enzymatischer Prozesse des Intermediärstoffwechsels wie z.B. die Noradrenalin-, Adrenalin- und Corticosteroidsynthese, den Cholesterinabbau, die Kollagensynthese usw.

Ascorbinsäure spielt eine nicht unbedeutende Rolle bei der Reifung der Erythrozyten und ist außerdem an der Resorption und Verwertung des Eisens beteiligt. Untersuchungen zeigen ferner, dass Vitamin C einen günstigen Einfluss auf die Metabolisierung von Pharmaka und anderen körperfremden Stoffen in den Mikrosomen der Leberzellen ausübt. Auch der ausgesprochen positive Einfluss von Vitamin C auf die Immunmodulation des menschlichen Organismus ist vielfach nachgewiesen. So erfolgt durch Ascorbinsäure eine Steigerung der Abwehrmechanismen durch Einflussnahme auf die Phagozytosefähigkeit der weißen Blutzellen und durch eine Anregung der körpereigenen Interferonsynthese.

Viele Fragen hinsichtlich der Wirkungsweise von Vitamin C sind auch heute noch ungelöst. Dennoch ist inzwischen erkannt worden, dass Vitamin C in erheblich mehr Stoffwechselvorgänge regulierend eingreift als ursprünglich vermutet werden konnte und somit auch einem größeren therapeutischen Wirkungsspektrum offen steht.

Immunmodulierende Wirkung

Stimulierung der Leukozyten

Leukozyten bedürfen zur Entfaltung ihrer Phagozytoseaktivität eines bestimmten Anteils an Ascorbinsäure. Wenn das vorhandene Kontingent an Ascorbinsäure in den Zellen nicht vorhanden ist, werden die Beweglichkeit der Leukozyten und damit die Phagozytoseaktivität erheblich eingeschränkt. Das bedeutet, dass sie dort, wo sie dringend benötigt werden, nämlich im Bereich von Infektionsherden oder Tumoren, nur in unzureichender Anzahl verfügbar sind. Krebspatienten weisen stets einen erheblichen Mangel an Vitamin C auf.

Stimulierung der Immunglobulin-Synthese

Immunglobuline sind Antikörper der spezifischen körpereigenen Abwehr, die der Organismus bildet, um bestimmte Eindringlinge, Antigene, unschädlich zu machen. Für eine Stimulierung des Immunsystems sprechen Untersuchungen, die ein Anstieg der Serumkonzentrationen von IgA, IgM und C 3-Komplement sowie der chemotaktischen Aktivität unter der Gabe von 1–3 g Vitamin C pro Tag ergaben *(Pietrzik, Golly Loew)*. Die Applikation von hohen Dosen Vitamin C hat eine Zunahme der Immunglobulinsynthese zur Folge und damit eine Steigerung der körpereigenen Abwehr.

Stimulierung des Komplement-Systems

Es handelt sich hierbei um ein kompliziertes System von Plasmaproteinen, die in unterschiedlicher Menge, Zusammensetzung und Wirksamkeit im menschlichen Organismus vorhanden sind und deren Hauptaufgabe in der Vernichtung von fremden Eindringlingen in den menschlichen Organismus besteht. Die drei wichtigsten biologischen Aktivitäten des Komplementsystems bestehen in der Aktivierung von Phagozyten, in der Zytolyse von Zielzellen und in der Opsonierung von Mikroorganismen und Immunkomplexen. Die Funktionstüchtigkeit und die Stimulierung des Komplementsystems wird u.a. durch den Gehalt an Ascorbinsäure im Körper gesteuert. Dabei wird das Komplement-System durch die C1-Esterase initiiert, Aktivitäten zu entfalten, die ihrerseits Vitamin C zur Synthese der C1-Esterase benötigt.

Stimulierung der Interferon-Synthese

Unter Interferon versteht man eine Anzahl von Proteinen, die im menschlichen Organismus gebildet werden und die eine Vielzahl immunregulatorischer Wirkungen entfalten. Es sind Eiweißstoffe mit antiviraler und antiproliferativer Wirkung. Werden Zellen von einem Virus befallen, bilden sie ein spezielles für diesen Virus bestimmtes Inteferon. Auf diese Art und Weise sind Zellen in der Lage, sich vor der schädlichen Einwirkung von Viren zu schützen. Der Mensch produziert etwa 20 verschiedene Arten von Inteferonmolekülen mit unterschiedlichen Wirkungen in den verschiedenen Zellen des Körpers. Vitamin C spielt bei der Synthese dieser Interferone eine wichtige Rolle. So hat u.a. *Pauling* nachgewiesen, dass durch Applikation von höheren Dosen Vitamin C größere Mengen körpereigener Interferone produziert werden. Interferone spielen bei der Behandlung von Krebs und Infektionskrankheiten eine bedeutende Rolle.

Stimulierung der Prostaglandin-Synthese

Die Prostaglandine sind kleine Moleküle, die eine wesentliche Rolle bei den menschlichen Organfunktionen spielen. Ihre Funktionen sind ähnlich der Hormone. Sie sind beteiligt an der Regulierung des Herz-Kreislauf-Systems, der endo- und exogenen Drüsenfunktion und tragen zur Schadensbegrenzung bei, wenn Körperzellen durch Einfluss von Medikamenten Schaden erleiden. Weiterhin üben die Prostaglandine einen Einfluss auf das Immunsystem aus, indem sie bei Gewebszerstörungen freigesetzt werden, den typischen Vorgang der Entzündung bewirken und somit die Synthese der T-Lymphozyten stimulieren. Durch die Verabreichung von Vitamin C kann die Prostaglandin-Synthese gesteigert und damit die Freisetzung von T-Lymphozyten gefördert werden.

Unschädlichmachen von karzinogenen und toxischen Substanzen

Ascorbinsäure ist durchaus in der Lage, karzinogene Substanzen zu oxydieren und zu eliminieren. Dazu gehören hauptsächlich Schwermetalle wie z.B. Blei, Quecksilber, Cadmium. Ferner kann die toxische Wirkung von hochtoxischem Chrom erheblich verringert werden.

Auch bei Nikotinbelastung oder Arzneimittelabusus ist die Verabfolgung von Ascorbinsäure sehr hilfreich, da wir dadurch eine Ausschwemmung dieser belastenden toxischen Stoffe erreichen. Überdies ist Ascorbinsäure durchaus in der Lage, die Bildung von Nitrosaminen aus Nitrtit zu verhindern. Durch die Überdüngung der Felder und Konservierung der Lebensmittel gelangen täglich mehr oder weniger große

Mengen von Nitrat über die Nahrung in das Verdauungssystem. Die Umwandlung von Nitrat in Nitrit erfolgt im Verdauungsapparat durch Bakterien, wobei dieser Umbauprozess bereits in der Speiseröhre beginnt und im Dickdarm endet. Wenn im menschlichen Organismus ausreichend Ascorbinsäure vorhanden ist, kann eine Freisetzung von karzinogenen N-Nitroso-Verbindungen aus Nitrit nicht stattfinden. Dies bedeutet, dass Vitamin C auch als ein Schutz gegen Tumorbildung im gesamten Verdauungsapparat angesehen werden kann.

Durch seine biochemischen Eigenschaften kann Vitamin C eine Reihe von Hydroxylierungsreaktionen bewirken und dadurch eine Vielzahl von organischen und anorganischen Giftstoffen unschädlich machen. Infolgedessen können neben den bereits erwähnten Schwermetallen und Nitrosaminen auch Belastungen durch andere Umweltgifte, Lebensmittelzusatzstoffen, Suchtdrogen, Kohlenmonoxid und Schwefeldioxid beeinflusst werden und zwar in der Gestalt, dass die Toxizität dieser Stoffe im Körper abgebaut werden.

Fänger von freien Radikalen (Antioxidans)

Ein Antioxidans schützt Substanzen vor der schädlichen Einwirkung von Sauerstoff, indem es selbst mit Sauerstoff reagiert. So enthalten tierische als auch pflanzliche Elemente Antioxidantien, um die eigenen Zellstrukturen vor den schädlichen Einflüssen des Sauerstoffs zu schützen. Desgleichen werden Lebensmittel häufig Antioxidantien zugefügt, um ihre Haltbarkeit zu steigern. Neben Vitamin C besitzen auch Vitamin E und Vitamin A antioxidative Eigenschaften. Der große Vorteil von Vitamin C ist sein Vermögen, Zellen zu penetrieren, d.h. durchzubrechen und so als Antioxidans seine Aufgabe direkt am Ort des Geschehens zu erfüllen.

Als Antioxidans unterbindet Ascorbinsäure die Bildung von freien Radikalen. Freie Radikale sind äußerst reaktive Teilchen, die u.a. aus Sauerstoffmolekülen oder aus mehrfach ungesättigten Fettsäuren entstehen können. Wenn sich diese freien Radikale in den Körperzellen entwickeln, reagieren sie mit vielen Elementen der Zellstruktur, wodurch diese zerstört wird. Dadurch wird die Widerstandskraft einer derartigen Zelle so geschwächt, dass als Folge davon, die Sensibilität gegenüber Einflüssen von außen um ein vielfaches erhöht wird. Nicht selten resultieren aus diesem Vorgang eine Reihe degenerativer Erkrankungen.

Aufbau von Kollagen

Ascorbinsäure ist für die Biosynthese des Kollagens, einem wichtigen Bestandteil des Bindegewebes, von außerordentlicher Wichtigkeit. Wenn eine Unterversorgung von Vitamin C im menschlichen Organismus vorliegt, erfolgt eine reduzierte Umsetzung der Aminosäure Prolin in Hydroxyprolin, dem Baustein für das Kollagen. Bei Fehlen von Vitamin C kann die Kollagensynthesestörung so gewaltig sein, dass Skorbut die Folge ist.

Kollagen ist zur Entwicklung und zum Aufbau der Knochen, der Muskulatur und Blutgefäße erforderlich. Tritt ein Ascorbinsäuredefizit ein, erfolgt zwangsläufig eine Reduzierung der Kollagensynthese mit der Konsequenz, dass das Bindegewebe geschwächt wird. Durch die Schwächung des Kollagens ist nach Untersuchungen von *Pauling* und *Cameron*, das Gewebe auch für Krankheitskeime viel durchlässiger und damit krankheitsanfälliger, in demselben Maße auch für den Befall von Metastasen. In einer In-vitro-Studie hat *Murad* nachgewiesen, das hohe Konzentrationen von Ascorbinsäure die Festigkeit des Kollagens 8-mal erhöhen.

Senkung des LDL-Cholesterols

Vitamin C aktiviert den Cholesterinabbau in der Leber und senkt den Cholesterinspiegel im Blut. Das Cholesterol ist im Blut an high density Lipoproteine (HDLs) und low density Lipoproteine (LDLs) gebunden. Durch die HDLs wird das Cholesterol über die Leber in die Gallenblase transportiert, wo ein Umbau in Gallensäure erfolgt. Die Ausscheidung der Gallensäure erfolgt zum größten Teil über den Darm durch die Fäzes. Ein erhöhter HDL-Spiegel im Blut vermindert das Risiko einer Arteriosklerose und verhindert dadurch eine zunehmende Belastung von Herz,

Kreislauf- und Gefäßsystem. Die LDLs dagegen bewirken eine Anlagerung von Cholesterol an Zellsysteme, was letztendlich zu Bildung von athereosklerotischen Plättchen führt, die sich als Plaques in den Gefäßwänden ansiedeln. Dadurch steigt das Risiko von arteriosklerotischen Herz- und Gefäßerkrankungen beträchtlich an. Ascorbinsäure bewirkt eine Steigerung der HDL-Fraktion der Blutfette bei gleichzeitiger Senkung der LDL-Fraktion. Ebenso wird der Triglyzeridspiegel durch Vitamin C gesenkt. Dies bedeutet, auf das Herz- und Kreislaufsystem übertragen, dass durch Ascorbinsäure sklerotischen Gefäßveränderungen wie zum Beispiel Angina pectoris, Zerebralsklerosen usw. vorgebeugt werden kann. Durch zahlreiche Untersuchungen an der pharmazeutischen Universität in Rom konnte bestätigt werden, dass hohe Dosen Ascorbinsäure die Gesamtmenge an Cholesterol, LDL-Cholesterol und der Triglyzeride im Plasma senkt und das HDL-Cholesterol vermehrt.

Förderung der Hormonsynthese

Stimulierung der Produktion von Nebennierenhormonen

Ein Mangel an Vitamin C bewirkt eine verminderte Freisetzung von Glukokortikoiden. Adrenalin und Cortisol werden in den Nebennieren produziert. Bei plötzlich einsetzenden Stresssituationen wird Adrenalin freigesetzt. Cortisol dagegen ist ein Hormon, das Stresssituationen über einen längeren Zeitraum reguliert und steuert. Bei fortdauernder Stresssituation ist der Adrenalin- und Cortisolvorrat in den Nebennieren schnell verbraucht und eine körperliche Schädigung nicht mehr abwendbar. Gemeinsam mit der Pantothensäure kann die Ascorbinsäure die Nebenniere vor einem „Erschöpfungszustand" regelrecht bewahren.

Abbau und Ausscheidung von Histamin

Im Histaminstoffwechsel spielt Vitamin C eine nicht unbedeutende Rolle. Es wurde beobachtet, dass Ascorbinsäure in den Abbau und die Ausscheidung von Histamin eingreift, denn sobald der Vitamin-C-Gehalt im Organismus herabgesetzt ist, werden erhöhte Plasmaspiegel an Histamin gefunden.

Synthese des Carnitins

Carnitin wird in der Leber und der Niere aus den Aminosäuren Lysin und Methionin synthetisiert und ist für sehr viele Stoffwechselprozesse eine essentielle Verbindung. Eine sehr kostbare Eigenschaft von Carnitin ist die Unterstützung der Fettoxidation. So ist Carnitin u.a. für die Energiebereitstellung im Myokard durch den Transport von Fettsäuren in die Mitochondrien verantwortlich, was seine Bedeutung bei myokardialer Ischämie unterstreicht. Ferner ist Carnitin für die Reifung der Spermatozoen in der Epididymis verantwortlich. Allerdings ist die Biosynthese des Carnitins aus den beiden erwähnten Aminosäuren Vitamin-C-abhängig, was bedeutet, dass bei einem Vitamin-C-Mangel einer erheblicher Carnitinmangel in kürzester Zeit auftreten kann. Hinweise für eine verminderte Carnitinsynthese sind Leistungsabfall, zunehmende Müdigkeit, später Angina-pectoris-Beschwerden.

5.1.2 Vitamin-C-Bedarf

Der empfohlene Bedarf von Vitamin C beim Menschen zur Vermeidung des Skorbuts liegt bei etwa 10 mg pro Tag. Bei einer Unterversorgung mit weniger als 10 mg Ascorbinsäure täglich kommt es nach einigen Wo. oder Monaten zum typischen Erscheinungsbild des akuten Skorbut beim Erwachsenen bzw. dem Morbus Möller-Barlow des Säuglings. Als Maß für den optimalen Bedarf an Vitamin C dient diejenige Menge, die notwendig ist, um den Menschen in einem Sättigungszustand zu erhalten, wie er auch bei den Vitamin-C-synthetisierenden Tieren normalerweise vorliegt. Aus den Beobachtungen der verschiedenen Tierarten schwankt die Sättigungsdosis von Vitamin C zwischen 70–250 mg tgl. und kann unter Stressbedingungen wie Infektionen, Verletzungen, Stresssituationen, Umweltverschmutzung, usw. sich bis auf 10 g tgl. steigern.

Gesteigerter Bedarf an Vitamin C

Ein gesteigerter Bedarf an Vitamin C besteht bei bestimmten Personengruppen, spezifischen Störungen sowie bei Einnahme bestimmter Medikamente:
- Personengruppen: Raucher, Dialysepatienten, Hochleistungssportler, Schwangerschaft und Laktation
- Starke körperliche Beanspruchung, ständige Stresssituationen
- Alkoholabusus
- Intestinale Malabsorbtion und Steatorrhoe
- Fehl- oder Mangelernährung, z.B. Extremdiäten
- Einnahme bestimmter Medikamente: orale Antikonzeptiva, Barbiturate, Acetylsalicylsäure, Kortikoide, Tetrazykline

Vitamin-C-Mangel

Der Anteil von Vitamin C in der Durchschnittskost verhindert zwar eine Erkrankung am akuten Skorbut, jedoch deuten viele Symptome auf einen erheblichen Vitamin-C-Defizit hin, so dass sich bei manchen Patienten das Krankheitsbild eines „chronischen subklinischen Skorbut" darstellt, der je nach Ausmaß die unterschiedlichen Symptome aufzeigt:
- **Subklinische Mangelsymptome:**
  - verminderte Leistungsfähigkeit, Appetitlosigkeit, bei geringer Belastung Müdigkeit
  - Blutungsbereitschaft, z.B. Zahnfleischbluten, Nasenbluten
  - Parodontose
  - Neigung zu grippalen Infekten
  - schlechte Wundheilung bei Hautverletzungen
  - reduzierte Eisenresorption
- **Symptome eines manifesten Vitamin-C-Mangels:** ein Vitamin-C-Defizit kann auch schwerwiegende Spätfolgen haben.
  - frühzeitig einsetzende kardiale und zerebrale Gefäßsklerosen
  - Neigung zur Arthritiden
  - Tendenz zu Frakturen
  - frühzeitig beginnende Senilität

5.2 Vitamin-C-Behandlung

5.2.1 Durchführung der Vitamin-C-Behandlung

> **PRAXISTIPP**
> **Dosierung**
> - **Substitutionsbehandlung:** 75 mg– 200 mg/Tag
> - **Therapeutische Anwendung:**
>   - je nach Ausgangssituation des Kranken 300 mg bis 3 g/Tag
>   - höhere Dosen werden über den Tag verteilt in mehrfachen Einzeldosen mit Saft verabreicht
> - **Infusionstherapie:** Bei der Vitamin-C-Hochdosistherapie empfiehlt es sich mit einer Vitamin-C-Dosierung von 7,5 g–15 g (*Pascorbin®*) Vitamin C pro Infusion zu beginnen. Nach höheren Vitamin-C-Dosierungen sollten die Vitamin-C-Gaben ausschleichend bis zu diesem Ausgangswert reduziert werden. An den Tagen zwischen den Vitamin-C-Infusionen ist die tägliche orale Gabe von Vitamin C zu empfehlen.

Infusionstherapie

Zubereitung der Infusion

Die Infusionszubereitung muss selbstverständlich unter sterilen Kautelen erfolgen. Die Infusionslösung darf nicht kalt verabreicht werden (Zimmertemperatur ist optimal).

Die 50 ml Injektionsflasche *Pascorbin®* ist durch die Zugabe von Natriumhydrogencarbonat auf einen physiologischen ph-Wert zwischen 6 und 7 eingestellt. Die peripher-venöse Infusion ist auf Lösungen mit einer Osmolalität bis circa 800 mOsmol/kg begrenzt. Die Osmolalität von *Pascorbin®* 7,5 g/50 ml beträgt ca. 1600 mOsmol. Zur Herstellung einer gut verträglichen Infusionslösung (< 800 mOsmol/kg) bietet sich eine Verdünnung mit einer geeigneten Trägerlösung, wie z.B. einer isotonischen Kochsalzlösung, Ringer-Lösung oder Glukose-5%-Lösung, an.

5.2 Vitamin-C-Behandlung

Die Infusion wird hergestellt aus 1 Teil Pascorbin®7,5 g/50 ml + 2 Teilen isotonischer Natriumchloridlösung (0,9%). Um Wechselwirkungen zu vermeiden, keine weiteren Präparate hinzugefügt werden.

> Bei höheren Vitamin-C-Dosierungen, die parenteral verabreicht werden, sollen nur solche Präparate zur Anwendung kommen, die keine Konservierungsstoffe oder Stabilisatoren enthalten wie z.B. *Pascorbin®*.

Beendigung der Infusion

Nach Entfernung der Infusionskanüle aus der Armvene sollte für die Dauer von drei Minuten ein Druck auf die Injektionsstelle bei hochgestrecktem Arm ausgeübt werden.

Zur Regulation oxidativer Prozesse bei höheren Vitamin-C-Gaben (ab 15 g i.v.) ist die Gabe einer Amp. *Ubichinon compositum* i.m. oder einer Kapsel reduzierten Glutathions (mind. 200 mg) notwendig.

Risiken

Bei folgenden Erkrankungen oder Störungen ist die Vitamin-C-Infusionsbehandlung nur eingeschränkt und mit besonderer Vorsicht durchzuführen:

- **Diabetes mellitus:** Die Stoffwechsellage von Diabetes-mellitus-Patienten ist meist durch einen niedrigen Vitamin-C-Spiegel und hohen oxidativen Stress gekennzeichnet. Aus diesem Grund haben sich in vielen Fällen Vitamin-C-Gaben bewährt. Die erste Dosierung sollte 7,5 g nicht überschreiten, da zu hohe Vitamin-C-Gaben einer Verschlechterung der Stoffwechselsituation herbeiführen können. Stellt sich bei dieser Dosierung ein allgemeines Wohlbefinden und eine Verbesserung der Stoffwechsellage ein, kann die Dosis bis maximal 15 g Vitamin C erhöht werden.

> Nach parenteraler Gabe von Ascorbinsäure kann die Nachweisreaktion von Glucose im Blut bei verschiedenen Testsystemen gestört werden.

- **Oxalatsteine:** Patienten mit Oxalatsteinanamnese sollten nur eingeschränkt Vitamin-C-Infusionen erhalten. Man beginnt mit einer Anfangsdosierung von 7,5 g und steigert bei allgemeinem Wohlbefinden auf maximal 15 g. Untersuchungen von *Heckers* und *Schmidt* haben gezeigt, dass Vitamin-C-Gaben von 1 g i.v. bzw. 15 g oral bei gesunden Probanden und bei Steinträgern zu keiner Veränderung der Oxalatkonzentration im Urin führen. Bei Patienten, die genetisch bedingt zu einer höheren Oxalatbildung neigen, oder bei Patienten mit Neigung zu rezidivierenden Nierensteinen sollte auf höhere Vitamin-C-Applikationen jedoch verzichtet werden.
- **Patienten mit natriumreduzierter Diät:** Bei Patienten mit natriumreduzierter Diät muss der Anteil an Natriumionen in der Infusionslösung berücksichtigt werden (0,97 g Na$^+$-Ionen pro 50 ml Injektionslösung). Bei diesen Patienten sollte eine Hochdosistherapie nicht durchgeführt werden.

Kontraindikation

- **Antikoagulantien-Therapie:** Vitamin C beeinflusst möglicherweise die Wirkung von Antikoa-

Tab. 5.1 Infusionszubereitung

Pascorbin®	Isotonische NaCl-Lösung 0,9%	Infusionszeit	Tr./Min.
50 ml *Pascorbin®*	100 ml	0,5 h	66
100 ml *Pascorbin®*	200 ml	1,5 h	66
150 ml *Pascorbin®*	300 ml	2 h	75
200 ml *Pascorbin®*	400 ml	3 h	66
300 ml *Pascorbin®*	600 ml	4 h	75
400 ml *Pascorbin®*	800 ml	5,5 h	72

gulantien. Aus diesem Grund sollten Vitamin-C Infusionen nicht begleitend zu einer Antikoagulantien-Therapie durchgeführt werden.
- **Schilddrüsenerkrankungen:** Bei Patienten mit Schilddrüsenerkrankungen liegen bislang keine Erfahrungen vor, eine orale Substitution sollte bevorzugt werden.
- **Netzhautblutungen:** Da der Wirkungsmechanismus von Vitamin C bei Patienten mit Netzhautblutungen in der Anamnese noch nicht vollständig geklärt ist, sollte bei diesem Krankheitsgeschehen auf Vitamin-C-Infusionen verzichtet werden.

Komplikationen

- **Schmerzen:** Plötzlich auftretende Schmerzen an der Einstichstelle während der Infusion mit Vitamin C deuten auf eine schlechte Lage der Verweilkanüle hin. Sofortige Maßnahmen: Kanüle entfernen und Eispackung auflegen.
- **Schwindel:** Wenn die Infusionsgeschwindigkeit zu stark erhöht wird oder bei Durstgefühl keine orale Flüssigkeitszufuhr erfolgt, kann es kurzfristig zu Schwindel kommen, der durch Reduzierung der Tropfenzahl bzw. oraler Zufuhr von Mineralwasser, Tee oder Saft schnell abklingt.
- **Schüttelfrost:** Plötzlich einsetzender Schüttelfrost ist bei alleiniger Vitamin-C-Gabe unbedenklich. Ursachen können sein:
  - Infusionslösung ist zu kalt
  - Tropfgeschwindigkeit zu hoch
  - Vorliegen eines akuten viralen Infektes (insbesondere bei Herpes zoster)
- **Durstgefühl:** Bei Infusionen von mehr als 15 g Vitamin C pro Infusion ist während der Infusion auf ausreichende orale Flüssigkeitszufuhr zu achten (Mineralwasser, Saft, Tee).

5.2.2 Indikationen, Toxizität und Nebenwirkungen

Indikationen

Therapie

Aufgrund seiner vielfältigen Funktionen im menschlichen Organismus, kann Vitamin C bei einer Vielzahl von akuten und chronischen Erkrankungen bzw. Befindensstörungen als orale bzw. parenterale Applikation eingesetzt werden. Bei den angegebenen Indikationen hat sich der Einsatz von Vitamin C als weitere Therapiemaßnahme ausgezeichnet bewährt, allerdings immer unter der Voraussetzung, dass die Dosierung der Vitamin-C-Gaben im Megabereich erfolgen muss, da sonst die zu erwartende Wirkung ausbleibt.
- Allgemeinsymptome: verminderte Leistungsfähigkeit, Frühjahrsmüdigkeit, Appetitlosigkeit, physischer und psychischer Stress
- Psychiatrische Syndrome und Suchterkrankungen: Ängste und Depressionen, zur Substitution bei Schizophrenie; bei Drogenentzug, Alkoholabusus, Nikotinabusus
- Subklinische Vitamin-C-Mangelsymptome: Neigung zu Nasen- und Zahnfleischblutungen, Infektanfälligkeit
- Chirurgie: schlechte Wundheilung, z.B. Dekubitalgeschwüre, Ulcus cruris usw.; Verbrennungen
- Störungen und Erkrankungen des Verdauungstrakts: enterale Resorptionsstörungen, Senkung von Blutfett und Blutcholesterin, Mykosen im Verdauungstrakt
- Herz- und Kreislauferkrankungen:
  - Angina pectoris (auch zur Prophylaxe), Herzinfarkt (auch zur Prophylaxe und in der Nachsorge)
  - Zerebralsklerose (auch zur Prophylaxe), Apoplexie (auch zur Prophylaxe und in der Nachsorge)
  - bei Thrombose und Emboliegefährdung
- Infektionskrankheiten: virale und bakterielle Infekte, z.B. grippale Infekte, Pneumonien, Hepatitis, Masern, Mumps, Meningitis, Morbus Pfeiffer, bakterielle Superinfektionen

- Allergische Erkrankungen: allergische Diathese
- Erkrankungen der Atemwege: Asthma bronchiale, chronische Bronchitis
- Stoffwechselerkrankungen: Diabetes mellitus, Skorbut des Erwachsenen, Morbus Möller-Barlow
- Menstruationsbeschwerden
- Katarakt
- Erkrankungen des Bewegungsapparats: Erkrankungen des rheumatischen Formenkreises; Bandscheibenschäden
- Einwirkung von Noxen: organische Stoffen (z.B. Lösungsstoffe, Cancerogene, Pharmaka), anorganische Stoffen (z.B. Blei, Cadmium, Quecksilber), Lebensmittelzusatzstoffe, z.B. Enzyme, Konservierungsstoffe, Farbstoffe, Aromastoffe, Pestizide, Insektizide, Nitrosamine

Prophylaxe

- Einwirkung von Noxen: Belastungen mit organischen Stoffen (z.B. Lösungsstoffe, Cancerogene, Pharmaka) und anorganischen Stoffen (z.B. Blei, Cadmium, Quecksilber), Belastungen mit Lebensmittelzusatzstoffen, z.B. Enzyme, Konservierungsstoffe, Farbstoffe, Aromastoffe, Pestizide, Insektizide, Nitrosamine
- frühzeitig einsetzende Alterungsprozessen

Weitere Indikationen

Aids

In den USA werden seit einigen Jahren Ascorbinsäureinfusionen in sehr hoher Konzentration (50–200 g/24 Std.) in der Aidsbehandlung eingesetzt. In Kombination mit den sonst üblichen Behandlungsmaßnahmen für sekundäre Infektionen, verursachen hohe Dosen Ascorbinsäure oft eine klinische Remission. Es konnte weiterhin beobachtet werden, dass die Remission anhält, wenn die Behandlung mit hohen Dosen Ascorbinsäure fortgesetzt wird.

Maligne Tumoren

Ein sehr interessantes Einsatzgebiet von Ascorbinsäure ist die Prophylaxe und adjuvante Therapie von malignen Tumoren. Die ausgesprochen positive Wirkung hoher Dosen Ascorbinsäure bei den unterschiedlichen Krebsarten ist durch zahlreiche Arbeiten namhafter Wissenschaftler belegt. Studien von *Schlegel* belegen, dass Ascorbinsäure den Verlauf von Blasenkrebs deutlich verzögert. *De Gosse* stellte fest, dass Ascorbinsäure eine regressive Wirkung bei kolorektaler Polyposis hat, eine Erkrankung, die als Präkanzerose einem Kolonkarzinom häufig vorausgeht.

Untersuchungen haben gezeigt, dass maligne Tumoren verstärkt Hyaluronidase produzieren und dadurch eine Ausbreitung des Tumors in gesundes Gewebe ermöglicht wird. Durch erhöhte Zufuhr von Ascorbinsäure wird eine Festigung des Bindegewebes erreicht und gleichzeitig die Hyaluronidaseproduktion der Krebszellen reduziert. Somit werden das Vordringen von Krebszellen einerseits und die Ausbreitung von Metastasen andererseits eingeschränkt oder verhindert.

Andere Studien aus England und USA belegen, dass durch Applikation von hohen Dosen Vitamin C, innerhalb weniger Tage vollständige Schmerzfreiheit erlangt wurde. Weiterhin konnte beobachtet werden, dass bei durchgeführter Chemotherapie oder Bestrahlung, unter gleichzeitig durchgeführter Vitamin-C-Applikation, die sonst üblichen Begleiterscheinungen reduziert oder überhaupt nicht auftraten. Es gibt u. a. drei wichtige klinische Untersuchungen, die eindeutig beweisen, dass eine hochdosierte Vitamin-C-Therapie sich auf den Allgemeinzustand des Patienten günstig auswirkt, der Metastasenbildung entgegenwirkt und außerdem eine analgetische Wirkung eintritt *[Cameron/Pauling]*.

Die Wirksamkeit einer hochdosierten Vitamin-C-Therapie bei Tumorerkrankungen wird auch weiterhin sehr kontrovers diskutiert. Eines steht jedoch fest, wenn Vitamin C das Leben von Krebspatienten erträglicher macht, Schmerzzustände reduziert oder beseitigt, der Kranke wieder am täglichen Geschehen seiner unmittelbaren Umgebung teilhaben kann, der Allgemein- und Ernährungszustand sich bessert und stabilisiert, dann kann eine Anwendung von Ascorbinsäure in der Tumortherapie nicht per se abgelehnt werden.

Toxizität und Nebenwirkungen

Vitamin C wird sowohl bei oraler Applikation als auch bei parenteraler Verabreichung ohne irgendeine unerwünschte Nebenwirkung immer gut vertragen.

Diarrhoe

Auf nüchternen Magen genommen, können Vitamin-C-Dosen zwischen 8–10 g/Tag eine abführende Wirkung entfalten. Bei Bestimmung der oralen Verträglichkeit von Vitamin C wird jene Menge als richtige Dosierung angesehen, die beim Patienten zwar einen etwas sämigen Stuhl, aber keine Diarrhoe auslöst.

Blähungen

Zu Beginn einer oralen Vitamin-C-Therapie wurden vereinzelt Blähungen von Seiten des Patienten angegeben. Hier sollte die Anfangsdosis gering gehalten werden und eine langsame Steigerung der Dosierung erfolgen. Allerdings sollte der Patient darauf hingewiesen werden, dass er die verordnete Gesamtmenge nicht auf einmal einnimmt, sondern über den Tag verteilt.

Übersäuerung des Magens

Eine Übersäuerung des Magens kann nicht eintreten, da die Ascorbinsäure eine weitaus schwächere Säure als die Magensäure ist. Evtl. ist ein Ausweichen auf Natriumascorbat notwendig.

Einfluss von Vitamin C auf Vitamin B_{12}

In einigen medizinischen Publikationen wurde eine Arbeit aus dem Jahr 1974 publiziert, in der behauptet wurde, dass durch Vitamin C Vitamin B_{12} in der Nahrung zerstört wird. Diese Behauptung ist falsch und kam durch eine unrichtige Analysenmethode zustande, bei der nur das in freier Form vorkommende Vitamin B_{12} bestimmt wurde. Der größere Anteil des in der Nahrung enthaltenen Vitamin B_{12} ist an Protein gebunden, dessen Bestimmung andere Analysenmethoden erfordert. Durch eine weitere durchgeführte Untersuchung mit mikrobiologischen und radiochemischen Untersuchungsmethoden konnte zweifelsfrei festgestellt werden, dass durch Vitamin C keine Zerstörung von Vitamin B_{12} in der Nahrung erfolgt.

Oxalasteinbildung

Es ist eindeutig bewiesen, dass die Befürchtung, nach Einnahme von Vitamin C könnte eine Förderung der Harnsteinbildung erfolgen, unbegründet ist. Die Tatsache, dass Oxalsäure als ein Stoffwechselprodukt der Ascorbinsäure über die Niere ausgeschieden wird, hat verständlicherweise die Vermutung der Harnsteinbildung aufkommen lassen. Viele Untersuchungen in dieser Richtung haben jedoch gezeigt, dass auch unter der Einnahme und nach i.v.-Injektionen von Vitamin C in Megadosen die Oxalsäureausscheidung nur geringfügig ansteigt und nach Absetzen von Vitamin C sofort wieder zurückgeht. Es ist jedoch empfehlenswert, bei Patienten, die an einer Hyperoxalurie leiden, bzw. bei Patienten mit einer Oxalsteinanamnese jegliche Oxalquellen zu vermeiden, nicht nur hinsichtlich der Ernährung, sondern auch im Hinblick auf die Verabreichung von Vitamin C.

> Die bislang vorliegenden Ergebnisse über die Anwendung von Vitamin C in oraler oder parenteraler Form, auch im Megadosenbereich, ergeben keinen Anhaltspunkt für eine gesundheitsschädigende Nebenwirkung.

5.3 Behandlungsbeispiele

Infusionslösung kurz vor der Verabreichung unter Beachtung der Sterilität zubereiten. Anstelle von physiologischer Kochsalzlösung kann zur Infusion auch Ringer-Lactat-Lösung verwendet werden. Die Vitamin-C-Zugabe erfolgt immer durch Zugabe der jeweiligen Menge von *Pascorbin*® 7,5 g/50 ml zur jeweiligen Infusionslösung.

> Sobald die Dosis von 15 g Vitamin C überschritten wird, muss nach jeder Infusion 1 Amp. *Ubichinon compositum* i.m. verabreicht werden. Das auch als Coenzym Q bezeichnete Mittel entwickelt in Verbindung mit hochdosiertem Vitamin C einen kräftigen Regenerationseffekt auf blockierte Atmungsfermente und ist in der Lage Fermentblockaden auszukompensieren.

5.3.1 Tumorprävention

Bei bestehenden Präkanzerosen oder familiären Dispositionen kann 2 ×/Jahr nachfolgende Infusionstherapie durchgeführt werden. Als Begleitmaßnahme kann die orale Verabreichung von Ascorbinsäure erfolgen.
- 1. Wo. 3 ×/Wo.: 250 ml NaCl + 15 g *Pascorbin*® + 600 mg reduziertes Glutathion
- 2.–4. Wo. 3 ×/Wo.: 500 ml NaCl + 30 g *Pascorbin*® + 1200 mg reduziertes Glutathion

5.3.2 Tumorbehandlung

Die vielen aufgezeigten Möglichkeiten der Vitamin-C-Wirkung im menschlichen Organismus machen den Einsatz von Vitamin C in der Tumorbehandlung unerlässlich. Wenn die Möglichkeit der präoperativen Behandlung bereits gegeben ist, wirkt sich das insgesamt auf den gesamten Heilungsverlauf sehr vorteilhaft aus. Anderenfalls sollte die Behandlung postoperativ sofort begonnen werden.
- 1. und 2. Wo. 5 ×/Wo.: 500 ml NaCl + 22,5 g *Pascorbin*® + 1200 mg reduz. Glutathion
- 3. und 4. Wo. 3 ×/Wo.: 500 ml NaCl + 22,5 g *Pascorbin*® + 1200 mg reduz. Glutathion
- Ab 5. Wo. 2 ×/Wo.: 800 ml NaCl + 60 g *Pascorbin*®
- Ab 7. oder 8. Wo. 1 Infusion/Wo., dann langsame Reduzierung der Vitamindosis bis zum Ausgangswert.

Wiederholung der Kur nach 6 Monaten, später 1 ×/Jahr.

Bei inoperablen Patienten werden die hohen Dosierungen (eine Infusion/Wo. mit 60 g *Pascorbin*®) beibehalten. Dadurch können Schmerzzustände reduziert oder ganz behoben werden. Zur Vitamin-C-Therapie sollten grundsätzlich nur *Pascorbin*® der Fa. Pascoe verwendet werden, da wir hier einen konzentrierten Wirkstoff von 7,5 g Vitamin auf 50 ml vorfinden und zum anderen ein Vitamin-C-Präparat haben, dass ohne jeglichen Konservierungsstoff ist.

5.3.3 Aktivierung oder Stabilisierung sportlicher Leistungen

Vitamin C bewirkt durch Aktivierung der Katecholamine die Bereitstellung der energiereicheren Fettsäuren. Dadurch erreichen wir eine Erhöhung der Leistungskapazität und der O2-Dauerleistungsgrenze.
- 1. Wo. 3 ×/Wo.: 250 ml NaCl + 15 g *Pascorbin*® + 600 mg reduz. Glutathion
- 2.–4. Wo. 3 ×/Wo.: 600 ml NaCl + 30 g *Pascorbin*® + 600 mg reduz. Glutathion

5.3.4 Gefäßerkrankungen

Vitamin C wirkt prophylaktisch bei arteriosklerotischen Gefäßveränderungen, indem es das Cholesterin aus den Gefäßwänden eliminiert, die HDL-Fraktion der Blutfette erhöht und die LDL-Fraktion senkt. Ascorbinsäure kann daher auch prophylaktisch zur Vermeidung ischämischer Herzerkrankungen, Zerebralsklerose oder sklerotischen Veränderungen in den Gefäßen der unteren Extremitäten kurmäßig eingesetzt werden.
- 1.Wo. 5 ×/Wo.: 600 ml NaCl + 30 g *Pascorbin*® + 1200 mg reduz. Glutathion
- 2.bis 4. Wo. 3 ×/Wo.: 600 ml NaCl + 30 g *Pascorbin*® + 1200 mg reduz. Glutathion

Wiederholung dieser Kur 2 ×/Jahr bei gefährdeten Personen oder monatl. Infusion von 600 ml NaCl + 30 g *Pascorbin*®+ 600 mg reduz. Glutathion empfohlen.

5.3.5 Vitamin C als Antidot bei Vergiftungen

Durch eine Vielzahl von Hydroxylierungsreaktionen, die Vitamin C durch seine biochemischen Eigenschaften bewirken kann, wird eine Vielzahl organischer und anorganischer Giftstoffe unschädlich gemacht und aus dem Körper eliminiert. Dies gilt sowohl für die unterschiedlichen Umweltstoffe, die Lebensmitteladditive, die Schwermetallbelastungen als auch für Arzneimittelbelastungen bis hin zu schwersten Suchtdrogen.

- 1. und 2. Wo. 5 ×/Wo.: 600 ml NaCl + 30 g *Pascorbin*® + 600 mg reduz. Glutathion
- 3. und 4. Wo. 3 ×/Wo.: 600 ml NaCl +45 g *Pascorbin*® + 600 mg reduz. Glutathion

Wenn sich der Zustand des Patienten bessert, die Laborbefunde respektabel werden, können die Infusionen in umgekehrter Reihenfolge langsam reduziert werden, bis der Ausgangswert von 30 g erreicht ist. Die letzte Infusion wid mit 15 g Pascorbin® + 600 mg reduz. Glutathion verabfolgt

5.3.6 Rekonvaleszenz nach bakteriellen oder viralen Infektionen

Die günstige Wirkung auf das Immunsystem, die Anregung der Phagozytose, die Anregung der Kollagensynthese und der hilfreiche Einfluss auf die Metabolisierungsprozesse der Leber bewirken einen schnelleren Heilungs- und Genesungsverlauf.

- 1. Wo. 3 ×/Wo.: 15 g *Pascorbin*® + 600 mg reduz. Glutathion
- Ab 2.– 4. Wo. 3 ×/Wo.: 500 g NaCl + 22,5 g *Pascorbin*® + 1200 mg reduz. Glutathion

Anschließend erfolgt eine Behandlungspause von vier Wochen. Wenn erforderlich, kann die Vitamin-C-Infusionstherapie wiederholt werden. Bereits nach wenigen Infusionen kann eine deutliche Besserung erzielt werden. Der Patient fühlt sich allgemein wieder wohler, der Appetit nimmt wieder zu und er beginnt wieder an seiner Umgebung teilzuhaben.

5.3.7 Kollagenaufbau

Bei mehr oder weniger stark geschädigter HWS, BWS oder LWS ist die kurmäßige Durchführung von Vitamin-C-Infusionen angezeigt, denn Vitamin C ist, neben vielen anderen Funktionen, im menschlichen Organismus u. a. für die Kollagensynthese verantwortlich. Wenn ein Mangel an Vitamin C im menschlichen Organismus vorliegt, erfolgt ein dezimiertes Umsetzen der Aminosäure Prolin in Hydroxyprolin, dem Baustein für das Kollagen. Bereits nach der ersten Infusion wird die Kollagen-Produktion bis um das Sechsfache angekurbelt [Greenwood].

- 1. Wo. 3 ×/Wo.: 250 ml NaCl + 15 g *Pascorbin*® + 600 mg reduz. Glutathion
- 2.- 4. Wo. 3 ×/Wo.: 600 ml NaCl + 30 g *Pascorbin*® + 1200 mg reduz. Glutathion

Wiederholung der Therapie nach 2–3 Monaten möglich.

5.3.8 Lipidämie

Ascorbinsäure aktiviert den Cholesterinabbau in der Leber und senkt den Cholesterinspiegel im Blut. Es erhöht die HDL-Fraktion der Blutfette bei gleichzeitiger Senkung der LDL-Fraktion. Hohe HDL-Spiegel reduzieren das Infarktrisiko [Bates]. Ginter hat durch Untersuchungen festgestellt, dass hohe Dosen Vitamin C den Abbau des Cholesterins im Blut durch seine Umwandlung in Gallensäure bewirkt.

- 1. Wo. 3 ×/Wo.: 250 ml NaCl + 15 g *Pascorbin*® + 600 mg reduz. Glutathion
- 2.–4. Wo. 3 ×/Wo.: 600 ml NaCl + 30 g *Pascorbin*® + 1200 mg reduz. Glutathion

5.3.9 Katarakt

Die Konzentration von Vitamin C im Kammerwasser der Augen ist sehr hoch, etwa 25-mal höher wie im Blutplasma. Das bedeutet, dass Vitamin C ein sehr wichtiger Stoff für die Gesunderhaltung der Augen ist. Eine nicht ausreichende Versorgung des Auges mit Vitamin C führt zum Katarakt [Monjukowa, Lee, Richards].

- 1. Wo. 3 ×/Wo.: 250 ml NaCl + 15g *Pascorbin®* + 600 mg reduz. Glutathion
- 2.–3.Wo. 3 ×/Wo.: 500 ml NaCl + 22,5 g *Pascorbin®* + 1200 mg reduz. Glutathion
- 4. Wo. 3 ×/Wo.: 250 ml NaCl + 15g *Pascorbin®* + 600 mg reduz. Glutathion

5.3.10 Glaukom

Es wurde mehrfach darüber berichtet und geschrieben, dass durch Einnahme von Vitamin C der stark erhöhte intrakuläre Augendruck bei einer täglichen Aufnahme von 1–3 g erheblich zurückging. *Bietti, Virno* u.a. verabreichten ihren Patienten mit stark erhöhtem intraokulären Augendruck tgl. Vitamin-C-Dosen von 30–40 g. Dabei konnte festgestellt werden, dass der zu Beginn der Behandlung erhöhte intraokuläre Augendruck von 30–70 mm/Hg sich in den meisten Fällen auf die Hälfte der gemessenen Werte verringerte *[Bietti, Virno]*.

1. – 3. Wo. 3 ×/Wo.: 250 ml NaCl + 15 g *Pascorbin®* + 600 mg reduz. Glutathion

5.3.11 Verätzungen der Augen

Zahlreiche Untersuchungen zeigen, dass Ascorbinsäure bei Verätzungen der Hornhaut ein sehr wertvolles Medikament darstellt. Verätzungen bewirken einen verminderten Transport von Vitamin C in das Auge, so dass die Vitamin-C-Konzentration in der Kammerflüssigkeit um ⅓ ihres normalen Wertes absinkt *[Boyd, Krüger]*.

1.–4. Wo. 3 ×/Wo.: 500 ml NaCl + 22,5 g *Pascorbin®* + 1200 mg reduz. Glutathion

5.3.12 Konjunktivitis

Allergien, Virusinfektionen, intensive Lichteinstrahlung, chemische Reizstoffe usw. können eine Konjunktivits bewirken. Bereits 1986 hat *Pauling* auf die Möglichkeit einer Therapie mit Ascorbinsäure hingewiesen.

1.–4.Wo. 3 ×/Wo.: 250 ml NaCl + 15 g *Pascorbin®* + 600 mg reduz. Glutathion

Als **lokale Maßnahmen** kann eine frisch hergestellte isotonische 3,1prozentige Natriumascorbatlösung in die Augen getropft werden.

5.3.13 Akuter Gichtanfall

Aufgrund einer klinischen Studie fand *Horrobin* heraus, das Vitamin C die Synthese von PGE2 und PGF2-Alpha verhindert und das dadurch das Ascorbin eine entzündungshemmende Wirkung entfaltet. Dagegen erfolgt eine verstärkte Synthese von PGE1, wodurch eine günstige Wirkung auf die Entzündungsparameter erfolgt. Das ist mit Sicherheit einer der Gründe, warum Vitamin-C-Gaben u. a. bei rheumatoider Arthritis entzündungshemmend und schmerzreduzierend wirken.
- 1. Wo. 5 ×/Wo.: 500 ml NaCl + 30 mg *Pascorbin®* + 1200 mg reduz. Glutathion
- 2. Wo. 3 ×/Wo.: 500 ml NaCl + 22,5 g *Pascorbin®* + 1200 mg reduz. Glutathion

5.3.14 Alterungsprozesse

Es ist bekannt, dass jeder Alterungsprozess durch freie Radikale forciert wird. Durch Vitamin C als Radikalenfänger kann man diesen Alterungsprozess hemmen. *Willis, Fishman, Sokoloff* u.a. haben außerdem durch Untersuchungen festgestellt, dass Ascorbinsäure einen günstigen Einfluss auf den Alterungsprozess der Gefäße ausübt, indem es Elastizitätsverlust der Gefäßwände oder Plaquesbildung an der Intima entgegenwirkt.
- 1. Wo. 3 ×/Wo.: 250 ml NaCl + 15g *Pascorbin®* + 600 mg reduz. Glutathion
- 2.–3. Wo. 3 ×/Wo.: 500 ml NaCl + 30 g *Pascorbin®* + 1200 mg reduz. Glutathion
- 4. Wo. 3 ×/Wo.: 250 ml NaCl + 15g *Pascorbin®* + 600 mg reduz. Glutathion

5.3.15 Wundheilung

Vitamin C aktiviert die Kollagensynthese, daher ist es sehr wichtig, dieses Vitamin bei der Wundbehandlung unbedingt mit einzubeziehen. Bei der Wundheilung kommt es zu einer sehr hohen Konzentration von Ascorbinsäure im Wundbereich. Ist nur unzureichend Ascorbinsäure im Körper vorhanden, treten massive Wundheilungsstörungen ein [Murad, Lund].
- 1. Wo. 5 ×/Wo.: 250 ml NaCl + 15 g *Pascorbin*® + 600 mg reduz. Glutathion
- 2.–4. Wo. 3 ×/Wo.: 600 ml NaCl + 30 g *Pascorbin*® + 1200 mg reduz. Glutathion

5.3.16 Bakterielle Infektionen

Stone konnte aufgrund seiner Studien an Patienten, die infolge bakterieller Infektionen schwer erkrankten und mit Vitamin C behandelt wurden, nachfolgende Aussagen treffen: „1. Es tötet Bakterien ab oder wirkt bakteriostatisch und tötet pathogene Organismen oder verhindert deren Wachstum. Es entgiftet die bakteriellen Toxine und Gifte und macht sie unschädlich. Es lenkt die Phagozytose und hält sie aufrecht. Es ist harmlos und nicht toxisch, und es kann in großen Dosen verabreicht werden, die notwendig sind, um die oben genannten Wirkungen zu erzielen, ohne den Patienten zu gefährden."
- 1. Wo. 3 ×/Wo.: 250 ml NaCl + 15 g *Pascorbin*® + 600 mg reduz. Glutathion
- 2.–4. Wo. 3 x/Wo.: 500 ml NaCl + 30 g *Pascorbin*® + 1200 mg reduz. Glutathion

5.3.17 Virale Infektionen

Jungblut, der am College of Physicians and Surgeons der Columbia University arbeitete, beobachtete als erster die antivirale Wirkung von hohen Dosen Vitamin C. So konnte er u. a. feststellen, dass hohe Dosen von Ascorbinsäure das Poliomyelitisvirus inaktivieren. Weitere Untersuchungen ergaben, dass auch Herpesviren, Vacciniaviren, Hepatitisviren u. a. mehr durch Vitamin-C-Gaben inaktiviert werden können.

1.–4 Wo. 5 ×/Wo. oder 3 ×/Wo.: 500 ml NaCl + 30 g *Pascorbin*® +1200 g reduz. Glutathion

Später in größeren Abständen unter Reduzierung der Vitamin-C-Dosis. Entscheidend für die Dosierung sind die Art und das Ausmaß der viralen Erkrankung.

5.3.18 Leberschutztherapie

Die Verabreichung von Vitamin C bei den unterschiedlichen Lebererkrankungen hat sich als sehr nützlich erwiesen. Es fördert die Entgiftungsleistung der Leber und bewirkt eine antivirale Wirkung z.B. bei den unterschiedlichen Hepatitisformen [Cathcart].
- 1. Wo. 3 ×/Wo.: 250 ml NaCl + 15 g *Pascorbin*® + 600 mg reduz. Glutathion
- 2.–4. Wo. 3 ×/Wo.: 500 ml NaCl + 22,5 g *Pascorbin*® + 1200 mg reduz. Glutathion

Wiederholung nach 3 Monaten möglich.

5.3.19 Ulcus ventriculi

Es gibt zahlreiche Untersuchungen die deutlich belegen, dass bei bestehendem Ulcus ventriculi ein erheblicher Vitamin-C-Mangel besteht. Patienten die zu Magenulzerationen neigen sollten daher prophylaktisch einmal jährlich eine Vitamin-C-Infusionskur durchführen und täglich mindestens 1 g Vitamin C in Form von Retard-Kps. zuführen [Ingalls, Stone].

1.–4.Wo. 3 ×/Wo.: 250 ml NaCl + 15g *Pascorbin*® + 600 mg reduz. Glutathion

5.3.20 Dekubitus (Druckgeschwüre)

Burr und *Rajan* konnten durch eine klinische Studie belegen, dass durch Vitamin-C-Gaben von mindestens 1 g täglich die Heilung von Druckgeschwüren beschleunigt wird. Je höher die Dosis von Vitamin C, umso schneller die Heilungstendenz der Dekubitalgeschwüre.
- 1. Wo. 3 ×/Wo.: 250 ml NaCl + 15 g *Pascorbin*® + 600 mg reduz. Glutathion

- 2.–3. Wo. 3 ×/Wo.: 500 ml NaCl + 30 g *Pascorbin*® + 1200 mg reduz. Glutathion
- 4. Wo. 3 ×/Wo.: 600ml NaCl + 45 g *Pascorbin*® + 1200 mg reduz. Glutathion

5.3.21 Bandscheibenschäden

Bereits 1964 wies *Greenwood* darauf hin, dass Vitamin-C-Substitution zur Stabilität der Zwischenwirbelscheiben führt. Die tägliche orale Zufuhr von mindestens 1 g Vitamin C bewirkt eine Erhaltung der Integrität des Bandscheibenapparates. Demnach wirken hohe Dosen Vitamin C bei vorgeschädigter Bandscheibe zu einer Stabilität, die eine Operation unnötig machen.

- 1. Wo. 3 ×/Wo.: 250 ml NaCl + 15 g *Pascorbin*® + 600 mg reduz. Glutathion
- 2.–4. Wo. 3 ×/Wo.: 500 ml NaCl + 30 g *Pascorbin*® + 1200 mg reduz. Glutathion

5.3.22 Allergie

Pollinosis, Asthma bronchiale, Nahrungsmittelallergien und allergische Dermatosen lassen sich durch Vitamin-C-Gaben günstig beeinflussen. Erfahrene Orthomolekulartherapeuten empfehlen bei allen Betroffenen, die unter Allergien leiden, täglich bis zu 3 g Vitamin C oral einzunehmen.

Akute Zustände werden durch Vitamin-C-Infusionen dahingehend beeinflusst, dass Ascorbinsäure in den Abbau und die Ausscheidung von Histamin massiv eingreift. Es ist auch durchaus denkbar, dass die durch Vitamin C ausgelöste Reduzierung von Phosphodiesterasen und dem Histaminstoffwechsel ein Zusammenhang besteht *[Clemetson, Ana]*.

- 1. Wo. 3 ×/Wo.: 500 ml NaCl + 30 g *Pascorbin*® + 2 Amp. *Ubichinon compositum*
- 2.–4. Wo. 3 ×/Wo.: 500 ml NaCl + 30 g *Pascorbin*® + 2 Amp. *Ubichinon compositum*

5.3.23 Akute Pollinosis

Sofortige i.v. Applikation von 15 g–22,5 g *Vitamin-C-Injektopas* 7,5 g/ 50 ml Pascoe, die an 3 aufeinanderfolgenden Tagen wiederholt wird. Im Anschluss daran Durchführung der nachfolgenden Infusion:

1.–4.Wo. 3 ×/Wo.: 500 ml NaCl + 30 g *Pascorbin*® + 2 Amp. *Ubichinon compositum*
Wiederholung nach 3 Monaten sinnvoll.

Anhang

Abkürzungsverzeichnis 159

Literaturverzeichnis 159

Register 162

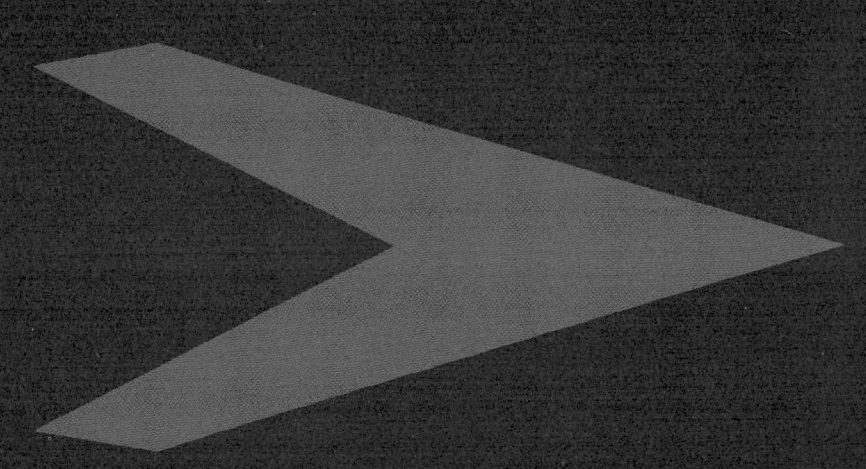

Abkürzungsverzeichnis

aan (an apartes aequales)	zu gleichen Teilen	**M.**	Musculus
add. (adde)	füge hinzu	**M.f.spec. (misce fiat specs)**	mische und fertige einen Tee an
Amp.	Ampulle	**mg**	Milligramm
BWS	Brustwirbelsäule	**Mi.**	Mittwoch
c. (cum)	mit	**Min.**	Minute
cort.	cortex (Rinde)	**Mo.**	Montag
CVI	chronisch venöse Insuffizienz	**Msp**	Messerspitze
D.S (da signe)	gib und bezeichne	**o.B.**	ohne Befund
Di.	Dienstag	**Plv.**	Pulver
Do.	Donnerstag	**rad. (radix)**	Wurzel
Drg.	Dragee	**rhiz. (rhizoma)**	Wurzelstock
EL	Esslöffel	**s.c.**	subkutan
evtl.	eventuell	**sog.**	so genannt
F	Frauen	**Std.**	Stunde
f. (fiat)	mache	**stdl.**	stündlich
flor., flos	Blüte, Blüten	**stipit. (stipitae)**	Stängel
Fr.	Freitag	**Supp.**	Suppositorien
fruct. (fructus)	Frucht	**Sy.**	Synonym
herb. (herba/herbae)	Kraut/Kräuter	**Tbl.**	Tablette
HWS	Halswirbelsäule	**tgl.**	täglich
i.c.	intrakutan	**TL**	Teelöffel
i.d.R.	in der Regel	**Tr.**	Tropfen
i.m.	intramuskulär	**u.a.**	und andere
i.v.	intravenös	**V.a.**	Verdacht auf
Inj.	Injektion	**v.a.**	vor allem
Kps.	Kapseln	**v.d.**	vor dem
LWS	Lendenwirbelsäule	**z.B.**	zum Beispiel
M	Männer	**Z.n**	Zustand nach Abkürzungsverzeichnis
m.	misce (mische)		

Literaturverzeichnis

6.1 ALLGEMEINE LITERATUR

Alexander L: Erfolge und Mißerfolge der intracutanen Eigenbluttherapie. Med. Klinik 1931; 2:1678

Bayer W, Schmidt K.: Vitamine in Prävention und Therapie. Stuttgart: Hippokrates 1991

Bier A.: Die Bedeutung des Blutergusses für die Heilung des Knochenbruches. Med. Klinik 1905; 1,2

Block G.: Vitamin C and cancer prevention: the epidemiologic evidence. J. Clin. Nutr. 1991; 53:82–270

Burgerstein L: Heilwirkung von Nährstoffen. 7. Aufl. Heidelberg: Haug 1997

Cahill R.J. Effects of vitamin antioxidant supplementation on cell kinetics of patients with adenomatous polyps. Gut 1993; 34:963–967

Cameron E, Pauling L, Leibovitz B. Ascorbic acid and cancer: a review. Cancer Res. 1979, Mar;39(3):663–81

Cameron E, Pauling L. Supplemental ascorbate in the supportive treatment of cancer: prolongation of survival times in terminal human cancer. Proc. Natl. Acad. Sci 1976; 73:3685–3689

Cathcart R.F. Vitamin C, Titrating do Bowel Tolerance, Anascorbemia, and Acute Induced, Scurvy. Medical Hypotheses 1981; 7:1359–1376

Clemetson C.A.B. Histamine and ascorbic acid in human blood. J. Nutr. 1980; 110:662–668

Cramer E. Eigenblut- und Eigenserumtherapie. Mediz. Welt, 1931; 438

Davies M, Austin J. Vitamin C: Its Chemistry and Biochemistry, Cambridge: Royal Society of Chemistry 1991

De Gosse J. et al. Effect of ascorbic acid on rectal polyps of patients with familial polyposis. Surgery 1975; 78:608–612

Delaville . Appareil d'irradiation pair rayours ultraviolets du sang d'un malade. Belg.-PS 1950; 975: 851

Diplock A. T.: Dietary supplementation with antioxidants. Is there a case for exceeding the recommended dietary allowance? Free Radikal Biology & Medicine 1987; 3: 199–201

Ebers N. Über Eigenblutunterspritzungen. Münch. med. Wschr 1925, 565

Enkelmann S. Intravenöse Injektionen von UV-bestrahltem Eigenblut. Dtsch. Gesdh. wes. 1949; 4:173

Enzmann F. Schutzfaktoren des Lebens. Frankfurt am Main: Intervalor 1997

Felder H. Eigenblut-Natriumcitrat-Injektionen zur Behandlung des Heufiebers. Med. Klin. 1954; 18:748

Fischer C. Über Eigenblut, Eigenserum, Fremdblut und Fremdserumbehandlung. Med. Welt 1936; 46

Gey K. F. et al. Plasma levels of antioxidant vitamins in relation to ischemic heart disease and cancer. Am J. Clin. Nutr. Nutr. 1987; 45:1368–77

Gleichmann O. Eine neuartige Therapie des Asthma bronchiale. Med. Welt. 1936; 41

Grüger A, Grüger W. Therapie mit hämolysiertem Eigenblut. Indikation und Technik. St. Goar: Reichl Verlag 1992

Günther R. Titel Arbeit) VitaMinSpur 6, 69–74 (1991)

Haferkamp H. Die Eigenblutbehandlung. Stuttgart: Hippokrates 1951

Hallfrisch J: High plasma Vitamin C associated with high plasma HDL Cholesterol. American Journal of Clinical Nutrition 1994; 60: 100–105

Havlicek H. Die Behandlung eitriger Prozesse mit Reinjektion ultraviolett bestrahlten Blutes und Eiters. Arch. Klin. Chir. 1934; 180

Havlicek H. Untersuchungen über das Verhalten des Reticuloendothelialen Systems nach Bestrahlungen des Operationsfeldes mit U.V.-Licht. o.O., o.J.

Helse, M. A,. Hotchkiss J.H, Roe D.A. Temporal influence of ascorbic acid dose on the endogenous formation of N-nitrosoproline and N-nitrosothiazolidine-4-carboxylic acid in humans. J. Nutr. Biochem. 991; 2/5: 268–273

Hirsch L. Kritisches Sammelreferat über Eigenbluttherapie. Dtsch. med. Wschr. 1926; 551

Hoff F.: Blut und vegetative Regulation. Erg. Innere Medizin 1928; 33:195

Hoff F.: Unspezifische Therapie und natürliche Abwehrvorgänge. Berlin: Springer 1930

Höveler V. Eigenbluttherapie. Eine Fibel für die Praxis. 4. Aufl., Heidelberg: Haug 1985

Hufeland C.W. Lehrbuch der allgemeinen Heilkunde. Heidelberg: Haug 1993

Imhäuser H. Homöopathie in der Kinderheilkunde. Ein Praxishandbuch. 13. Aufl., Stuttgart: Haug 2003

John M. Eigenblutbehandlungen. Müchn. med. Wschr. 1934; 5:77

Johnston CS, Kolb WP, Haskell BE. The effect of vitamin C nutriture on complement component C1q concentrations in guinea pig plasma. J Nutr. 1987 Apr;117(4):764–768

Karl J. Neue Therapiekonzepte für die Praxis der Naturheilkunde. München: Pflaum Verlag 1995

Koeniger H. Krankenbehandlung durch Umstimmung. Leipzig: Thieme 1929

Kollath W. Die Ordnung unserer Nahrung. Grundlagen der Vollwerternährung. Stuttgart: Haug 2005

König M. Furunkulose. Med. Klein. 1949:944

Koschade R.. Erfahrungen mit Eigenblut- und Fremdblutbehandlung. Dtsch. med. Wschr., 1940:178

Krebs H. Allergie – Krankheit der Gegenwart und Zukunft. Bondorf; Phönix Laboratorium o.J.

Krebs H. Biologische Krebstherapie. Bondorf; Phönix Laboratorium o.J.

Krebs H. Das kranke Kind in der Naturheilpraxis. Bondorf; Phönix Laboratorium o.J.

Krebs H. Das Vitamin C-Programm. Acta Biologica, Gießen: Pascoe 1994

Krebs H. Der Mensch im Alter – Aspekte der Geriatrie. Bondorf; Phönix Laboratorium o.J.

Krebs H. Dermatosen – praxisnah betrachtet. Bondorf; Phönix Laboratorium o.J.

Krebs H. Eigenblut als Medikament. Bondorf; Phönix Laboratorium o.J.

Krebs H. Entgiftung durch spagyrische Mittel. Bondorf; Phönix Laboratorium o.J.

Krebs H. Erkrankungen der Leber und Gallenblase. Bondorf; Phönix Laboratorium o.J.

Krebs H. HNO-Krankheiten – naturheilkundlich behandelt. Bondorf; Phönix Laboratorium o.J.

Krebs H. Konfrontation Rheuma. Bondorf; Phönix Laboratorium o.J.

Krebs H. Mutter und Kind – naturheilkundliche Betrachtungen und Therapie. Bondorf; Phönix Laboratorium o.J.

Krebs H. Praxis der Sanumtherapie. Hoya: Semmelweis-Verlag 1997

Krebs H.: Die Praxis der Vitamin-C-Hochdosis-Therapie. Saarbrücken: Verlag Medizin & Management 2006

Leaf C. D. et al. Influence of ascorbic acid dose on N-nitrosoproline formation in humans. Carcinogenesis 1987; 8:791–795

Melvyn R., Werbach M.D. Nutritional Influences on Illnes. A. Sourcebook of Clinical Research. Connecticut New Canaan: Keats Publishing 1988

Nourney A. Zur Eigenblutbehandlung. Fortschr. der Med. 1924:177

Oh C., Nakano K.J. Reversal by Ascorbic Acid of Suppression by Endogenous Histamine of Rat Lymphocyte Blastogenesis Nutr. 1988; 118: 639–644

Pauling L. Das Vitamin Programm. 6. Aufl., München: Goldmann Verlag 1992

Pietrzik K, Golly I, Loew D: Handbuch Vitamine. Für Therapie, Propylaxe und Beratung. 4. Aufl., München: Elsevier, Urban & Fischer 2007

Pischinger A: Das System der Grundregulation. Grundlagen einer ganzheitsbiologischen Medizin. 10. Aufl., Stuttgart: Haug 2004

Reckeweg H.H. Fraas W, Küstermann K: Homoeopathia Antihomotoxica. Symptomen- und Modalitätenverzeichnis mit Arzneimittellehre. Baden-Baden: Aurelia 2005

Reckeweg H.H. Homotoxikologie. Baden-Baden: Aurelia 1993

Rhode C. Über die Eigenblutbehandlung innerer Krankheiten. Münch. med. Wschr. 1925; 27:1107

Ruge W. Indikation und Technik der Eigenblutbehandlung. Zschr. ärztl. Fortbildung, 1942; 6

Schlegel JU, Pipkin GE, Nishimura R, Shultz GN. The role of ascorbic acid in the prevention of bladder. tumor formation. J Urol. 1970;103(2):155–9

Schmidt R. Über Arzneimittel der unspezifischen Proteinkörpertherapie. o. O. 1912

Schwendy J. Intrakutane Eigenserumtherapie des Asthma bronchiale. DDGW 1954; 18:562

Seeger P.G. Krebs – Problem ohne Ausweg? Heidelberg: Verlag für Medizin Dr. E. Fischer 1974

Sehrt E. Das bestrahlte Eigenblut. Med. Welt 1939; 49:1554

Sokoloff B; Hori M; Saelhof C.C.; Wrzolek T, Imai T. Aging, Atherosclerosis, and Ascorbic Acid Metabolism. Journal of American Geriatric Society. 1966; 14:1239–1260

Sokoloff E. et. al.; Effect of Ascorbic Acid on Certain Blood Fat Metabolism Factors in Animals and Man: Journal of Nutrition. 1967; 91:107–118

Spiethoff B. Methode und Wirkung der Eigenblutbehandlung. Med. Klin. 1915; 2

Subramanian N, Nandi B.K, Mujumder A.K., Chaterjee, I. B. Synthesis and some major functions of Vitamin C in animals. Biochem. Pharmacol. 1973; 22:1671–1673

Tannenbaum S. R, Wishnok, J. S, Leaf, C.D. Inhibition of nitrosamine formation by ascorbic acid. American Society for Clinical Nutrition 1991; 53:247–250

Tenckhoff B. Technik der Eigenblutkompressen. Med. Klein. 1950; 95

Theurer K.E. Organotherapie: Kausale Behandlung mit biologischen Substanzen. Stuttgart; Enke 1986

Tillmann G.: 10 Jahre Eigenblutbehandlung bei Lungenentzündung. Münch. med. Wschr. 1924; 516

Torday V. Über Autohaemotherapie bei Rotlauf. Wiener klin. Wschr.,1923; 762

Von Tolonen, M.: Antioxidantien bei Tumorerkrankungen, Herz, Kreislauferkrankungen und vorzeitigem Altern – Ergebnisse von Studien aus Finnland. VitaMinSpur 1989;4:171–178

Vorschütz J. Eigenbluttherapie. Arch. klein. Chirurgie 133, 509 (1924)

Wachsmuth H. O. Eigenblutbehandlung stenocardischer Zustände und peripherer Gefäßspasmen. Dtsch. med. Wschr. 1937; 1795

Weichardt W. Die Grundlagen der unspezifischen Therapie. Berlin: Julius Springer 1936

Welsch A. Krankenernährung. Stuttgart: Thieme 1998

Werthmann K. Eiweißallergien bei Kindern. Sichere Diagnose – erfolgreiche Therapie. Stuttgart: Sonntag 2003

Wiesenauer M. Dermatologische und allergologische Praxis der Homöopathie. Stuttgart: Hippokrates 2002

Wiesner A, Wiesner S. Historische Entwicklung der UV-Bestrahlung. In: Segal J, Seng G (Hrsg.) Methoden der UV-Bestrahlung von Blut - HOT und UVB. Stuttgart: Hippokrates Verlag, 1991:11–18

Willis G. C, Fishman S. Ascorbic Acid Content of Human Arterial Tissue. Canadian Medical Association J. 1955; 72: 500–503

Windstosser K. Aktiviertes Eigenbluthämolysat, eine Verbesserung der Eigenbluttherapie. Ärztliche Praxis, 9, 1957

Wittkowski Z. M.: Technik der Eigenblutkompressen. Med. Klin. 1950; 95

Wolfer-Biancki R. Heufieber und Heuasthma. Med. Klin. 1953; 20:722

Zoubek, E: Erfahrungen mit dem SANUM-Präparat REBAS. Ein Mittel mit hoher immunbiologischer Wirksamkeit. Sanum-Post 1990; 10: 6–9

6.2 SPEZIELLE LITERATUR ZUR VITAMIN-C-BEHANDLUNG

Ana C. O, Jarike L. N., Baig, H. A. High Dose Ascorbic Acid in Nigerian Asthmatics. Tropical and Geographical Medicine. 1980; 32: 132–137

Bietti G. B. Further Contributions on the Value of Osmotic Substances as Means to Reduce Intra-Ocular Pressure. Ophthalmological Society of Australia. 1967; 26: 61–71

Boyd T. A. S., Campbell, F. W. Influence of Ascorbis Acid on the Healing of Corneal Ulcers in Man. British Medical Journal 1950; 2: 1145–1148

Burr R. G., Rajan, K. T. Leukocyte Ascorbic Acid and Pressure Sores in Paraplegia. British Journal of Nutrition 1972; 28: 275–281

Cameron E, Pauling L. Supplemental ascorbate in the supportive treatment of cancer: prolongation of survival times in terminal human cancer. Proc. Natl. Acad. Sci. 1976; 73:3685–3689

Cathcart R. F. Vitamin C, Titrating do Bowel Tolerance, Anascorbemia, and Acute Induced Scurvy. Medical Hypotheses. 1981; 7:1359–1376

Clemetson C. A. B. Histamine and Ascorbic Acid in Human Blood. Journal of Nutrition. 1980; 110:662–668

Ginte, E. Cholesterol: Vitamin C Controls Ist Transformation into Bile Acids. Science. 1973; 179: 702

Greenwood J. Optimum Vitamin C Intake as a Factor in the Preservation of Disc Integrity. Medical Annals of the District of Columbia. 1964; 33: 274–276

Horrobin D. F., Oka, M, Manku, M. S. The Regulation of Prostaglandin E1 Formation: A. Candidate for One of the Fundamental Mechanisms Involed in the Actions of Vitamin C. Medical Hypotheses. 1979: 5; 849–858

Ingalls T. H, Warren, H. A. Asymptotic Scurvy. Ist Relation to Wound Healing and Ist Indcidence in Patients with Peptic Ulcer. New England Journal of Medicine. 1937; 217:443–446

Jungblut C. W. Inactivation of Poliomyelitis Virus by Crystalline Vitamin C Journal of Experimental Medicine 1935; 62: 517–521

Krueger R. Experimental and Clinical Observations on the Treatment of Alkali Corneal Burns with Ascorbic Acid. Berichte der Versammlung der deutschen Ophthalmologischen Gesellschaft. 1960; 62: 255–258

Lee P. F, Lam K. W., Lai, M. M.. Aqueous Humor Ascorbate Concentration and Open-Angle-Glaucoma. Ophthalmology Archive 1977, 95: 308–310

Lund, C.C., Gandon, J. H. Human Experimental Scurvy and the Relation of Vitamin C Deficiency to Postoperative Pneumonia an the Wound Healing. Journal of the American Medical Association. 1941; 116: 663–668

Monjukowa N. K., Fradkin, M. J.: New Experimental Observations on the Pathogenesis of Cataracts. Archive of Ophthalmology. 1935; 133: 328–338

Murad S, Grove D, Lindberg K. A., Reynolds G. Regulation of Collagen Synthesis by Ascorbic Acid. Proceedings of the National Academy of Scienses. 1981;78: 2879–2882

Cameron E, Pauling L, Leibovitz B. Ascorbic acid and cancer: a review. Cancer Res. 1979 Mar;39(3):663–81

Richards R. D. Photoperoxidation in Lens and Cararact Formation: Prevention Role of Superoxide Dismutase, and Vitamin C, Ophthalmological Research. 11082; 4: 167–175

Stone I. The Healing Factor: Vitamin C against Desease. New York: Grosset and Dunlap 1972

Tayler T. V., Rimmer S., Day B., Butcher J, Dymock, I. W.: Ascorbic Acid Supplementation in the Treatment of Pressure-Sores. The Lancet 1974; 7. 9.: S. 544–546

Virno M, Bucci M. G., Pecori-Giraldi J., Missirol A. Oral Treatment of Glaucoma with Vitamin C. The Eye, Ear, Nose and Throat Monthly. 1967; 46: 1502–1508

Register

A
Abmagerung 69
Abszess 104–105
Abwehr, lokale, Steigerung 8
Abwehrkräfte, altersbedingtes Nachlassen 53
Abwehrsteigerung 139, 142
Adipositas 60
Adnexitis 139
– chronische 85–86
Adrenalin 145
Akne
– rosazea 122–123
– vulgaris 121–122
Aktivierung des Protoplasmas 11
Alexander 88, 124
Allergene 40–57
Allergische Erkrankungen 114–120
Allgemeinbefinden, Besserung 13
Alter und Krankheit 131–132
Altersdepression 132–133
Altersstar 134
Alterswarzen 110
Alterungsprozess 131
Analfissur 72
analgetische Wirkung 13
Anämie 69, 72
Angina
– catarrhalis 49–50
– lacunaris 50
– tonsillaris 49
Antibiotika 13
Antibiotikaresistenz, Pneumonie 59
Antikoagulantien-Therapie 147
Antimykotische Therapie 73
Antioxidans 144
antiphlogistische Therapie
– Gonarthrose 93
– Koxarthrose 92
Anti-Pilz-Diät 73–74
Anti-Virus-Therapie nach Kastner 108
Aphthosis, chronisch rezidivierende 48
Apoplexienachsorge 62–63
Apoplexieprophylaxe 62
Appendizitis, chronische 140
Arndt-Schulz-Regel 10, 54, 88
Arteriosklerose 63
Arthritis, psoriatische 125
Arthrose 91
Arzneimittelabusus 143
Ascorbinsäure 142
Ascorbinsäuredefizit 144
Asthma bronchiale 57–59
Atemwegserkrankungen, Injektionspunkte 55
atopischer Formenkreis 114–120
Avitaminose 69
Ausfallserscheinungen, neurologische 61
Ausleitungstherapie 54
Autoaggressionskrankheit 30

Auto-Sanguis-Stufentherapie nach Reckeweg 29–30
– Prurigo simplex 113–114

B
Bactophos-Lampe 4
Bäder
– Dekubitusbehandlung 128
– Koxarthrose 93
– Pruritus senilis 133
– Psoriasis vulgaris 124
– Windeldermatitis, Inkontinenz 130
Balneotherapie
– chronische Polyarthritis 89–90
– Heberden-Arthrose 95
Basistherapie
– Abszess 104–105
– Adnexitis 86
– Akne vulgaris 121–122
– alkoholtoxische Fettleber 74–75
– alkoholtoxische Fettleberhepatitis 75
– Altersdepression 133
– Alterswarzen 110
– Analfissur 72
– Angina catarrhalis 49–50
– Angina lacunaris 50
– Angina tonsillaris 49
– Aphthosis, chronisch rezidivierende 48
– Apoplexienachsorge 62–63
– Apoplexieprophylaxe 62
– Arthrosis deformans 93
– Asthma bronchiale 58–59
– atopisches Ekzem 115
– Bronchiektasen 57
– Bronchitis 55–57
– Candida-albicans-Kolpitis 85
– Candidiasis 47, 129
– Cholelithiasis 77
– Cholezystitis 77
– chronische Polyarthritis 88
– Colitis ulcerosa 72
– Colon irritabile 67
– Darmmykosen 73
– Dekubitusbehandlung 127
– Diabetes mellitus 79
– Dumping-Syndrom 67
– dyshidrotisches Ekzem 119–120
– Enteritis regionalis 71
– Epicondylitis humeri 99
– Epididymitis 84–85
– Erysipel 106
– essentielle Hypertonie 63
– Flatulenz 70
– Follikulitis 105–106
– Furunkel 103
– Furunkulose 103–104
– Gallenkolik 77
– Gastritis 65
– Gastroenteritis 68–69
– Gicht 80

– Gingivitis 48
– Glaukom 135
– Gonarthrose 93
– Heberden-Arthrose 94
– Helicobacter-pylori-Affektionen 66
– Herpes simplex 107
– Herpes zoster 108–109
– Herpesneigung 108
– Hyperurikämie 80
– Hypotonie, 64
– Impetigo contagiosa 107
– Infarktnachsorge 60–61
– Infektanfälligkeit 53–54, 137
– Inkontinenz, Windeldermatitis 130
– Insektenstiche 110
– Interkostalneuralgie 102
– Ischialgie 100–101
– Katarakt 135
– Keuchhusten 138
– kindliche Obstipation 69
– klimakterische Hypertonie 63
– Kontaktekzem 118
– Koronarsklerose 60
– Koxarthrose 92
– Laryngitis 52
– Masern 138
– Meteorismus 70
– Migräne 64–65
– Morbus Bechterew 90
– Morbus Crohn 71
– Morbus Reiter 91
– Mumps 139
– Mundwinkelrhagaden 45–46
– Muskelrheumatismus 97
– Nasenpolypen 41–42
– nervöse Herzbeschwerden 61
– Nierensteine 83
– Obstipation 69
– Orchitis 84–85
– Pankreasinsuffizienz 78
– Pankreatitis 78
– Pansinusitis 44
– Parapsoriasis en plaques 125
– Periarthritis humeroscapularis 98–99
– Pfeiffer-Drüsenfieber 51, 137–138
– Pharyngitis 49
– Phlegmone 105
– Pneumonie 59–60
– Pollinose 39–40
– Postcholecystektomiesyndrom 78
– posthepatisches Syndrom 75–76
– Proktitis 73
– Prostatitis 84
– Prurigo simplex 112–114
– Pruritis senilis 134
– Psoriasis vulgaris 124
– Pyelonephritis 81–82
– Quincke-Ödem 118
– Rhinitis 37–40
– Schlafstörung 136
– seborrhoisches Ekzem 120–121

Register

- Sinusitis 43–45
- Solitärfurunkel 103
- Soor bei Kindern 47–48
- Spondylarthrose 95–96
- Stomatitis aphthosa und diffusa 46
- Tendovaginitis 100
- Tracheitis 53
- Trichomykosen 129–130
- Trigeminusneuralgie 101–102
- Ulcus cruris 126
- Urethritis durch Candidainfektion 82–83
- Urtikaria 117
- vasomotorische Rhinitis 41
- vegetative Regulationsstörung 63–64
- Warzen 109
- Windpocken 137
- Zeckenbiss 111
- Zerebralsklerose 62
- zervikale Spondylarthrose 95
- Zystitis 81

Bates 152
Behandlungsintervall 21, 23
Bewegungsapparat 86–102
Bier 2
Bietti 135
Blutbildungsstörung 28
Blutdrucksenkung 63
Blutentnahme 18–20
Blutzucker 79
Breuer 85
Bronchiektasen 57
Bronchien 54–59
Bronchitis
- akute 54, 56
- chronische 56–57
- medikamentöse Therapie 37

Bronchopneumonie 59
Bronzi 115
Brünner 85
Brustwirbelsäule, Spondylarthrose 95–96
Burgkhardt 85
Burkitt 76
Burr 154
Bussquet 112

C

Cameron 144, 149
Candida-albicans-Kolpitis 85
Candidiasis 128–129
Carnitin-Synthese 145
Cassagrande 4
Castellino 112
Cathcart 142
Chochlow 88
Cholelithiasis 76–77
Cholesterinabbau 142
Cholezystitis, chronische 77
Cholesterinspiegel 144
Coenzym Q 62
Cohn 124
Colilla 63
Colitis ulcerosa 71–72
Colon irritabile 67

D

Darmerkrankungen 67–74
Darmmykosen 73
Darmsanierung 54
defibriniertes Eigenblut 30
Dekubitusbehandlung 127–128
Delaville 4
Dermatose
- allergische, modifizierte Therapie 22
- chronische, Auto-Sanguis-Stufentherapie 30

Diabetes mellitus 79
Dosierung 21
Dosierungsrichtlinien 22–23
Dumping-Syndrom 66–67
Durchspülungstherapie, phytotherapeutische 83
Dysbiose 140
Dysbiosestörung 69
Dyskinesie 63
Dysregulation, orthostatische 64
Dziembowski 3

E

Eichenrindebad, seborrhoisches Ekzem 121
Eichensud, Nasenpolypen 41
Eigenblut 24
- defibriniertes 30
- modifiziertes 3–4
- potenziertes 26–27
- unverändertes 2–3, 24
- venöse Reinjektion 102

Eigenblutbehandlung 13–14
- modifizierte nach Krebs 23

Eigenbluthämolysat, aktiviertes
- Herstellung nach Windstosser 27–29
- Injektionsschema 29

Eigenblutinjektion
- Akne vulgaris 121
- Altersdepression 133
- Alterswarzen 110
- Candidiasis 129
- Dekubitusbehandlung 127–128
- dyshidrotisches Ekzem 119
- empfohlene nach Haferkamp 22
- endogenes Ekzem 116
- Erysipel 106
- Follikulitis 106
- Gingivitis 48
- Herpesviren 107–108
- Inkontinenz, Windeldermatitis 131
- Insektenstiche 110
- Kontaktekzem 118
- Prurigo simplex 112–114
- Psoriasis vulgaris 124
- Quincke-Ödem 118
- seborrhoisches Ekzem 120
- Sinusitis maxillaris 44–45
- Trichomykosen 129
- Ulcus cruris 126
- Urtikaria 117
- Warzen 109
- Zeckenbiss 111

Eigenblutreaktion, lokale 9
Eigenbluttherapie
- analgetische Wirkung 13
- photobiologische 3–4, 25
- Regeln 18
- Wirkungen, nach Vorschütz/Löhr 12

Eigenserumtherapie 30, 102
Einlauf, Pyelonephritis 82
Einpinselung, Warzen 109
Einreibung
- Bronchitis 56
- chronische Polyarthritis 90
- Gicht 80
- Gingivitis 48
- Gonarthrose 94
- Morbus Bechterew 91
- Mundwinkelrhagaden 46
- Muskelrheumatismus 97
- Rhinitis 38
- Spondylarthrose 96
- zervikale Spondylarthrose 95

Eisenverwertung 142
Eiweißallergie 64
Ekzem
- atopisches 114–115
- dyshidrotisches 119–120
- seborrhoisches 120–121

Elektrotherapie
- Polyarthritis 90
- Koxarthrose 93

Elfstrom 2
Enteritis regionalis 71
Entgiftungstherapie 54
Entzündungstropfen, Sinusitis 43
Entzündungsvorgang, lokaler 8
Enzyme, proteolytische 67
Epicondylitis humeri 99
Epididymitis 84
Ernährungstherapie
- Cholelithiasis 77
- Colitis ulcerosa 72
- Colon irritabile 68
- Flatulenz 71
- Gastritis 65–66
- Gastroenteritis 69
- Gicht 80
- Koxarthrose 93
- Nierensteine 83
- Pankreatitis 79
- Posthepatisches Syndrom 76
- seborrhoisches Ekzem 121

Erschöpfungszustände 13
Erstverschlimmerung 11, 15
Erysipel 106

F

Fabre-Bordeaux 63
Fettleber, alkoholtoxische 74–75
Fettleberhepatitis, alkoholtoxische 75
Fichtennadelbad, Morbus Bechterew 91
Fieberabfall, rascher 50
Fishman 153
Flatulenz, 70–71
Follikulitis 105–106

Forster 3
freie Radikale 144
Fremdzusätze 24
Freund 11
Frühauf 3
Funk 79
Furunkel 102–103
Furunkulose, akute 103–104
Fußbad, gerbendes, dyshidrotisches Ekzem 120

G
Gaensslen-Zeichen 87
Gallenblasenerkrankungen 76–78
Gallenkolik 77
Gallenwege, Störfelder 140
Gallenwegserkrankungen 76–78, 140
Ganzwaschung, seborrhoisches Ekzem 121
Gastritis
– akute 65
– chemisch induzierte 65
– chronische 65–66
Gastroenteritis
– akute 68
– chronische 68–69
Gefäßerkrankungen 61–65
Gelenkerkrankungen, degenerative 91–96
Gelenkprozess, entzündlicher 86–91
Gelenkrheumatismus 87
Genitalorgane 83–86
Gerinnungshemmer 60
Gesamtumschaltung, vegetative, nach Hoff 11–12
Gewebsazidose 8
Gewebsisotonie, Veränderung 8
Gicht 79
Gingivitis 48
Ginter 152
Glaukom 135
Glossitis, allergische 48–49
Gonarthrose 93–94
Grafstrom 2
Grauer Star 134–135
Greenwood 152, 155
Grüner Star 135
Gsell 131
Gürtelrose 108–109

H
Haferkamp 4
Hämaktivator-N 4–5
hämolysiertes Eigenblut 24–25
– Abszess 105
– Adnexitis 86
– Akne 122
– atopisches Ekzem 117
– Follikulitis 106
– Furunkulose 104
– Glossitis 48–49
– Herpes simplex 108
– Insektenstiche 111
– Kontaktekzem 119
– Pansinusitis 44
– Parapsoriasis en plaques 125

– Prurigo simplex 112–114
– Pruritis senilis 134
– Psoriasis vulgaris 124
– Urtikaria 117–118
Handbad
– gerbendes, dyshidrotisches Ekzem 120
– Heberden-Arthrose 95
Hansen 115
Harnwegsinfekte 80–83
Hauterkrankungen 102–131
– akneartige 121–123
– akute und chronische 25
– bakterielle 102–107
– erythemato-squamöse 123–125
– nichtinfektiöse entzündliche 111–114
– virale 107–110
Hautmykosen 128–131
Havlicek 3
Heberden-Arthrose 94–95
Helicobacter-pylori-Affektionen 66
Hepatitis, abgeklungene 75
Herderkrankungen 140
Herdreaktion
– Kopfbereich 14
– Sinusitis 42
Herpes
– simplex 107–108
– zoster 20, 108–109
Herzbeschwerden, nervöse 61, 63
Herzerkrankungen 60–61
Heublumenbad, Morbus Bechterew 91
Heublumen-Kräuter-Extrakt, Heberden-Arthrose 95
Heublumen-Sitzbad, Nierensteine 83
Heublumenwickel 77
Hirngefäße, Arteriosklerose 61
Histamin 39, 145
Hoff 3
Hoffmeister 96
Hormonsynthese, Förderung 145
Hornhautverätzung 153
Horovitz 109
Höveler 4–5
Hufeland 8
Hydronephrose 83
Hypertonie 63
Hypertoniker 28
Hyperurikämie 79–80
Hypokaliämie 72
Hypotonie 64

I
Imhäuser 26
Immunglobulin-Synthese 143
Immunsystem, Wirkungen 10
Immuntherapie, chronische Polyarthritis 89
Infektanfälligkeit, Störfelder 53
Infektionskrankheiten 137–139
Inhalation
– Asthma bronchiale 59
– Laryngitis 52
– Rhinitis 37

– Sinusitis 43–44
Inhalationskur 59
Injektion, ventroglutäale nach v. Hochstetter 19
Injektionspunkte, Bauch 70, 76
Injektionstechniken 19–20
Insektenstiche 110
Insult, apoplektischer 61, 63
Interferon-Synthese 143
Interkostalneuralgie 102
Ischialgie 100–101
Issels 142

J
John 88
Jungblut 154

K
Kalziumascorbat 117
Kantharidenpflaster
– Epicondylitis humeri 99
– Tendovaginitis 100
Karzinogene Substanzen 143–144
Kast 4
Katarakt 134–135
Keller 132
Keuchhusten 138
Kinder 26, 136–139
– Aufbautherapie bei Infekten 137
Kleiebad
– atopisches Ekzem 115
– Prurigo simplex 112–114
– Pruritus senilis 133
– seborrhoisches Ekzem 121
– Windeldermatitis, Inkontinenz 130
Klenner 142
Kleopatrabad
– atopisches Ekzem 115
– Pruritus senilis 133
Kochsalzbrei, Ischialgie 101
Kollagenaufbau 144
Komplement-System 143
Kompressen
– Gonarthrose 94
– Gallenkolik 77
– Gastroenteritis 68
Königer 3, 21
Königsberger 124
Konjunktivitis 91
Kontaktekzem 118–119
Koronarsklerose 60
Koschade 24, 56, 103
Koxarthrose 92
Kreislaufbelastung 14
Kreislauferkrankungen 61–65
Kreislaufkollaps 24
Krupp-Syndrom, Notfall 53
Külbs 79
Kulenkampff 3
Kurzwellen-bestrahltes Eigenblut 31

L
Laryngitis 52
Larynx 52–54
LDL-Cholesterin 144
Lebererkrankungen 74–76

Lehmwickel, Gonarthrose 94
Leibwickel mit Schafgarbe 67
– Obstipation 69
Lendenwickel, feuchtwarmer,
  Pyelonephritis 82
Lendenwirbelsäule, Spondylarthrose
  95–96
Leukopenie 28
Leukozytenstimulation 142
Leukozytose 28
Linser 2
Litholyse, medikamentöse 76
Litzner 13
Loew 143
Lungenerkrankungen 59–60
Lyme-Krankheit 111
Lymphopenie 28

M
Magenerkrankungen 65–67
Magenübersäuerung 150
Masern 138
Mayer 2–3
Medikamente, Verbesserung der pharmakologischen Wirkung 13
Meningitis 138–139
Mensch, alter 131–136
Mesenchymblockade 132
Mesenchymentschlackung 132
Meteorismus 70–71
Migräne 64
Mononucleosis infectiosa 137–138
Morbili 138
Morbus
– Bechterew 90–91
– Crohn 71
– Reiter 91
Much 10
Müller 79
Mumps 139
Munderkrankungen 45–52
Mundspülung
– Angina 50–51
– Mykosen 47
– Pfeiffer-Drüsenfieber 51
– Stomatitis 46
Mundwinkelrhagaden 44–45
Murad 144
Muskelrheumatismus 96–97

N
Nachschwankung 22
Nährstoffpräparate 54, 62
Nasennebenhöhlen 42–45, 140
Nasenschleimhaut
– abschwellende Mittel 43
– trockene 38, 42
Nativblut 21, 23–24
Natriumascorbat 150
Nebennierenhormone 145
Nebenwirkungen 14
Netzhautblutung 148
Neuralgie 101–102
neurologische Erkrankungen 86–102
Nierenerkrankungen 80–83
Nikotin 143

Nitrat 144
Nitrosamine 143
Nourney 50
Nowotny 3

O
Obstipation, kindliche 69
Orchitis 84–85, 139
Oxalatsteine 147, 150
Oxidationstherapie, hämatogene
  (HOT) 25

P
Pankreasinsuffizienz 78
Pankreatitis, chronische 78
Pansinusitis 44–45
Parapsoriasis en plaques 125
Parotitis epidemica 139
Pauling 142–144, 149, 153
Periarthritis humeroscapularis 97–98
Pertussis 138
Pfeiffer-Drüsenfieber 51, 137–138
Pharyngitis, akute 49
Phlegmone 105
Phönix Aufbautherapie 41
Phönix-Entgiftungstherapie 54, 61
– Akne vulgaris 122
– alkoholtoxische Fettleber 75
– Erysipel 106
– Furunkulose 104
– Obstipation 69
– Pruritus senilis 134
– Solitärfurunkel 103
Pietrzik 143
Pischinger 132
Pizillo 63
Pneumonie 59–60
Pollinose 38–40
Polyarthritis, chronische,
  diagnostische Kriterien 87
Postcholecystektomiesyndrom 78
posthepatisches Syndrom 75–76
Postoperativer Zustand 125–127
potenzierte Eigenbluttherapie
– Adnexitis 86
– Angina catarrhalis 49–50
– Angina lacunaris 50–51
– Asthma bronchiale 58–59
– atopisches Ekzem 115
– Bronchitis 54–56
– Candidiasis 47
– Epididymitis 84–85
– Furunkel 103
– Impetigo contagiosa 107
– Infektanfälligkeit 137
– Ischialgie 100–101
– Keuchhusten 138
– Kinder 37
– Krupp-Syndrom 53
– Masern 138
– Meningitis 139
– Migräne 64–65
– Mumps 139
– Mundwinkelrhagaden 45–46
– Nasenpolypen 41–42
– Orchitis 84–85

– Pfeiffer-Drüsenfieber 51, 137–138
– Pollinose 38–40
– Prostatitis 84
– Prurigo simplex acuta infantum
  112
– Pyelonephritis 81–82
– Rhinitis 37–38
– Rhinitis allergica 40
– Scharlach 138
– seborrhoisches Ekzem 120
– Sinusitis frontalis 43–44
– Sinusitis maxillaris 44–45
– Soor bei Kindern 47–48
– Urethritis durch Candidainfektion
  83
– Windpocken 137
Prinze 23
Proktitis 73
Prostaglandin-Synthese 143
Prostatitis
– akute 83–84
– chronische 84
Proteinkörpertherapie 12
Protoplasmaaktivierung 11
Prurigo simplex
– acuta infantum 111–112
– chronica 112–113
– subacuta 114
Pruritus senilis 133–134
Pseudokrupp 53
Psoriasis vulgaris 123–124
Psyche, Wirkung des Eigenblutes 67
Pyelonephritis 81–83

Q
Quarkwickel 52
Quincke-Ödem 49, 118

R
Rachenerkrankungen 45–52
Rachenflora 51
Rajan 154
Ravaud 10
Reaktionstage 21–22
Reckeweg 26, 29
Regulationsstörung, vegetative 63–64
Reiter-Krankheit 91
Reizkolon 67
Reizkörpertherapie 2
Rheuma-Stoffwechsel-Bad,
  Muskelrheumatismus 97
Rheumatischer Formenkreis 13
Rhinitis
– akute 37
– allergica 40
– chronische 38
Rizinusöl 71, 125
Rollkur, Gastritis 65–66
Ruge 116

S
Salben
– atopisches Ekzem 116
– dyshidrotisches Ekzem 120
– Psoriasis vulgaris 124
Salbenverband 127

– Dekubitusbehandlung 128
– Epicondylitis humeri 99
– Insektenstiche 111
– Tendovaginitis 100
– Ulcus cruris 127
Salzwasserkompresse
– Periarthritis humeroscapularis 98
– Gonarthrose 94
Scharlach 138
Schlafstörungen 135–136
Schede 2
Schettler 57
Schilddrüsenerkrankung 148
Schlegel 149
Schleimhäute 29
Schleimhautmykosen 128–131
Schmidt 3
Schock, anaphylaktischer 24
Schürer-Waldheim 10
Schwermetalle 143
Seeger 142
Sehnenscheidenentzündung 99–100
Sehrt 3
Sezary 109
Sinusitis
– frontalis 43–45
– maxillaris 43–44
Sitzbad 73
– Candidiasis 129
– Dekubitusbehandlung 128
– Nierensteine 83
Speiseröhrenerkrankungen 65–67
Spiethoff 3, 10, 85, 102–103, 112, 120, 123
Spondylarthrose, zervikale 95
Spondylitis ankylosans 90
Sport und Eigenblut 139
Spülung
– Angina 50–51
– Mykosen 47
– Pfeiffer-Drüsenfieber 51
– Sinusitis 44
– Stomatitis 46
Sokoloff 153
Stahl 13
Stoffwechselerkrankungen 79–80
Stomatitis 46
Stone 154
Sulfonamide 13
Symbioselenkung 70
– Gastroenteritis 69
– Postcholecystektomiesyndrom 78

T
Teekur
– Diabetes mellitus 79
– Gicht 80
– Solitärfurunkel 103
– Zystitis 81
Tenckhoff 3
Tendovaginitis 99–100
Theurer 27

Thrombophlebitis 14
Thun 50
Tonsillen 140
toxische Substanzen 143–144
Trachea 52–54
Tracheitis, akute 53
Trauma, mechanisches 125–127
Trigeminusneuralgie 101–102
Triglyzeridspiegel 145

U
Ulcus cruris 126
Ultra-Violettbestrahlung des Blutes (UVB) 4, 25
Umschlag
– feuchtkalter 52
– kalter feuchter, atopisches Ekzem 115
– Dekubitusbehandlung 128
– Windeldermatitis, Inkontinenz 130
Umstimmungstherapie 2
Urethritis durch Candidainfektion 82–83
Urogenitalbereich 140
Urtikaria 117–118
UV-Licht-aktivierte Eigenbluttherapie (UVE) 4

V
Varizellen 137
Varma 135
vegetative Gesamtumschaltung nach Hoff 12
Vegetativum, Wirkungen 10–11
Venenpunktion 18–20
Verdauungsapparat, Störfelder 140
Verruca senilis 110
Virno 135
Vitamin
– B_{12} 150
– C 142
Vitamin-C-Bedarf 145–146
Vitamin-C-Behandlung 146–148
– AIDS 149
– Blähungen 150
– Diarrhoe 150
– Indikation 147–148
– maligner Tumoren 149
Vitamin-C-Infusion 48, 146–150
– Allergie 155
– Alterungsprozesse 153
– als Antidot 152
– Apoplexieprophylaxe 62
– Augenverätzung 153
– bakterielle Infektion 154
– Bandscheibenschäden 155
– chronische Polyarthritis 88
– Dekubitus 154–155
– Gefäßerkrankungen 151
– Gicht 153
– Glaukom 153
– Herpes zoster 109

– Katarakt 152–153
– Kollagenaufbau 152
– Konjunktivitis 153
– Kontraindikation 147–148
– Leberschutztherapie 154
– Lipidämie 152
– Lyme-Krankheit 111
– Pollinosis 155
– Pruritus senilis 134
– Rekonvaleszenz 152
– Sport 151
– Tumorbehandlung 151
– Tumorprävention 151
– Ulcus ventriculi 154
– Vergiftung 152
– virale Infektion 154
– Wundheilung 154
Vitamin-C-Mangel 146
Vitamin-C-Vollbad 39
Vorschütz 3

W
Warzen 109–110
Wehrli 4
Weichardt 11
Weichteilrheumatismus 96–101
Weiß 124
Weitgasser 124
Wiesener 25
Willis 153
Windeldermatitis, Inkontinenz 130–131
Windpocken 27
Windstosser 27
Wirbelsäulenerkrankungen, degenerative 91–96
Wirbelsäulenprozess, entzündlicher 86–91
Wirkungen Eigenbluttherapie
– analgetische 13
– auf das Vegetativum 10–11
– Immunsystem 10
– lokale Wirkungen 8–9
– pharmakologische 13
– systemische Wirkungen 10
Wunde, verschmutze 127
Wundheilung, Nativblut 21
Wundrose 106

Z
Zahnfleisch, Einreibung 48
Zahnherde 140
Zahnpflege 48
Zeckenbiss 111
Zerebralsklerose 61–62
Zimmer 23
Zink 96
Zinköl
– atopisches Ekzem 116
– Windeldermatitis, Inkontinenz 130
Zystitis, akute 80–91